D1729791

Medizinische Elektronik

Springer

Berlin
Heidelberg
New York
Barcelona
Budapest
Hongkong
London
Mailand
Paris
Santa Clara
Singapur
Tokio

Joseph Eichmeier

Medizinische Elektronik

Eine Einführung

Dritte, aktualisierte und ergänzte Auflage
mit 450 Abbildungen und 37 Tabellen

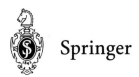 Springer

Professor Dr.-Ing. Joseph Eichmeier
Lehrstuhl für technische Elektronik
Technische Universität München
Arcisstraße 21
80290 München

ISBN 3-540-61499-0 3. Auflage Springer-Verlag Berlin Heidelberg New York
ISBN 3-540-53387-7 2. Auflage Springer-Verlag Berlin Heidelberg New York

Die Deutsche Bibliothek - Cip-Einheitsaufnahme
Eichmeier, Joseph: Medizinische Elektronik : eine Einführung / Joseph Eichmeier.-
3., aktualisierte und erg. Aufl.-
Berlin ; Heidelberg ; New York ; Barcelona ; Budapest ; London ; Mailand ; Paris ; Santa
Clara ; Singapur ; Tokio : Springer, 1997
  ISBN 3-540-61499-0

Herstellung: ProduServ GmbH Verlagsservice, Berlin
Satz: Fotosatz-Service Köhler OHG, Würzburg
SPIN: 10526163   62/3020 - 5 4 3 2 1 0 - Gedruckt auf säurefreiem Papier

Vorwort zur dritten Auflage

Die dritte Auflage des Buchs „Medizinische Elektronik" bot die Gelegenheit, zahlreiche Textstellen zu überarbeiten, notwendig gewordene Ergänzungen einzufügen und eine Reihe von Bildern neu zu gestalten. So wurden unter anderem die Abschnitte über die HF-Chirurgie, die Anwendung von Lasern, Röntgen-Verstärkerfolien, Gammakameras, Positronenstrahlung, Ultraschall-Steinzertrümmerung, Respiratoren, Herz-Lungen-Maschine, Elektrophoresegeräte und Anwendungen von Kernspintomographen ergänzt. Der Abschnitt über Umweltschutz wurde zum großen Teil neu gestaltet und aktualisiert.

Für die Anfertigung von vielen neuen Reinzeichnungen dankt der Verfasser Herrn R. Reichelt. Dem Springer-Verlag sei dafür gedankt, daß er auch bei der dritten Auflage für eine gute Ausstattung des Buchs gesorgt hat.

München, im Frühjahr 1997   *J. Eichmeier*

Vorwort zur ersten Auflage

Das vorliegende Buch „Medizinische Elektronik" ist aus einer Vorlesung entstanden, die der Verfasser seit dem Sommersemester 1967 an der Technischen Universität München hält. Es ist das Ergebnis des Bemühens, sowohl die Grundlagen als auch die moderne Entwicklung der medizinischen Elektronik in knapper Form darzustellen. Es bestand dabei die Absicht, die vielfältigen Anwendungsmöglichkeiten der Elektronik in Medizin und Biologie auch für die Vertreter dieser Disziplinen verständlich zu machen. Andererseits sollte der interessierte Ingenieurwissenschaftler und Physiker in ausreichendem Maß mit den physiologischen Grundlagen und Begriffen vertraut gemacht werden, deren Kenntnis Voraussetzung für eine fruchtbare und verständnisvolle interdisziplinäre Zusammenarbeit zwischen den technischen und medizinisch-biologischen Wissenschaften ist.

Das Buch ist in sechs Abschnitte unterteilt. In den ersten drei werden die Prinzipien, Verfahren und Geräte behandelt, bei deren Anwendung der Organismus entweder Signal- bzw. Energieerzeuger, -verbraucher oder -wandler ist. Die anderen drei Abschnitte befassen sich mit den Assistsystemen und dem Organersatz, den klinisch-chemischen Laborverfahren sowie dem Umweltschutz als Bestandteil der Gesundheitsvorsorge.

Das Buch wendet sich nicht nur an Studierende der Fachrichtungen Elektrotechnik, Physik, Medizin und Biologie, sondern auch an alle Interessenten, die sich beruflich mit der biomedizinischen Technik befassen.

Der Verfasser dankt Herrn cand. ing. Walter Nestler für die Anfertigung der Reinzeichnungen sowie dem Verlag für die sorgfältige Herstellung des Buches.

Für die finanzielle Unterstützung dieses Buchprojekts gebührt der Firma Drägerwerk AG, Lübeck, Dank und Anerkennung.

München, im Frühjahr 1983   *J. Eichmeier*

Inhaltsverzeichnis

Einleitung

Die Medizinische Elektronik ist die Lehre von Prinzip, Aufbau und Anwendung elektronischer Reiz-, Meß-, Regel-, Registrier-, Analysier-, Chirurgie- und Assistgeräten in der Medizin. Ihre Entwicklung, die in den Jahren 1895/96 mit der Erfindung der Braunschen Röhre und der Röntgenröhre begann, wurde im wesentlichen durch die Fortschritte der Technologie der elektronischen Bauelemente bestimmt (vgl. Tabelle 1). Die *Medizinische Elektronik* ist Bestandteil des breiteren Fachgebiets *Biomedizinische Technik,* das auch alle nichtelektronischen Verfahren und Geräte in der Medizin umfaßt. Eng verbunden mit der Medizinischen Elektronik ist die *Medizinische Physik,* die sich bevorzugt mit der Strahlenphysik und -therapie sowie mit diagnostischen Messungen beschäftigt.

In Abb. 0.1 ist der Produktionswert von elektromedizinischen Geräten und Röntgenanlagen in der Bundesrepublik Deutschland für die Jahre 1986 bis 1995 dargestellt. Der Exportanteil liegt bei 60%. Der Industriezweig beschäftigte 1995 etwa 20 000 Mitarbeiter. Der Weltmarkt weist einen Umsatz von ca. 35 Mrd. DM auf. Die Marktanteile der BRD betrugen in den letzten Jahren in Westeuropa 45%, in USA 20% und in Japan 10%. Weltweit gibt es etwa 10^6 Röntgenanlagen, 10^5 Ultraschallgeräte, 10^4 Röntgen-Computertomographen und 200 Kernspintomographen.

Die Abb. 0.2 zeigt die Kosten des Gesundheitswesens einschließlich Renten- und Versicherungsleistungen in der Bundesrepublik Deutschland zusammen mit dem Bruttosozialprodukt für die Jahre 1986 bis 1995. Davon entfielen auf den Inlandsumsatz elektromedizinischer Geräte und Röntgenanlagen pro Jahr durchschnittlich nur 0,7%.

Tabelle 1. Technische Entwicklungen mit starkem Einfluß auf die Medizinische Elektronik

Jahr	Elektronisches Bauelement/Gerät	Erfinder
1895	Braunsche Röhre (Kathodenstrahloszillograph)	Braun
1896	Röntgenröhre	C. H. F. Müller
1906	Elektronenröhre mit Steuergitter	Lee de Forest, Lieben
1931	Elektronenmikroskop	Knoll und Ruska
1945	elektronische Rechenmaschine	Eckert, Mauchly, Goldstine
1948	Transistor	Bardeen, Brettain, Shockley
1958	integrierter Festkörper-Schaltkreis	Kilby
1972	Röntgen-Tomograph	Hounsfield
1973	Kernspin-Tomograph	Lauterbur

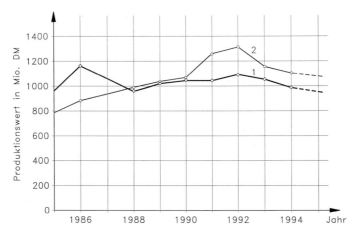

Abb. 0.1. Produktionswert von Röntgenanlagen (1) und elektromedizinischen Geräten (2) in der Bundesrepublik Deutschland für die Jahre 1986 bis 1994

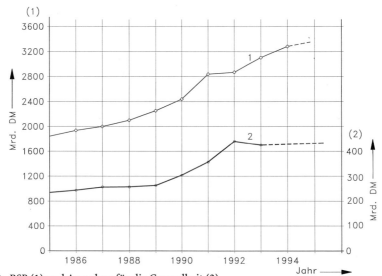

Abb. 0.2. BSP (1) und Ausgaben für die Gesundheit (2)

Nach Abb. 0.3 lassen sich die gesamten Aufgaben des Gesundheitswesens in die drei großen Bereiche *Gesundheitsvorsorge, Gesundheitsfürsorge und Grundlagenforschung* gliedern. In jedem dieser Bereiche leistet die Medizinische Elektronik einen maßgeblichen Beitrag. Dies gilt nicht nur für die drei klassischen Gebiete der Gesundheitsfürsorge (Diagnose, Krankenüberwachung und Therapie) sowie für die gesamte Grundlagenforschung, sondern auch für den Bereich der Vorsorgeuntersuchungen einschließlich des Umweltschutzes.

Bei der Anwendung elektronischer Geräte und Verfahren in der Medizin läßt sich der menschliche (bzw. tierische) Organismus nach Abb. 0.4 entweder als *Signal-*

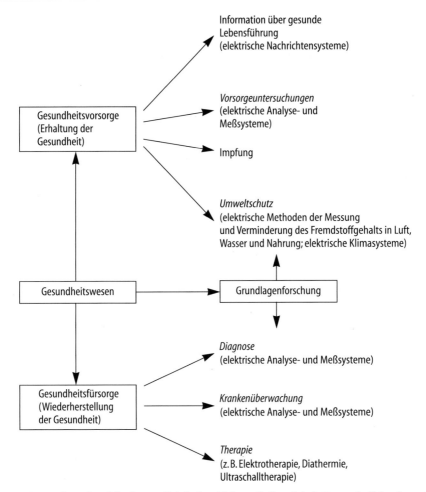

Abb. 0.3. Anwendungsbereiche der medizinischen Elektronik (kursiv) als Bestandteil des Gesundheitswesens

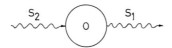

Abb. 0.4. Der Organismus als Signal- bzw. Energieerzeuger (nur S_1 vorhanden), als Signal- bzw. Energieempfänger (nur S_2 vorhanden) oder als Signal- bzw. Energiewandler (S_1 und S_2 vorhanden). $S_{1,2}$ Signal- bzw. Energieflüsse; O Organismus

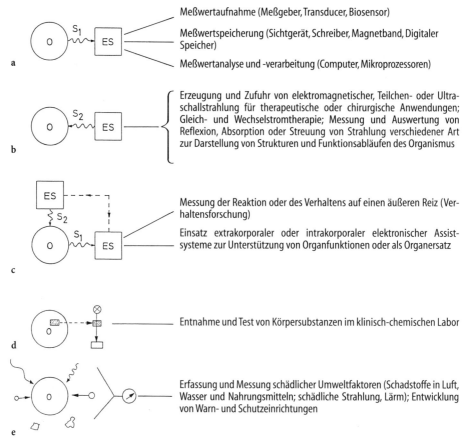

Meßwertaufnahme (Meßgeber, Transducer, Biosensor)

Meßwertspeicherung (Sichtgerät, Schreiber, Magnetband, Digitaler Speicher)

Meßwertanalyse und -verarbeitung (Computer, Mikroprozessoren)

Erzeugung und Zufuhr von elektromagnetischer, Teilchen- oder Ultraschallstrahlung für therapeutische oder chirurgische Anwendungen; Gleich- und Wechselstromtherapie; Messung und Auswertung von Reflexion, Absorption oder Streuung von Strahlung verschiedener Art zur Darstellung von Strukturen und Funktionsabläufen des Organismus

Messung der Reaktion oder des Verhaltens auf einen äußeren Reiz (Verhaltensforschung)

Einsatz extrakorporaler oder intrakorporaler elektronischer Assistsysteme zur Unterstützung von Organfunktionen oder als Organersatz

Entnahme und Test von Körpersubstanzen im klinisch-chemischen Labor

Erfassung und Messung schädlicher Umweltfaktoren (Schadstoffe in Luft, Wasser und Nahrungsmitteln; schädliche Strahlung, Lärm); Entwicklung von Warn- und Schutzeinrichtungen

Abb. 0.5. Aufgaben der medizinischen Elektronik in den Fällen, wo der Organismus als Energieerzeuger **a**, als Energieempfänger **b** bzw. als Energiewandler **c** wirkt. $S_{1,2}$ Energie- bzw. Signalflüsse, ES elektronisches System, O Organismus. Hinzu kommen die Fälle **d** und **e**

bzw. *Energieerzeuger* (nur S_1), als *Signal-* bzw. *Energieempfänger* (nur S_2) oder als *Signal-* bzw. *Energiewandler* (S_1 und S_2) auffassen.

Die Medizinische Elektronik hat dabei im wesentlichen Aufgaben zu erfüllen, wie sie in Abb. 0.5 für die drei Fälle (nur S_1, nur S_2 bzw. S_1 und S_2 vorhanden) und für zwei weitere Fälle schematisch wiedergegeben sind.

KAPITEL 1

Der Organismus als elektrischer Signal- oder Energieerzeuger

In der Medizinischen Elektronik unterscheidet man drei Arten der Signalerzeugung und -übertragung (vgl. Abb. 1.1):

a) *Direkte elektrische Signalerzeugung.* Abnahme eines elektrischen Signals von der Körperoberfläche oder aus dem Körperinneren (vgl. Abb. 1.1a).
b) *Indirekte elektrische Signalerzeugung.* Abnahme eines nichtelektrischen Signals von der Körperoberfläche oder aus dem Körperinneren über einen Signalwandler *W* (vgl. Abb. 1.1b).
c) *Biotelemetrie.* Abnahme und Fernübertragung eines elektrischen bzw. nicht-elektrischen Signals (vgl. Abb. 1.1c).

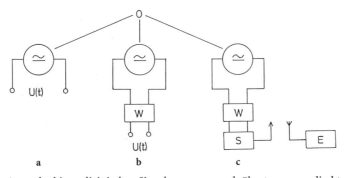

Abb. 1.1a–c. Arten der biomedizinischen Signalerzeugung und -übertragung. **a** direkte elektrische Signalerzeugung; **b** indirekte elektrische Signalerzeugung; **c** Biotelemetrie. *U(t)* Signalspannung, *W* Signalwandler (Transducer), *S* Sender, *E* Empfänger, *O* Organismus (Generator)

1.1
Direkte elektrische Signalerzeugung

1.1.1
Entstehungsort und -mechanismus bioelektrischer Signale

Damit im Organismus ein elektrisches Signal entsteht, müssen *elektrische Ladungen bewegt* werden (eine ruhende elektrische Ladung kann kein Signal erzeugen).

Im elektrolytischen Milieu des Organismus sind diese Ladungen *positive und negative Ionen*. Sie werden durch einen stoffwechselgesteuerten aktiven Ionentransport an semipermeablen Grenzschichten (Membranen) voneinander getrennt, so daß auf beiden Seiten der Membran für jede Ionensorte eine unterschiedliche Ionenkonzentration besteht (*Polarisation der Membran*). Im Augenblick der Signalerzeugung wird die Ladungstrennung vorübergehend aufgehoben (*Depolarisation der Membran*). Ort dieser Vorgänge ist das *Nervensystem,* das aus einem verzweigten Netz von Nervenzellen (*Neuronen*) und deren Fortsätzen, den *Neuriten* und *Dendriten,* besteht.

1.1.1.1
Organisation und Bauelemente des Nervensystems

a) Organisation

Das gesamte Nervensystem setzt sich nach Abb. 1.2 aus drei Teilsystemen zusammen: dem peripheren- und Zentralnervensystem (PNS bzw. ZNS) sowie dem System autonomer Neuronen (*SAN*). Das periphere Nervensystem empfängt den Signalstrom (*S*) von den Rezeptoren der Sinnesorgane und vermittelt die Rückmeldung

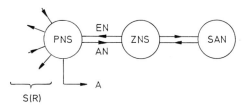

Abb. 1.2. Organisation des Nervensystems. *PNS* peripheres Nervensystem, *ZNS* Zentralnervensystem, *SAN* System autonomer Neuronen (zur automatischen Regelung innerer Organfunktionen), *EN, AN* efferente bzw. afferente Nervenfasern, *A* Ausgangssignale zu Muskeln und Drüsen (Effektoren), *S(R)* Signalstrom von den Rezeptoren der Sinnesorgane bzw. Rückmeldung („Feedback") von den Effektoren

(Feedback *R*) zu den Effektoren. Es ist über afferente (abgehende) und efferente (ankommende) Nervenbahnen (*AN* bzw. *EN*) mit dem Zentralnervensystem verschaltet.

b) Bauelemente

Die Bausteine des Nervensystems sind die Nervenzellen (Neuronen) mit ihren Dendriten, die Nervenfasern (Neuriten) und deren Kontaktstellen (Synapsen) (vgl. Abb. 1.3). Die Dendriten haben eine Länge bis zu einigen Millimetern, die Nervenfasern sind einige Zentimeter bis über einen Meter lang. Die Anzahl der Synapsen je Neuron beträgt 10^3 bis 10^4.

Abbildung 1.4 zeigt schematisch den Aufbau einer marklosen (a) und einer markhaltigen Nervenfaser (b). Die marklosen Fasern haben einen Durch-

Abb. 1.3. Aufbau einer Nervenzelle (eines Neurons N) mit Nervenfaser (Neurit F) und Muskelfaser (MF). Z Zellkern, D Dendriten, S Synapsen, A Axon, M Markscheide (Myelinscheide) und Schwannsche Scheide, ME motorische Endplatten, K Kollaterale

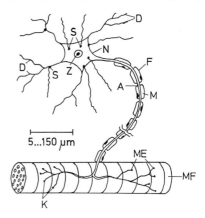

Abb. 1.4. Aufbau einer marklosen a und einer markhaltigen Nervenfaser b. A Axon, M Membran, S Schwannsche Scheide, MS Markscheide, E Endoneurium, R Ranvier-Knoten

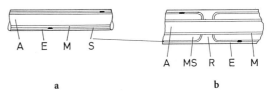

messer von 0,3 bis 1,5 µm und die markhaltigen Fasern von 1 bis 20 µm. Die Dicke der Membran beträgt 8 nm. Die sogenannten Ranvier-Knoten (Unterbrechungen der Markscheide) haben einen Abstand von 1 bis 4 mm und sind etwa 1 µm breit.

In Abb. 1.5 ist der Aufbau einer Synapse dargestellt. Sie besteht aus einem pilzähnlichen, Vesikeln (Bläschen) enthaltenden Körper, der durch den synaptischen Spalt von der postsynaptischen Membran getrennt ist. Abbildung 1.6 zeigt, wie Neuronen-Netzwerke symbolhaft dargestellt werden.

Wie bei allem lebenden Gewebe können auch Verletzungen an Nervenfasern ausheilen. Bei Verletzung einer Faser wird der abgeschnittene Faserteil von den Gliazellen abgebaut. Anschließend wächst ein neues Axon von der Verletzungsstelle aus bis zum Ende der Nervenbahn vor.

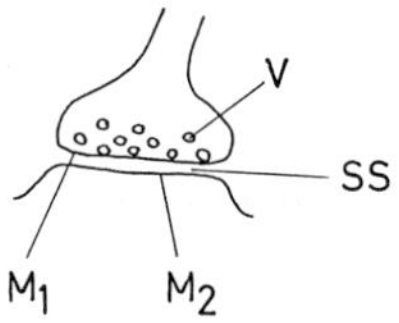

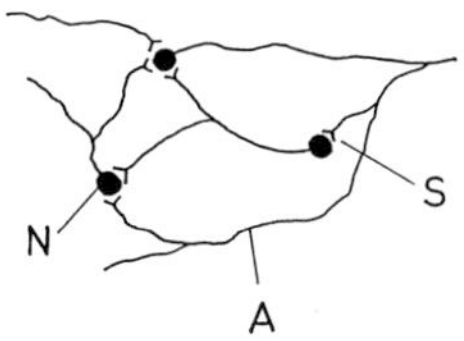

Abb. 1.5. Aufbau einer Synapse, M_1 präsynaptische Membran, M_2 postsynaptische Membran, SS synaptischer Spalt (12 nm), V Vesikeln

Abb. 1.6. Darstellung eines einfachen Neuronen-Netzwerks. N Neuron, A Neurit (Axon), S Synapse

Die Membran der Nervenfasern (vgl. Abb. 1.7) besteht aus zwei Lagen von Phospholipoidmolekülen. Zwischen diesen und an der Membranoberfläche sind Proteinmoleküle angelagert. Die Proteinmoleküle dienen als Pumpen, Kanäle, Rezeptoren und Strukturbausteine. Die Pumpmoleküle bewirken einen aktiven Stofftransport durch die Membran. Der Vorgang besteht in der Anlagerung eines Moleküls an das Pumpmolekül, Drehen des Pumpmoleküls um 180° und Abgabe des transportierten Moleküls. Die Kanäle beeinflussen durch vorübergehendes Öffnen während der Membranerregung die elektrische Querleitfähigkeit der Membran.

Abb. 1.7. Feinstruktur der Membran eines Neurons bzw. Neuriten. *PL* zwei Lagen von Phospholipoidmolekülen, *P* Proteinmoleküle, T_1 polarer Teil (hydrophil), T_2 unpolarer Teil

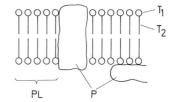

1.1.1.2
Elektrische Vorgänge im Nervensystem

Das Nervensystem dient zur Übermittlung von Informationen mit Hilfe von elektrischen Impulsen (*Nervenimpulsen*), die über die Neuriten fortgeleitet werden. Impulsgeneratoren sind die *Rezeptorzellen* der Sinnesorgane und *autonome Neuronen*. Bei allen anderen Neuronen werden die Entladungsimpulse über *Synapsen* ausgelöst.

In den Rezeptorzellen (Photo-, Mechano-, Thermo-, Druck- und Chemorezeptoren) wird die Reizintensität zunächst in ein analoges Rezeptorpotential und anschließend in eine Serie von Nervenimpulsen umgesetzt (*Codierung* durch Impulsfrequenzmodulation). Die erzeugten Impulse werden über die Neuriten zu deren Endstellen, den Synapsen, geleitet und ergeben dort ein Summenpotential, das den Effektor (Muskel oder Drüse) betätigt (*Decodierung*).

a) Vorgänge an der Nervenfaser

Die Impulsfortleitung längs der Nervenfaser erfolgt durch vorübergehende Änderung der Ionenkonzentration auf beiden Seiten der Membran.

Nervenfaser in Ruhe (Polarisation)

Im Ruhezustand (vgl. Abb. 1.8) besteht an der Membran einer Nervenfaser eine Potentialdifferenz (Ruhepotential, Membranpotential) $U_R \approx 70\,\text{mV}$ (Außenleiter positiv, Innenleiter negativ). Diese entsteht dadurch, daß die selektiv ionenpermeable Membran für K^+-Ionen eine sehr viel höhere Permeabilität hat als für alle anderen Ionen. Durch das Diffusionsbestreben der K^+-Ionen nach außen lädt sich die Außenseite der Membran so weit positiv auf, bis die Diffusionskraft der K^+-Ionen der durch die Diffusion hervorgerufenen elektrischen Feldkraft das Gleichgewicht

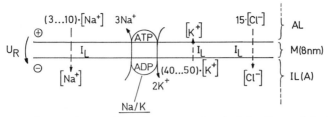

Abb. 1.8. Ionenverteilung an der Membran einer Nervenfaser in Ruhe (Zustand der Polarisation). Weitere an der Membran vorhandene Ionen sind: Ca^{++}, Mg^{++}, HCO_3^- und PO_4^{--} mit unterschiedlicher Konzentration auf beiden Membranseiten. *AL* Außenleiter, *IL (A)* Innenleiter (Axon), *M* Membran, *Na/K* Kalium-Natrium-Pumpe, U_R Ruhepotential, I_L Leckstrom

hält (*Gleichgewichts-Diffusionspotential* der K^+-Ionen). Die Größe von U_R ergibt sich aus der Nernst-Beziehung:

$$|U_R| = \frac{RT}{F_e} \ln \frac{P_K[K^+]_a + P_{Na}[Na^+]_a + P_{Cl}[Cl^-]_i}{P_K[K^+]_i + P_{Na}[Na^+]_i + P_{Cl}[Cl^-]_a} \approx 58 \text{ mV} \log \frac{[K^+]_a}{[K^+]_i}. \qquad (1.1)$$

(*R* allgemeine Gaskonstante, *T* absolute Temperatur, F_e Faraday-Konstante, $P_{K, Na, Cl}$ Permeabilitätskonstanten, Index a: außen, Index i: innen).

Die (elektrogene) Na/K-Pumpe besteht aus einzelnen Pumpmolekülen (Proteinen), die in die Membran eingebettet sind. Jedes von ihnen kann je Sekunde etwa 200 Na^+- und 130 K^+-Ionen transportieren. Auf der Oberfläche eines Neurons befinden sich etwa 10^6 Na^+-Pumpmoleküle (100 bis 200 je μm^2), die je Sekunde etwa $2 \cdot 10^8$ Na^+-Ionen durch die Membran befördern können. Die Pumpenergie stammt aus der Spaltung von ATP (Adenosintriphosphat) in ADP (Adenosindiphosphat), wobei O_2 verbraucht wird.

Elektrische Daten der Membran: Spannung $U_R \approx 70$ mV (Temperaturspannung $U_T = kT/e = 26{,}7$ mV bei 36 °C); Membranfeldstärke $E_m = U_R/d = 7 \cdot 10^{-2}$ V/$8 \cdot 10^{-9}$ m $= 8{,}75 \cdot 10^6$ V/m; Durchbruchfeldstärke der Membran: $E_{md} = (2 \dots 3) \cdot 10^7$ V/m; Membrankapazität $C_m \approx 1$ $\mu F/cm^2$; relative DK: $\varepsilon_r = 6{,}2$; Membranladung $Q_m = C_m U_R = 7 \cdot 10^{-8}$ As/cm^2.

Nervenfaser in Erregung (Depolarisation)

Wird durch einen elektrischen Reizimpuls das Membranruhepotential U_R an einem Neuron oder an einer Nervenfaser um einen gewissen Betrag abgesenkt, d.h. die Membran *depolarisiert*, so sinkt bei Überschreiten eines Grenzwerts (des *Kritischen Potentials*) das Potential schlagartig auf den Wert Null, kehrt dann seine Polarität um und fällt nach Erreichen eines Grenzwerts innerhalb von etwa 1 ms nahezu wieder auf den Ruhewert U_R zurück, den es nach einer kurzen Nachschwankung erreicht (*Positives* und *Negatives Nachpotential*). Diese Potentialänderung pflanzt sich als *Aktionspotentialwelle* mit einer Geschwindigkeit von 1 bis 120 m/s längs der Nervenfaser fort (vgl. Abb. 1.9). Reizung unterhalb des Kritischen Potentials (unterschwelliger Reiz) führt nur zu einer *lokalen Antwort* (ortsfesten Absenkung des Membranpotentials).

Abb. 1.9. Vorgänge an der Membran M einer Nervenfaser während der Depolarisation D (mit passivem Ionenaustausch). R, P Zonen der Repolarisation bzw. Polarisation (mit aktivem Ionenaustausch), AL Außenleiter, IL Innenleiter, U Verlauf der Potentialdifferenz zwischen Innen- und Außenleiter, APW Aktionspotentialwelle mit der Ausbreitungsgeschwindigkeit v, PN, NN positives bzw. negatives Nachpotential, g elektrische Querleitfähigkeit der Membran für Na$^+$-Ionen (g_{Na}) und K$^+$-Ionen (g_K): J Stromdichte durch die Membran für Na$^+$-Ionen (J_{Na}) und K$^+$-Ionen (J_K); J_G Steuerstromimpuls (Gate-Stromimpuls), der das vorübergehende Öffnen (Aktivieren) der Na- und K-Ionenkanäle bewirkt; a auswärts, e einwärts

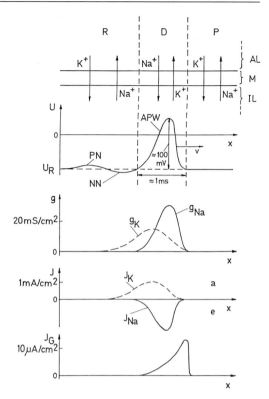

Ursache des Aktionspotentials ist ein vorübergehender rascher Anstieg der Membranleitfähigkeiten g_K (für die K$^+$-Ionen) und g_{Na} (für die Na$^+$-Ionen). Die Folge ist ein Na$^+$- und K$^+$-Ionenstromimpuls (mit den Stromdichten J_{Na} und J_K) durch die Membran. Der damit verbundene Ladungsaustausch auf beiden Seiten der Membran ergibt das Aktionspotential.

Die Änderung der Membranleitfähigkeiten wird durch Na- und K-Ionenkanäle bewirkt. Diese Kanäle befinden sich innerhalb von Proteinmolekülen, die in die Membran eingebettet sind. Die Kanäle können entweder durch Membranspannungsimpulse (d.h. durch das elektrische Feld der Aktionspotentialwelle) oder mit Hilfe von chemischen Übertragerstoffen (*Transmittern*) vorübergehend geöffnet werden. Im ersten Fall nennt man die Membran *konduktil*, im zweiten Fall *nichtkonduktil*. Konduktil sind die Membran der marklosen Nervenfasern und der Ranvier-Knoten, ferner die erregbare Membran der quergestreiften Muskelfasern und die konduktilen Membranbereiche der Neuronen. Nichtkonduktil sind die postsynaptischen Membranbereiche der neuromuskulären Endplatten, der exzitatorischen und inhibitorischen Synapsen sowie die Rezeptormembranen der Sinnesorgane.

Die Kanaldichte beträgt auf der Neuronenoberfläche bis etwa 10^4 je μm^2 und auf der Nervenfasermembran bis 10^3 je μm^2. Die Anzahl der K-Kanäle ist etwa zehnmal kleiner als die der Na-Kanäle. Die Kanäle sind etwa 10 nm lang und 0,4 bis 0,6 nm breit. Das vorübergehende Öffnen (Aktivieren) der Kanäle wird durch einen *Steuerstromimpuls* (gating current) der Stromdichte J_G bewirkt, der durch ruckartiges

Tabelle 2. Einteilung der Nervenfasern. (D: Faserdurchmesser, v: Geschwindigkeit der Aktionspotentialwelle, APW-Dauer: Dauer der Aktionspotentialwelle)

Bezeichnung	D µm	Markscheide	v m/s bei 20 °C	37 °C	Leitungstyp	APW-Dauer ms
A α	10…20	dick	20…40	60…120	saltatorisch	< 1
β	7…15		15…30	40…90		
γ	4…8	dünner	8…15	30…45		
δ	2,5…5		5…9	15…25		
B	1…3	dünn	2…6	3…15		≈ 1
C	0,3…1,5	marklos	0,4…0,8	0,5…2	$v = const$	≈ 2

Verschieben von Ladungen oder Drehen von Dipolen an den Kanalwänden entsteht. Die Na-Kanäle öffnen dabei etwas früher als die K-Kanäle. Das Zusammenwirken beider Kanaltypen ergibt den Anstieg und Abfall des Aktionspotentials. Die Selektivität der Kanäle ist unterschiedlich groß (z.B.: Na-Kanal: 100 Na^+-/ 10 K^+-Ionen; K-Kanal: 100 K^+-/7 Na^+-Ionen). In Tabelle 2 sind die wichtigsten Eigenschaften der verschiedenen Nervenfasern dargestellt. Die Bezeichnung „saltatorisch" in Tabelle 2 bedeutet, daß der Erregungsimpuls sprunghaft von einem zum nächsten Ranvier-Ring weiterwandert.

Erstmalig wurde der Wert von v in Tabelle 2 im Jahr 1850 von Helmholtz an einem Muskelpräparat des Frosches bestimmt. Er fand den Wert 25 m/s.

Zu den wesentlichen Eigenschaften von Nervenfasern gehören: ihre generelle Reizbarkeit durch elektrische, thermische, mechanische und chemische Reizmittel; ihre Fähigkeit, Nervenimpulse isoliert gegenüber der Umgebung zu führen und ihr bidirektionales Leitungsvermögen. Die jeweiligen Impulsausbreitungsrichtung wird durch die Art des Endorgans (Rezeptor, Synapse oder motorische Endplatte) bestimmt.

Die Abb. 1.10 zeigt das elektrische Ersatzschaltbild einer Nervenfaser mit den Faserleitungswiderständen R, dem Membran-Isolationswiderstand R_m und der

Abb. 1.10. Elektrisches Ersatzschaltbild einer Nervenfaser

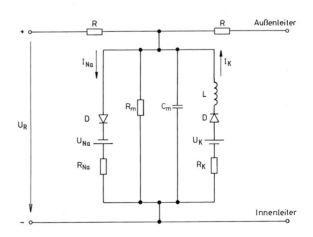

Membrankapazität C_m. Die Zweige für die Ionenströme I_{Na} und I_K enthalten je eine Diode D, eine Batterie U_{Na} bzw. U_K als Stromquellen sowie Widerstände R_{Na} und R_K. Die Spule L bewirkt wegen ihrer Stromträgheit das in Abb. 1.9 gezeigte zeitliche Nachhinken des K-Ionen- gegenüber dem Na-Ionenstrom. Wenn an der Membran das Ruhepotential herrscht, ist im Ersatzschaltbild R_K mittel, R_{Na} groß und nur U_K wirksam. Bei Depolarisation der Nervenfaser wird R_K klein, R_{Na} klein (um etwa den Faktor 500) und sowohl U_{Na} wie U_K sind wirksam.

Die Abb. 1.11 zeigt das Schema einer Anordnung zur Messung des Membranstroms. Zwischen Innen- und Außenleiter wird an der Membran (M) eine veränderliche Spannung U_M eingestellt. Ein Verstärker liefert einen von U_M abhängigen Strom I_M, der durch die Membran fließt und dadurch das eingestellte Potential aufrechterhält (Spannungs-Klemm-Methode, voltage clamp method).

Abb. 1.11. Schema einer Anordnung zur Messung des Membranstroms (Spannungs-Klemm-Methode)

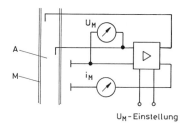

U_M-Einstellung

b) Vorgänge an einer Synapse

Die Ankunft einer Aktionspotentialwelle an einer Synapse bewirkt den impulsartigen Ablauf folgender Vorgänge: (1) Emission von Ca^{++}-Ionen in den synaptischen Spalt (vgl. Abb. 1.5); (2) Bewegung von Vesikeln (unter Einwirkung der Ca^{++}-Ionen) aus dem Inneren der Synapse zur präsynaptischen Membran; (3) Injektion einer Transmittersubstanz (Acetylcholin, ACh) aus den Vesikeln in den synaptischen Spalt; (4) Öffnen von Ionenkanälen in der postsynaptischen Membran unter Einwirkung der ACh-Moleküle, (5) Absenken des Membranpotentials auf etwa Null infolge des Ionenflusses; dadurch Entstehung eines exzitatorischen oder inhibitorischen postsynaptischen Potentials (Dauer etwa 5 ms), je nachdem, ob positive Ionen überwiegend *in* die postsynaptische Membran oder *aus* ihr in den synaptischen Spalt strömen.

Jedes Vesikel enthält einige 10^4 ACh-Moleküle, die innerhalb von 100 μs freigesetzt und durch Rezeptorproteinmoleküle wieder gebunden werden. Etwa 10^4 ACh-Moleküle bewirken das Öffnen von etwa 2000 Ionenkanälen. Durch jeden Kanal treten dann ca. 20000 Na^+- und K^+-Ionen.

c) Vorgänge an einem Neuron

An den synaptischen Kontaktstellen eines Neurons erzeugen die ankommenden präsynaptischen Impulse mit einer *synaptischen Verzögerungszeit* von 0,5 bis 1 ms lokale postsynaptische Potentiale, die einzeln zum Zünden des Neurons nicht ausreichen. Erst wenn mindestens 10 synaptische Endformationen innerhalb von etwa 5 ms an einer begrenzten Neuronenfläche das *Schwellenpotential* von etwa 15 mV

Abb. 1.12. Anstieg der Amplitude von Aktionspotentialwellen (APW) *2*, die innerhalb der relativen Refraktärzeit t_R nach einer APW *1* ausgelöst werden. t_A absolute Refraktärzeit. Während Δt entsteht nur eine lokale Antwort

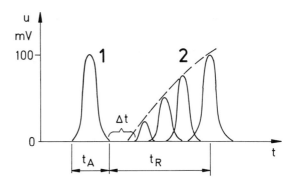

überschreiten (*räumliche und zeitliche Bahnung durch Erregungssummation*), zündet das Neuron und sendet einen Impuls über seinen Neuriten aus (*Alles-oder-nichts-Regel*). Maßgebend für das Zünden ist das Überschreiten einer kritischen Konzentration der aktivierten Transmittersubstanz.

Während der Dauer der Aktionspotentialwelle bleiben das Neuron und sein Neurit für eine neue Erregung unempfindlich (*absolute Refraktärzeit $t_A \approx 1$ ms*). Anschließend dauert es noch einige ms, bis neue Nervenimpulse wieder mit voller Amplitude erzeugt werden können (*relative Refraktärzeit t_R* = Zeit zur Wiederherstellung des vollständigen Ionengleichgewichts an der Membran). Im Zeitintervall Δt entsteht nur eine lokale Antwort (Abb. 1.12). t_A und t_R sind stark temperaturabhängig.

Aus dem reziproken Wert der absoluten Refraktärzeit erhält man als theoretische maximale Entladungsfrequenz etwa 1000 Hz. Die normale Entladungsfrequenz der meisten Neuronen beträgt jedoch nur 8 bis 30 Hz, kurzzeitig kann sie bis 500 Hz steigen.

1.1.1.3
Elektroden zur Ableitung bioelektrischer Signale

Die elektrische Aktivität der einzelnen Komponenten des Nervennetzwerks (Rezeptorzellen, Neuronen, Nervenfasern, Muskelfasern, Synapsen) kann durch gezieltes Einstechen einer feinen Nadelelektrode (*Mikroelektrode,* vgl. Abb. 1.13) in die betreffende Zelle abgeleitet werden (*intrazelluläre Ableitung*). Die Elektrodenspitze kann auch außerhalb der Zelle in deren Nähe liegen (*extrazelluläre Ableitung*). Der Durchmesser der Mikroelektrodenspitze beträgt 0,05 bis 10 µm. Die exakte Führung der Elektrode im Gewebe erfolgt durch eine stereotaktische Haltevorrichtung. Neuerdings verwendet man Verfahren der Dünnschicht-Festkörpertechnologie (z.B. die Elektronenstrahl-Lithographie und Laser-Materialbearbeitung) zur Herstellung mehrerer getrennter Metallflächen an der Elektrodenspitze (*Multimikroelektrode*).

Da das gesamte Nervennetzwerk von elektrisch gut leitendem Körpergewebe umgeben ist, influenzieren die elektrischen Vorgänge des Netzwerks in dessen Umgebung Verschiebungsströme, die an der Körperoberfläche und im Gewebe zu

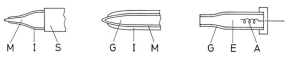

Abb. 1.13. Aufbau von Mikroelektroden zur intrazellulären Ableitung von Aktionspotentialen, *M* Metall, *I* Isolator, *S* Schaft, *G* Glas, *E* Elektrolyt, *A* Anschluß

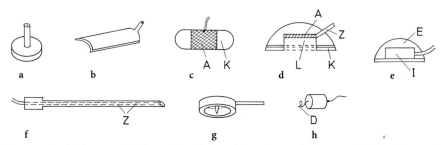

Abb. 1.14 a–h. Aufbau verschiedener Oberflächenelektroden und einer Nadelelektrode zur Ableitung bioelektrischer Potentiale von der Körperoberfläche bzw. aus dem Körperinnern. **a, b** Metallelektroden (versilbert und mit Gummibändern zu befestigen); **c** flexible Klebeelektroden mit Silberdrahtnetz (*A* Ag-Netz, *K* Klebefläche); **d** Ag-AgCl-Klebeelektrode mit Leitpaste (*L* Leitpaste, *K* Klebstoffring, *A* Ag-AgCl-Schicht, *Z* Zuleitung); **e** Impedanzwandlerelektrode (aktive Elektrode, *I* Impedanzwandler, *E* Epoxidharz); **f** Nadelelektrode mit zwei dicht beieinander liegenden Elektrodenspitzen (*Z* Zuleitungen); **g** Saugnapfelektrode; **h** Helix-Elektrode (*D* Drahtwindung zum Festschrauben)

meßbaren Potentialschwankungen führen. Diese können mit relativ großflächigen Oberflächenelektroden oder – in speziellen Fällen – mit Nadelelektroden (Durchmesser der Nadelspitze: 100 bis 500 μm) abgeleitet werden (vgl. Abb. 1.14).

Die Elektroden **a** bis **c** werden zur Verbesserung des Hautkontakts mit Elektrodenpapier oder Flanell bedeckt und mit physiologischer Kochsalzlösung getränkt. Bei den Elektroden **d** und **e** ist dies nicht erforderlich. Die Elektroden **g** und **h** dienen für Ableitungen in Körperhöhlen (z. B. am Fötus). Hautstellen, an die Oberflächenelektroden angelegt werden, sind vorher mit Alkohol zu reinigen.

Beim direkten Kontakt mit einer Metallelektrode verhält sich die organische Substanz wie ein Elektrolyt. An der Grenzfläche Metall – Elektrolyt erfolgt der Übergang von der Ionenleitung (im Gewebe) zur Elektronenleitung (im Metall). Ohne Stromdurchgang nimmt die Elektrode entweder positive Ionen aus dem Elektrolyten auf oder sie gibt positive Ionen an diese ab. Dadurch entsteht ein sog. *Elektrodenpotential* U_E (vgl. Abb. 1.15 a). Seine Größe und Polarität werden durch die elektrochemische Spannungsreihe bestimmt:

$$\text{Li} \quad \text{K} \quad \text{Zn} \quad \text{Fe} \quad \text{Ni} \quad \text{Pb} \quad \text{H} \quad \text{Cu} \quad \text{Ag} \quad \text{Au} \quad \text{Pt}$$
$$U_E \text{ neg.} \longrightarrow | \longleftarrow U_E \text{ pos.}$$

Bei der Ableitung von Biosignalen mit Elektroden treten die Elekrodenpotentiale $U_{E1,2}$ als Störspannungen in Erscheinung. Es gilt:

$$U_V = U_B + U_{E1} - U_{E2}. \tag{1.2}$$

Bei $U_{E1} = U_{E2}$ ist $U_V = U_B$. $U_{E1,2}$ kann bis zu einige 100 mV betragen.

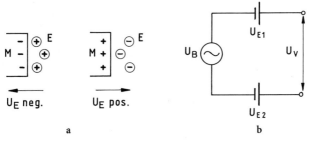

Abb. 1.15. a Entstehung eines Elektrodenpotentials U_E an der Grenzschicht zwischen Metall (M) und Elektrolyt (E). **b** Durch die Differenz der Elektrodenpotentiale U_{E1} und U_{E2} entsteht eine Störspannung, die bewirkt, daß die Verstärkereingangsspannung U_V nicht mehr gleich der abzuleitenden Biosignalspannung U_B ist

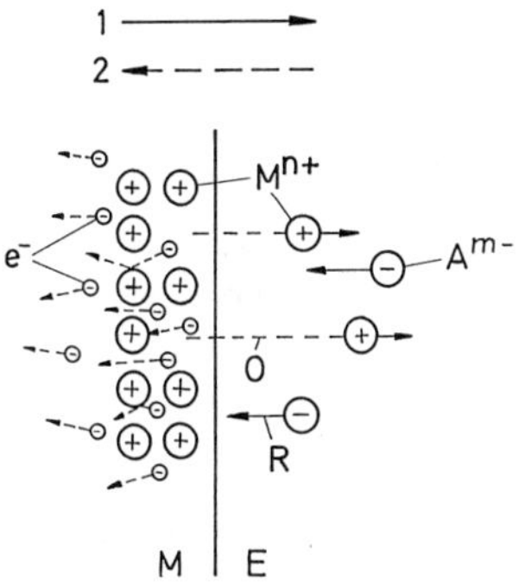

Abb. 1.16. Vorgänge an der Grenzfläche Metallelektrode-Elektrolyt (Gewebe) bei Stromdurchgang. M^{n+} Metallionen, A^{m-} negative Ionen des Elektrolyten, e^- Elektronen; M Metallelektrode (mit Elektronenleitung); E Elektrolyt (Gewebe, mit Ionenleitung), O Oxidation, R Reduktion, 1 Stromrichtung bei Überwiegen der Oxidationsreaktionen, 2 Stromrichtung bei Überwiegen der Reduktionsreaktionen

Bei Stromdurchgang findet der Ladungstransport an der Grenzfläche zwischen Metall und Elektrolyt durch Oxidations- und Reduktionsprozesse statt (vgl. Abb. 1.16):

$$M \underset{\text{Reduktion}}{\overset{\text{Oxidation}}{\rightleftharpoons}} M^{n+} + ne \qquad (1.3)$$

und

$$A^{m-} \underset{\text{Reduktion}}{\overset{\text{Oxidation}}{\rightleftharpoons}} A + me \qquad (1.3\,\text{a})$$

(M Metallatome, M^{n+} positive Metallionen, A^{m-} negative Ionen des Elektrolyten, n Wertigkeit von M, m Wertigkeit von A).

Im Gewebe bestehen die Ladungsträger aus negativen Ionen (A^{m-}), die natürliche Bestandteile des organischen Elektrolyten sind, und aus positiven Metallionen (M^{n+}), die auf Grund der Lösungstension von der Elektrode in Lösung gehen und dabei ein oder mehrere frei bewegliche Elektronen in der Metallelektrode zurücklassen.

Man unterscheidet zwischen *polarisierbaren* und *nichtpolarisierbaren Elektroden*. Bei *vollkommen polarisierbaren Elektroden* wird während des Stromtransports

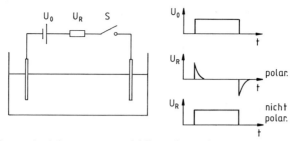

Abb. 1.17. Zeitlicher Verlauf des Spannungsabfalls U_R bei Anlegen eines Spannungsimpulses U_0 zwischen zwei polarisierbare bzw. nicht polarisierbare Elektroden, die in einen Elektrolyten eintauchen

keine Ladung über die Grenzfläche Metall–Elektrolyt bewegt. Der Strom an der Grenzfläche ist ausschließlich ein Verschiebungsstrom. Der Übergang verhält sich wie ein Kondensator. Durch den Verschiebungsstrom wird die Ionenverteilung im Elektrolyten und damit die Gleichgewichts-Potentialdifferenz zwischen Metall und Elektrolyt um einen Betrag verändert, der als Polarisationsspannung bezeichnet wird (Beispiele: Edelmetalle).

Bei *vollkommen nichtpolarisierbaren Elektroden* werden Ladungen ungehindert über die Grenzfläche Metall–Elektrolyt transportiert. Der Strom an der Grenzfläche ist ausschließlich ein Konvektionsstrom. Die Gleichgewichts-Potentialdifferenz zwischen Metall und Elektrolyt bleibt erhalten. Es tritt keine Polarisationsspannung auf (Beispiele: Ag-AgCl-Elektrode, Hg-Hg$_2$Cl$_2$-(Kalomel-)Elektrode).

Die häufig verwendete Ag-AgCl-Elektrode besteht aus einer Ag-Schicht, die mit einer (wenig wasserlöslichen) AgCl-Schicht bedeckt ist, oder aus einer gesinterten Mischung von Ag und AgCl.

Die Abb. 1.17 zeigt das Verhalten von zwei polarisierbaren bzw. nicht polarisierbaren Elektroden, die in einen Elektrolyten eintauchen, bei Anlegen eines Spannungsimpulses U_0, der am Widerstand einen Spannungsabfall U_R hervorruft. Nach Abb. 1.18 hängt der Widerstand von polarisierbaren Elektroden stark von der Frequenz ab. Bei nicht polarisierbaren Elektroden bleibt der Widerstand konstant.

Abbildung 1.19 zeigt schematisch das Ersatzschaltbild der Kontaktstelle Elektrode–Hautoberfläche.

Bei Bewegung der Elektrode gegenüber der Hautoberfläche (z. B. infolge einer Muskelanspannung) entstehen durch Änderungen von U_{E1} und U_{E2} Störsignale (*Bewegungsartefakte*), die sich dem Nutzsignal überlagern.

Abb. 1.18. Frequenzabhängigkeit des Elektrodenwiderstands R von polarisierbaren und nicht polarisierbaren Elektroden

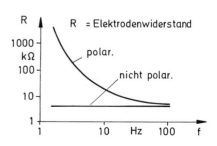

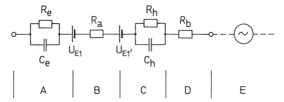

Abb. 1.19. Ersatzschaltbild der Kontaktstelle Elektrode – Hautoberfläche. $U_{E1,1'}$ Gleichgewichts-Potentialdifferenzen, die zu Bewegungsartefakten führen können. R_e, C_e Widerstand und Kapazität der Elektrode, R_a Übergangswiderstand, R_b Gewebewiderstand, R_h, C_h Hautwiderstand und -kapazität, A Elektrode, B Leitpaste oder -papier, C Epidermis, D Dermis (subkutane Schicht), E Biosignalgenerator

1.1.2
Arten bioelektrischer Signale

Das Zusammenwirken der einzelnen Komponenten des gesamten Nervennetzwerks erzeugt ein kompliziertes elektrisches Impulsmuster, dessen augenblickliches Erscheinungsbild und zeitliche Variationen eng mit den Stoffwechselvorgängen verknüpft sind. Darauf beruht die diagnostische Bedeutung der integralen Registrierung bioelektrischer Signale. Man unterscheidet die folgenden Signaltypen.

1.1.2.1
Das Elektroencephalogramm (EEG)

Die elektrische Aktivität des aus ca. $1,5 \cdot 10^{10}$ Neuronen bestehenden Netzwerks des Gehirns erzeugt an der Kopfoberfläche eine nichtperiodische niederfrequente Potentialschwankung. Ihre Aufzeichnung heißt *Elektroencephalogramm* (erstmals von Berger 1924 abgeleitet), das Aufzeichnungsgerät Elektroencephalograph. Die Ableitung vom Schädelknochen ergibt das *Elektrodurogramm* und die Ableitung von der freigelegten Hirnrinde (Kortex) das *Elektrokortikogramm*. Die Ableitelektroden entsprechen den Formen der Abb. 1.14a oder d. Nach Abb. 1.20 unterscheidet man zwischen *unipolarer* (A) und *bipolarer Ableitung* (B) sowie zwischen vier Ableitregionen.

Im EEG lassen sich nach Tabelle 3 vier typische Einzelrhythmen erkennen.

In Abb. 1.21 ist der typische zeitliche Verlauf der Einzelrhythmen des EEG dargestellt.

Die langsamen Schwankungen des EEG (Hirnwellen) beruhen nicht auf der Synchronisierung und Superposition der neuronalen Aktionspotentiale, sondern

Abb. 1.20. Unipolare (A) und bipolare Ableitung (B) eines Elektroencephalogramms (EEG). E_d differente Elektrode (an der Kopfhaut), E_i indifferente Elektrode (z.B. am Ohrläppchen), *fr* frontal, *pr* präzentral, *pa* parietal, *oc* occipital

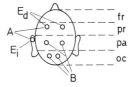

Tabelle 3. Die vier typischen Einzelrhythmen des Elektroencephalogramms

Bezeichnung	Frequenz Hz	Spannung µV	Auftreten vorwiegend bei	Maximum
α-Rhythmus	8...13	< 50	Ruhe und Entspannung	occipital
β-Rhythmus	14...32	< 50	Aktivität, Denken	frontal parietal
δ-Rhythmus	1...4	< 200	Schlaf	ganzer Kortex
ϑ-Rhythmus	4...7	< 100	Streß, psychische Störungen	parietal

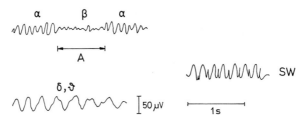

Abb. 1.21. Typischer zeitlicher Verlauf des α-, β-, δ- und ϑ-Rhythmus des EEG. *A* Augen auf, *SW* Spitze-Welle-Komplex eines Epileptikers

auf einer Summierung der langsamen postsynaptischen Potentiale der Dendriten und Neuronenzellkörper. Den Hirnwellen ist eine Gleichspannungs-Potentialschwankung (DC-Potential) überlagert, die gewöhnlich herausgefiltert wird. Die Frequenz der EEG-Wellen hängt vom Reifungsgrad und Aktivitätsniveau des Gehirns ab (Kind: überwiegend δ und ϑ; Erwachsener: α und β; Wachzustand: α und β, Schlaf und Narkose: δ und ϑ). Charakteristische EEG-Veränderungen liefern diagnostische Hinweise von Funktionsstörungen des ZNS (Hirntumore, Hirnverletzungen, Durchblutungsstörungen). Die Auswertung des EEG erfolgt vorwiegend visuell, aber auch mittels Computer-Programmen (Beispiel: Ermittlung des Leistungsspektrums des EEG; vgl. Abb. 1.22).

Vollständiger O_2-Mangel (Anoxie) während mehr als 8 bis 10 min (Wiederbelebungszeit des Gehirns) führt zu irreversiblen Hirnschädigungen und während mehr als 30 min zum Ausfall aller Hirnfunktionen und damit zum Erlöschen der bioelektrischen Hirntätigkeit (Hirntod = Tod des Individuums; Nullinien-EEG).

Abb. 1.22. Beispiel für das Leistungsspektrum des EEG. P_f spektrale EEG-Leistung; f Frequenz

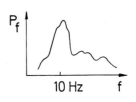

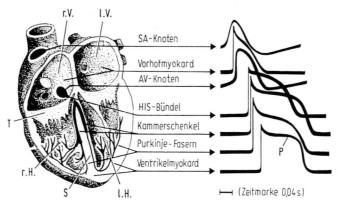

Abb. 1.23. Erregungsleitungssystem des Herzens und zugehörige Aktionspotentiale. SA-Knoten: Sinuatrial-Knoten (Sinusknoten), AV-Knoten: Atrioventrikularknoten, l. V., r. V.: linker bzw. rechter Vorhof (Atrium); l. H., r. H.: linke bzw. rechte Herzkammer (Ventrikel), *T* Trikuspidalklappe, *M* Mitralklappe, *P* Plateau, *S* Septum [1]

1.1.2.2
Das Elektrokardiogramm (EKG)

Die rhythmische mechanische Pumptätigkeit des Herzens ist mit elektrischer Aktivität gekoppelt, die von einem *natürlichen Schrittmacher* (dem *Sinusknoten,* einem kleinen Bereich des rechten Vorhofs mit autorhythmischer Erregungsbildung) ausgeht und mit *Systole* (Herzmuskelkontraktion) und *Diastole* (Herzmuskelerschlaffung) synchronisiert ist. Abbildung 1.23 zeigt das Erregungsleitungssystem und den Verlauf der verschiedenen Atkionspotentiale in diesem System. Das Plateau *P* entsteht dadurch, daß die erregbare Membran des kardialen Reizleitungssystems neben den Na^+- und K^+-Kanälen noch Ca^{++}-Kanäle enthält. Durch diese strömen bei Auslösung eines Aktionspotentials Ca^{++}-Ionen relativ langsam in intrazelluläre Ca-Speicher und erzeugen das Plateau. Die Plateaulänge bestimmt die mechanische Kontraktionsamplitude.

Das schlagende Herz verhält sich wie eine *Wechselspannungsquelle* oder ein *schwingender Dipol* in einem gut leitenden Medium (vgl. Abb. 1.24a). Die vom Herzdipol ausgehenden Wechselströme erzeugen an allen Stellen des Mediums (Körpers), also auch auf der Körperoberfläche, registrierbare Potentialschwan-

Abb. 1.24. a Elektrisches Feld $\vec{E}$ des Herzdipols in einem bestimmten Augenblick; **b** schleifenförmige räumliche Ortskurve, welche die Spitze des Herzvektors *V* während eines Herzzyklus beschreibt (Vektorkardiogramm). *1* Vorhof-Depolarisation, *2* Ventrikel-Depolarisation, *3* Ventrikel-Repolarisation

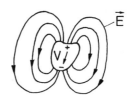

a   b

Abb. 1.25 a–c. Verschiedene Arten von EKG-Ableitungen. **a** Extremitäten-Ableitungen nach Einthoven; **b** Extremitäten-Ableitungen nach Goldberger; **c** Extremitäten- bzw. Brustwand-Ableitungen nach Wilson. *S* Sammelelektrode [17]

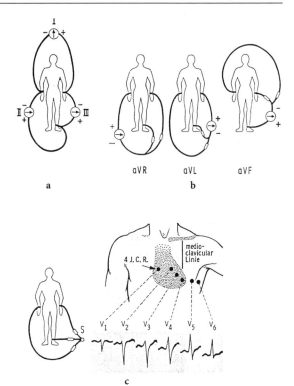

kungen im Rhythmus der periodischen Größen- und Richtungsänderungen des integralen Dipolfeldvektors *V* (vgl. Abb. 1.24b).

Man unterscheidet folgende Arten von *EKG-Ableitungen: Bipolare* Ableitungen mit zwei differenten Elektroden: nämlich die Extremitäten-Ableitungen nach Einthoven (Ableitung I: rechter Arm – linker Arm, Ableitung II: rechter Arm – linkes Bein, Ableitung III: linker Arm – linkes Bein; vgl. Abb. 1.25a) und die Brustwand-Dreieckableitungen nach Nehb (V_1 bis V_4, V_1 bis V_6; vgl. Abb. 1.25c).

Unipolare Ableitungen mit einer differenten und einer indifferenten Elektrode: und zwar die Extremitäten-Ableitungen nach Goldberger (*aVR, aVL, aVF*; aV = augmented voltage, *R, L, F* = rechter bzw. linker Arm, Fuß; vgl. Abb. 1.25b) und die Extremitäten-Ableitungen nach Wilson sowie die Brustwand-Ableitungen nach Wilson (V_1 bis V_6-*S*; vgl. Abb. 1.25c). Bei den Goldberger-Ableitungen wirken die beiden jeweils zusammengeschalteten Elektroden als indifferente Elektrode. Zwei gleich große Widerstände (> 5 kOhm) in den Zuleitungen vermeiden Verzerrungen des Körperfelds. Die Signalamplitude übersteigt die der Wilson-Ableitung und den Faktor 3/2, was ein besseres Signal-Rausch-Verhältnis ergibt.

Abbildung 1.26 veranschaulicht die Entstehung des Elektrokardiogramms durch Projektion des elektrischen Herzvektors *V* auf die durch die Ableitstellen der Einthoven-Ableitung gehenden Verbindungslinien (*Einthovensches Dreieck*). In

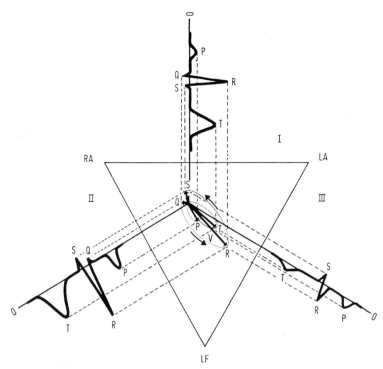

Abb. 1.26. Entstehung des Elektrokardiogramms (EKG) durch Projektion des elektrischen Herzvektors (*V*) auf die Verbindungslinien zwischen den Elektroden der Einthoven-Ableitung. *RA* rechter Arm, *LA* linker Arm, *LF* linkes Bein; *P, Q, R, S, T* einzelne Zacken des EKG [1]

Abb. 1.27 ist die Konstruktion des EKG durch Differenzbildung der monophasischen Aktionspotentiale am Herzen dargestellt.

Im EKG unterscheidet man *Zacken, Strecken* oder *Segmente* (Abstände zwischen zwei Zacken) und *Intervalle* (Dauer mehrerer Zacken und Strecken). Die fünf Zacken sind: die *P*-Zacke (entspricht der elektrischen Depolarisation des Vorhofs), die *Q*-Zacke (Beginn der Kammererregung); die *R*-Zacke (maximale Kammererregung); die *S*-Zacke (Erregung der basalen Teile der Ventrikel) und die *T*-Zacke (Repolarisation der Herzkammern). Der Ausschlag nach oben (positive Zacke) bedeutet Negativierung der rechten Schulter. Das *PQ*-Intervall entspricht der Lauf-

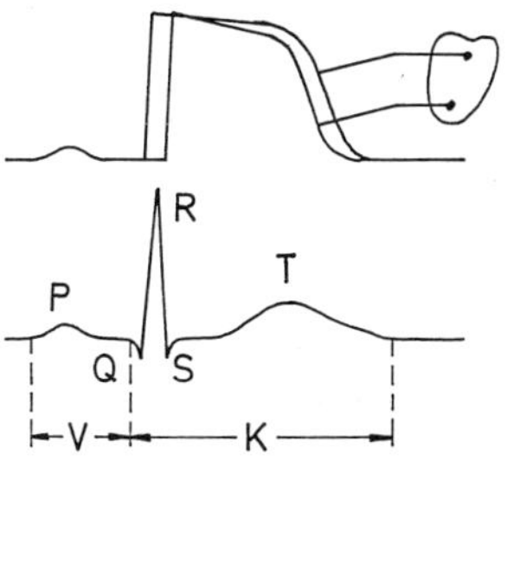

Abb. 1.27. Konstruktion des EKG durch Differenzbildung der monophasischen Aktionspotentiale am Herzen. *V* Vorhofteil, *K* Kammerkomplex. Weitere Erläuterungen s. Text

zeit der Erregung vom Sinusknoten bis zum Purkinje-Netz (Überleitungszeit) und die *ST*-Strecke der Dauer der vollständigen und gleichmäßigen Erregung der Herzkammern (keine Potentialdifferenz; Abweichungen durch ungleichmäßige Myokard-Durchblutung).

Die Amplitude der *R*-Zacke beträgt 0,1 bis 0,3 mV und ihre Frequenz (Pulsfrequenz, Herzfrequenz) normal $f_H = 60\ldots80$ min^{-1} ($\approx$ 1 Hz).

Mit dem EKG ist eine genaue Analyse der Erregungsbildung und -leitung, aber keine zuverlässige Aussage über die mechanische Herztätigkeit möglich. Das EKG zeigt eine *respiratorische Arrhythmie* (inspiratorische Zunahme und exspiratorische Abnahme der Herzfrequenz f_H). Unter *absoluter Arrhythmie* versteht man die Herzaktivität mit einer Schlagfrequenz der Vorhöfe $f_{VH} =$ 220...350 min^{-1} (Vorhofflattern). Zusätzliche Erregungen des Myokards, die außerhalb des Sinusknotens entstehen, erzeugen *Extrasystolen* (vermehrte *R*-Zacken). Veränderungen an der *P*-Zacke bedeuten Störungen der Erregungsleitung = *Herzblock* (*AV*-Block, 1. Grades: verlangsamte Erregungsübertragung auf die Kammern; 2. Grades: Blockierung einzelner Erregungen; 3. Grades: vollständige Leitungsunterbrechung).

Zur Untersuchung der elektrischen Stromverteilung im Herzmuskel gibt es ein neues Verfahren: Eine Sonde mit einem Mikrochip an der Spitze tastet die Herzinnenwand millimetergenau ab und mißt die Stromverteilung. Ein Rechner erzeugt daraus ein Bild. Regionen mit pathologischen Herzströmen, die zu Herzrhythmusstörungen führen, werden detektiert und gleich behandelt. Die Sonde verschweißt durch Stromimpulse das fehlerhafte Herzgewebe.

1.1.2.3
Das Elektromyogramm (EMG)

Die mechanische Tätigkeit der Körpermuskulatur ist wie beim Herzmuskel mit elektrischer Aktivität verknüpft, die an der Körperoberfläche mittels Haut- oder Nadelelektroden meßbare Spannungsimpulse hervorruft. Die Aufzeichnung heißt Elektromyogramm (EMG; vgl. Abb. 1.28).

Die EMG-Signalamplitude beträgt bis einige 100 µV und die Frequenz 5 bis 1000 Hz mit einem Intensitätsmaximum bei 150 bis 300 Hz. Ursprungsort der EMG-Signale sind die von jeweils einer Nervenzelle (*Motoneuron*) innervierten Muskelfasern (*motorische Einheiten*) eines Muskels (vgl. Abb. 1.29). Ein Motoneuron innerviert 7 bis 1000 Muskelfasern (Innervationsverhältnis 1:7 bis 1:1000). Das EMG ist ein Summenpotential, das durch Überlagerung der Aktionspotentiale von vielen motorischen Einheiten entsteht. Die EMG-Amplitude ist um so größer, je näher die aktivierten Muskelfasern der Ableitelektrode liegen und je mehr Fasern zum Signal beitragen.

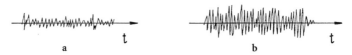

Abb. 1.28. Verlauf des Elektromyogramms für einen Muskel in Ruhe **a** und bei Anspannung **b**. *t* Zeit

Abb. 1.29. Schema einer motorischen Einheit *ME*, bestehend aus den von einem einzelnen Motoneuron *MN* innervierten Muskelfasern *MF*

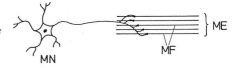

Abbildung 1.30 zeigt vereinfacht den Aufbau einer motorischen Endplatte (Verbindungsstelle zwischen Nerven- und Muskelfaser) und Abb. 1.31 das Schema einer Muskelfibrille als Bestandteil der Muskelfasern. Bei Betätigung des Muskels schieben sich die Aktin- und Myosin-Filamente kammartig ineinander. In Abb. 1.32 ist der zeitliche Verlauf des elektrischen Potentials (EPP + AP), der mechanischen Kontraktion (*K*) und der Wärmebildung (*AZ*) dargestellt. Die *AZ*-Kurve entspricht auch der inneren Spannungsentwicklung der kontraktilen Strukturen. Die Kontraktionskurve (*K*) eilt der *AZ*-Kurve nach, weil elastische Strukturen mit den kontraktilen in Serie geschaltet sind. Die kurzzeitige Erschlaffung (negative Werte) am Anfang der *K*-Kurve ist durch Wärmebildung bedingt.

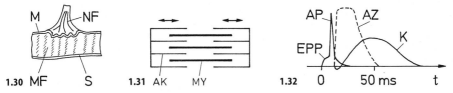

Abb. 1.30. Aufbau einer motorischen Endplatte (Verbindungsstelle zwischen Nerven- und Muskelfaser). *NF* Nervenfaser, *MF* Muskelfaser, *M* Membran, *S* Sarkolemm

Abb. 1.31. Schema einer Muskelfibrille als Bestandteil der Muskelfasern. *AK* Aktin, *MY* Myosin

Abb. 1.32. Zeitlicher Verlauf des elektrischen Potentials, der mechanischen Kontraktion und der Wärmebildung für eine Muskelfaser. *EPP* Endplattenpotential, *AP* Aktionspotential, *AZ* aktiver Zustand (Wärmebildung), *K* Kontraktion

1.1.2.4
Das Elektroretinogramm (ERG)

Das menschliche (und tierische) Auge ist wie das Herz ein elektrischer Dipol in einem leitenden Medium. Dipolachse und optische Achse fallen etwa zusammen (vgl. Abb. 1.33). Der hintere Augenpol (*Netzhaut, Retina*) ist dabei negativ gegen die Hornhaut (*Cornea*). Die Potentialdifferenz beträgt ≈ 6 mV (*Bestandpotential* bei Dunkeladaptation). Nach einem Lichtreiz ändert sich das Potential sprunghaft; die Retina wird dabei positiver. Die resultierende Potentialschwankung ergibt das ERG (vgl. Abb. 1.34). Die Aufzeichnung erfolgt mittels einer Haftschalenelektrode an der Cornea und einer zweiten Elektrode an der Schläfe (erstmals durch Holmgren, 1865).

Die Retina, deren Aufbau Abb. 1.35 zeigt, ist mit $1,3 \cdot 10^8$ Photorezeptoren ausgestattet, davon $7 \cdot 10^6$ Zapfen; alle anderen sind Stäbchen. Die Rezeptorzellen (2 bis 4) enthalten Photopigmente (Stäbchen: Sehpurpur, Rhodopsin). Die absorbierten Lichtquanten bewirken innerhalb der Photopigmentmoleküle Ladungsverschiebungen. Das Ergebnis ist eine Hyperpolarisation der Rezeptorzellmembran

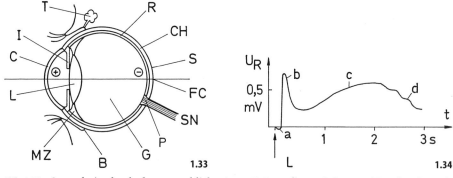

Abb. 1.33. Querschnitt durch das menschliche Auge. *L* Augenlinse, *C* Cornea (Hornhaut), *I* Iris (Regenbogenhaut = Fortsetzung der Aderhaut), *T* Tränendrüse, *R* Retina (Netzhaut), *CH* Chorioidea (Aderhaut, blutgefäßreich), *S* Sklera (Lederhaut, weiß und undurchsichtig), *FC* Fovea centralis (Stelle des schärfsten Sehens mit dicht angeordneten Zapfen), *SN* Sehnerv, *P* Papille (blinder Fleck), *G* Glaskörper, *B* Bindehautsack, *MZ* Ziliarmuskel

Abb. 1.34. Typischer Verlauf des Elektroretinogramms (ERG). U_R Retinapotentialänderung, *L* Lichtreiz (Erläuterung s. Text)

Abb. 1.35. Struktur der Retina. *1* Pigmentschicht, *2–4* lichtempfindliche Schicht aus Stäbchen und Zapfen, *5* äußere plexiforme Schicht mit Horizontalzellen, *6* Bipolarzellen, *7* innere plexiforme Schicht mit Amakrinen, *8* Ganglienzellen, *9* optische Nervenfasern, *L* Lichteinfall

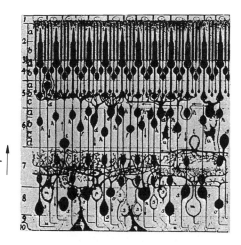

(Rezeptorpotential, *a*-Welle; vgl. Abb. 1.34). Die Rezeptorzellen erregen dann zunächst die Schicht der Horizontal- und Bipolarzellen (5, 6), darauf die Amakrinen (7) und schließlich die Ganglienzellen (8) (*b*-Welle). Diese senden ihre Impulse in den Sehnerv. Die langsame *c*-Welle entstammt dem Pigmentepithel (1). Das ERG ist ein Summenpotential größerer Netzhautbereiche.

1.1.2.5
Das Elektrookulogramm (EOG)

Die Bewegung des Augendipols (durch Änderung der Blickrichtung) erzeugt in dem das Auge umgebenden Gewebe Potentialschwankungen, deren Aufzeichnung

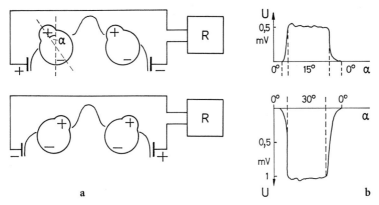

Abb. 1.36. a Versuchsanordnung zur Aufnahme des Elektrookulogramms (EOG). *R* Registriergerät; **b** Verlauf der Signalspannung *U* in Abhängigkeit vom Deviationswinkel α

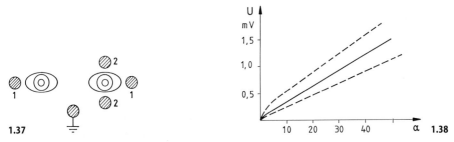

Abb. 1.37. Anordnung der Ableitelektroden am Auge für horizontale (*1*) und vertikale Ableitung (*2*)

Abb. 1.38. Abhängigkeit der Signalspannung *U* vom Deviationswinkel α. Streubereich gestrichelt

das EOG ist (vgl. Abb. 1.36; erstmalig durch Schott, 1922). Die Abb. 1.37 zeigt die Anordnung der Ableitelektroden am Auge für horizontale (1) und vertikale Ableitung (2). Nach Abb. 1.38 ist die Signalspannung *U* dem Deviationswinkel α direkt proportional, wobei die Steigung der Geraden $\Delta U/\Delta \alpha = 20 \ldots 30$ µV/Grad beträgt. Der Wert von *U* nimmt mit der Entfernung der Ableitelektroden vom Auge ab.

Das EOG hängt vom Stoffwechsel in der Retina ab und ist bei Netzhauterkrankungen (z.B. Netzhautablösung, Pigmentdegeneration) verändert. Man unterscheidet folgende Typen von natürlichen Augenbewegungen: Der *Nystagmus* stellt Fixations- oder Zitterbewegungen des Auges mit einer Periodendauer von 0,12 s und einer Amplitude bis zu 20 Bogensekunden dar. Seine okulographische Aufzeichnung heißt *Elektronystagmogramm* (ENG). Weitere Bewegungsarten sind der hochfrequente *Tremor* (30 ... 100 Hz) und *Driftbewegungen* (3 Hz, 5 ... 10 Bogensekunden).

1.1.2.6
Weitere bioelektrische Signale

Dazu gehören das:

Elektrodermatogramm: Aufzeichnung der Gleichspannungsschwankungen zwischen zwei Hautstellen mit verschiedenem Feuchtigkeitsgrad.

Elektrogastrogramm: Aufzeichnung der von der Magenmuskulatur ausgehenden elektrischen Potentialschwankungen, abgeleitet vom Mageninneren oder von der Bauchwand.

Elektrohysterogramm: Aufzeichnung von Potentialschwankungen der Uterusmuskulatur.

Elektroolfaktogramm: Aufzeichnung der bei Reizung mit Duftstoffen am Riechepithel auftretenden Aktionsspannung.

Elektroatriogramm: Aufzeichnung der vom Sinusknoten ausgehenden Erregungswelle (*P*-Zacke des EKG).

Elektroneurogramm: Ableitung und Aufzeichnung intrazellulärer Aktionsspannungen.

In Tabelle 4 sind der Frequenz- und Signalspannungsbereich verschiedener bioelektrischer Signale angegeben. Man erkennt, daß es sich durchweg um niederfrequente Signale im mV- bis µV-Bereich handelt.

Tabelle 4. Frequenzbereich und Signalspannungsbereich verschiedener bioelektrischer Signale

	f_u Hz	f_o Hz	U mV
Elektrokardiographie EKG	0,2	200	0,1...3
	0,5	300	
Elektroencephalographie EEG	1	70	0,005...0,1
Elektrokortikographie ECG	10	100	0,015...0,3
Elektromyographie EMG (Oberflächenelektroden)	10	1 000	0,1...5
Elektromyographie EMG_T (Tiefenelektroden)	10	10 000	0,05...5
Elektroretinographie ERG	0,1	100	0,02...0,3
Elektrodermographie EDG	0	1	0,1...5
Elektrohysterographie EHG	0	200	0,1...8
Elektrogastrographie	0,02	0,2	0,2...1
Ableitung intrazellulärer Aktionsspannungen	0	10 000 (50 000)	50...130

Energie der bioelektrischen Signale: $3 \cdot 10^{-12}...7 \cdot 10^{-15}$ Ws.

1.1.2.7
Biomagnetische Signale

Bioelektrische Vorgänge erzeugen an der Körperoberfläche Magnetfeldschwankungen. Die magnetische Induktion beträgt größenordnungsmäßig für das MEG: 1 pT, MKG: 50 pT, MMG: 10 pT, MRG, MOG: 0,1..10 pT. Zum Vergleich: Erdmagnetfeld: 50 µT.

Die berührungsfreie Messung erfolgt mit einem supraleitenden Magnetometer (Gradiometer, SQUID = superconductive quantum interference device). SQUIDS bestehen aus einem oder zwei Josephson-Elementen, die mit einem Supraleiter-Dünnfilmring verbunden sind. Ein Josephson-Element hat zwei supraleitende Elektroden, die durch eine Brücke („schwache Verbindung") getrennt sind. Diese Brücke kann eine sehr dünne Oxidschicht sein, die sandwichartig zwischen den Elektroden liegt und einen Tunnelkontakt bildet (Tunnelkontakt-SQUID). Die Brücke kann auch ein ultrafeiner, schwach supraleitender Metallstreifen sein, der z.B. 8 nm breit ist (Nanobrücken-SQUID). Die Brücken sind der Anlaß von Josephson-Koppeleffekten. Diese bewirken, daß der Suprastrom bis zu einem maximalen Wert (kritischer Strom I_c) ohne Spannungsabfall über die Brücken fließen kann.

Man unterscheidet DC- und RF-SQUIDS. Bei den DC-SQUIDS enthält der Supraleiterring zwei Josephson-Elemente (vgl. Abb. 1.39). Diesem Ring wird ein Strom I_0 eingeprägt, bei dem gerade ein Spannungsabfall ΔU auftritt. Dies ist der Fall, wenn $I_0 \geqslant 2I_c$ wird. Bei $I_0 < 2I_c$ fließt der Strom I_0, ohne einen Spannungsabfall zu erzeugen. Ein zu messender, veränderlicher, äußerer magnetischer Fluß ϕ_e, der durch den Ring hindurchtritt, erzeugt nach dem Induktionsgesetz einen Ringstrom $I_\phi = \phi_e/L$. In der Ringhälfte 1 ist $I_{ges} = I_c - I_\phi$ und in der Ringhälfte 2 $I_{ges} = I_c + I_\phi$. Dies führt zu unterschiedlichem Verhalten der Materiewellen der Elektronen in 1 und 2. Daraus resultiert eine Abnahme von I_c mit wachsendem ϕ_e. Dieser Effekt wird zur Messung der sehr schwachen biomagnetischen Flüsse ausgenutzt.

Bei RF-SQUIDs (Abb. 1.40) enthält der Supraleiterring (R) nur ein Josephson-Element (JE). Der Ring bildet zusammen mit zwei Spulen L_1 und L_2 einen Übertrager. An die Spule L_1 ist eine Detektorspule (DS) angeschlossen, in der durch den zu messenden biomagnetischen Fluß ein schwacher Strom induziert wird. Dieser Strom erzeugt über L_1 einen magnetischen Fluß und damit einen Strom durch den Ring (R), der in L_2 eine Meßspannung induziert. L_2 bildet mit einem Kondensator C einen Schwingkreis, der mit einer Frequenz von z.B. 20 MHz angeregt wird. Das mit der Meßspannung modulierte Signal wird über einen rauscharmen Verstärker

Abb. 1.39. Schema eines DC-SQUIDs zur Messung biomagnetischer Felder. R supraleitender Ring. JE1/2 Josephson-Elemente, ϕ_e zu messender biomagnetischer Fluß, B_e Flußdichte, A vom Stromring R umschlossene Fläche, I_0 eingeprägter Strom, I_ϕ von ϕ_e induzierter Strom

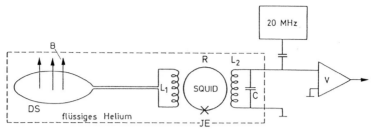

Abb. 1.40. Schema eines RF-SQUIDs. *DS* Detektorspule, *B* biomagnetische Induktion, *R* Supra-leiterring, *JE* Josephson-Element, $L_{1,2}$ Spulen, *C* Kondensator, *V* Verstärker

ausgekoppelt. Das Josephson-Element wirkt bei dieser Anordnung als besonders rauscharmer parametrischer Verstärker.

Der gestrichelt umrandete Teil des Meßsystems steckt in einem mit flüssigem Helium gekühlten Behälter, um die Supraleitung und weitgehende Rauschfreiheit zu gewährleisten.

Die Detektorspule ist so gestaltet, daß sie Störfelder weitgehend unterdrückt. Die Abb. 1.41 zeigt Empfängerspulen erster (1) und zweiter Ordnung (2). Sie bestehen aus zwei bzw. drei Teilspulen. Die untere wirkt dabei als Meßspule für das Bio-magnetfeld. Ihr Durchmesser bestimmt das örtliche Auflösungsvermögen. Die oberen Spulen haben gegenüber der Empfängerspule eine gegensinnige Wicklung. Die von großräumigen Störfeldern induzierten Ströme heben sich daher bei ab-geglichenen Spulen gegenseitig auf und sind unwirksam. In Abb. 1.42 sind einige Beispiele von biomagnetischen Signalen dargestellt.

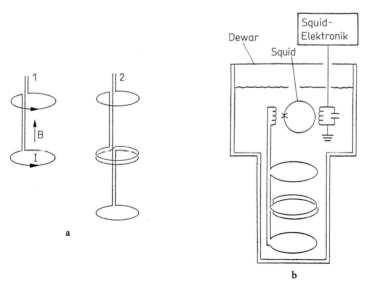

Abb. 1.41. a Detektorspulen erster (*1*) und zweiter Ordnung (*2*). **b** Detektorspule mit SQUID-Sy-stem in einem mit flüssigem Helium gefüllten Dewar-Gefäß

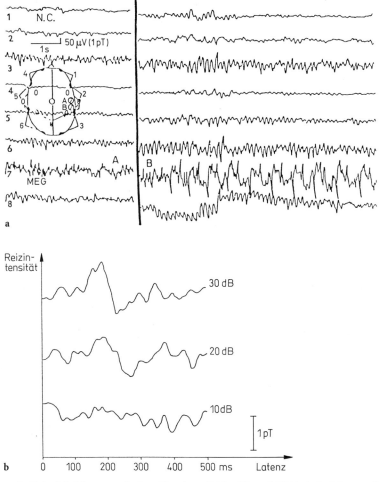

Abb. 1.42 a, b. Beispiele biomagnetischer Signale: **a** EEG- (B) und MEG-Aufzeichnung (A) eines Patienten mit fokaler Epilepsie. Nur das MEG (7) zeigt pathologische Signale. **b** Akustisch evozierte MEG-Impulse in Abhängigkeit von der Reizintensität (Tonimpuls, Dauer 300 ms, Anstiegszeit 10 ms, Frequenz 1 kHz)

1.1.3
Ableitung und Verstärkung bioelektrischer Signale

Bei der Ableitung von bioelektrischen Signalen können neben dem Nutzsignal intra- und extrakorporale Störsignale auftreten. *Intrakorporale Störsignale* entstehen durch die elektrische Verkopplung der verschiedenen Signalquellen im Organismus. Dem Wechseltakt-Nutzsignal können daher ein oder mehrere Gleichtakt-Störsignale anderer Signalquellen überlagert sein.

Für eine quantitative Signalerfassung müssen: (1) die Störsignale mittels Gleichtaktunterdrückung genügend geschwächt, (2) Amplitudenverfälschungen

Abb. 1.43. Ersatzschaltbild für die bipolare Ableitung bioelektrischer Signale. (Erklärung s. Text)

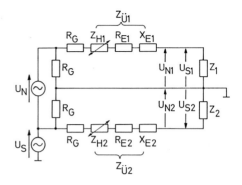

vermieden und (3) Formverzerrungen infolge von Phasenverschiebungen der Signalkomponenten verhindert werden. Die Eingangsimpedanz Z des angeschlossenen Biosignal-Verstärkers muß zu diesem Zweck groß gegenüber der Elektroden-Haut-Übergangsimpedanz $Z_ü$ sein, die um Zehnerpotenzen schwanken kann.

Im Ersatzschaltbild (Abb. 1.43) für die bipolare Signalableitung bedeuten U_N das Nutzsignal (Gegentaktsignal) und U_s ein überlagertes Gleichtakt-Störsignal; R_G sind die Gewebewiderstände, Z_H die Hautimpedanzen, R_E die Elektrolytwiderstände, X_E die Elektrodenreaktanzen und Z die Verstärker-Eingangsimpedanz. Die Summe $(Z_H + X_E + R_E)$ ergibt die gesamte Elektroden-Haut-Übergangsimpedanz $Z_ü$.

Mit den Annahmen: $R_G < 1\ k\Omega$ (daher vernachlässigbar bis 1 kHz), $Z_ü(t) \approx Z_H(t)$ und $-90° < \varphi$, $\varphi_ü < 0$ (φ, $\varphi_ü$ = Phasenwinkel von Z bzw. $Z_ü$), gilt für das *Amplitudenübertragungsmaß* für Wechseltaktsignale:

$$\ddot{u}_w = \frac{|U_{N1} + U_{N2}|}{|U_N|} = \frac{1}{2}\left(\frac{|Z|}{|Z + Z_{ü1}|} + \frac{|Z|}{|Z + Z_{ü2}|} \right). \tag{1.4}$$

Für $Z_{ü1} = Z_{ü2} = Z_ü$ wird

$$\ddot{u}_w = \frac{|Z|}{|Z + Z_ü|} = \sqrt{\frac{|Z|^2}{|Z|^2 + |Z_ü|^2 + 2|Z|\,|Z_ü|\,\cos{(\varphi_ü - \varphi)}}}. \tag{1.5}$$

Für $\varphi_ü \approx \varphi$ ist $\ddot{u}_w$ minimal und für $|Z| \gg |Z_ü|$ geht $\ddot{u}_w$ gegen 1. $\ddot{u}_w$ liegt also zwischen den Grenzen:

$$1 > \ddot{u}_w > \frac{|Z|}{|Z| + |Z_ü|}. \tag{1.5a}$$

Als *Amplitudenmeßfehler* bezeichnet man den Ausdruck $F = (1 - \ddot{u}_w)$.

Der *Phasenfehler* beträgt (vgl. Abb. 1.44):

$$\varphi_F = \varphi_g - \varphi = \varphi_N - \varphi_{N1,2} \tag{1.6}$$

(φ_g = Phasenwinkel der Gesamtimpedanz $Z_g = Z + Z_ü$), wobei

$$\varphi_g = \arctan \frac{|Z|\sin\varphi + |Z_ü|\sin\varphi_ü}{|Z|\cos\varphi + |Z_ü|\cos\varphi_ü} \tag{1.7}$$

Abb. 1.44. Zeigerdiagramm für die Impedanzen Z und $Z_{\ddot{u}}$ in der komplexen Ebene

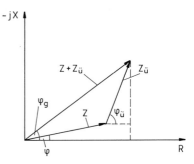

und

$$|\varphi_F| = \arctan \frac{|Z_{\ddot{u}}| \sin (\varphi - \varphi_{\ddot{u}})}{|Z| + |Z_{\ddot{u}}| \cos (\varphi - \varphi_{\ddot{u}})}. \tag{1.8}$$

Für $\varphi - \varphi_{\ddot{u}} = 90°$ wird φ_F am größten, nämlich: $\varphi_F = \arctan (|Z_{\ddot{u}}|/|Z|)$ und für $\varphi - \varphi_{\ddot{u}} = 0$ wird $\varphi_F = 0$. Der *Gesamt-Gleichtakt-Unterdrückungsfaktor* (engl.: common mode rejection ratio = CMRR) ist

$$G_f = \frac{G_{fn} G_{fv}}{G_{fn} + G_{fv}} \tag{1.9}$$

(G_{fn}, G_{fv} = Gleichtakt-Unterdrückungsfaktoren des Netzwerks (n) bzw. des nachgeschalteten Verstärkers (v)) und die

Gleichtaktunterdrückung (engl.: common mode rejection = CMR):

$$\frac{G}{dB} = 20 \log G_f. \tag{1.10}$$

Bei $Z_{\ddot{u}1} \neq Z_{\ddot{u}2}$ wird $U_{s1} \neq U_{s2}$. Die Differenz $(U_{s1} - U_{s2})$ wird dann als Wechseltaktsignal verstärkt. Das Amplitudenübertragungsmaß für diese Differenz beträgt

$$\ddot{u}_G \frac{|U_{s1} - U_{s2}|}{|U_S|} = \frac{|Z|}{|Z + Z_{\ddot{u}1}|} - \frac{|Z|}{|Z + Z_{\ddot{u}2}|}. \tag{1.11}$$

Der Gleichtakt-Unterdrückungsfaktor G_{fn} des Netzwerks ist das Verhältnis $\ddot{u}_w/\ddot{u}_G$:

$$G_{fn} = \frac{\ddot{u}_w}{\ddot{u}_G} = \frac{1}{2} \frac{|Z + Z_{\ddot{u}1}| + |Z + Z_{\ddot{u}2}|}{|Z + Z_{\ddot{u}2}| - |Z + Z_{\ddot{u}1}|}. \tag{1.12}$$

Im Fall $\varphi_{\ddot{u}} = \varphi$ wird $|Z + Z_{\ddot{u}1,2}| = |Z| + |Z_{\ddot{u}1,2}|$; damit erhält man

$$G_{fn} = \frac{|Z| + (|Z_{\ddot{u}1}| + |Z_{\ddot{u}2}|)/2}{|Z_{\ddot{u}2}| - |Z_{\ddot{u}1}|} = \frac{|Z| + |\overline{Z_{\ddot{u}}}|}{|Z_{\ddot{u}2}| - |Z_{\ddot{u}1}|} = \frac{|Z| + |\overline{Z_{\ddot{u}}}|}{\alpha \cdot |\overline{Z_{\ddot{u}}}|}. \tag{1.13}$$

(a Asymmetriemaß = $(|Z_{\ddot{u}2}| - |Z_{\ddot{u}1}|)/|\overline{Z_{\ddot{u}}}|$; $\alpha_{max} \approx 0,35$).

Ein großer Wert von G_{fn} ergibt sich demnach für $|Z| \gg |\overline{Z_{\ddot{u}}}|$. Nur bei völliger Symmetrie der beiden Meßzweige in Abb. 1.43 (d.h. bei $Z_{\ddot{u}1} = Z_{\ddot{u}2}$) geht G_{fn} nach Gl.

(1.13) theoretisch gegen unendlich. Vorhandene Unsymmetrien wirken sich um so weniger aus, je größer $|Z|$ gegenüber $|Z_{\ddot{u}}|$ ist.

Im Bereich $0 \leqslant f \leqslant 10$ kHz und $0{,}03$ cm^2 $\leqslant A \leqslant 60$ cm^2 (A = Elektroden-Haut-Kontaktfläche) gilt: $|Z_{\ddot{u}}| \sim 1/A$. Das Produkt $|Z_{\ddot{u}}| \cdot A$ heißt spezifische Übergangsimpedanz:

$$|Z_{\ddot{u}}^{*}| = |Z_{\ddot{u}}| A. \tag{1.14}$$

Die Abb. 1.45 zeigt den aus zahlreichen Literaturangaben ermittelten schraffierten Bereich der spezifischen Übergangsimpedanz $|Z_{\ddot{u}}^{*}|$ für Elektroden mit elektrolythaltigem Kontaktvermittler in Abhängigkeit von der Frequenz. Der (schraffierte) Streubereich entsteht durch unterschiedliche Elektrodenverweildauer auf der Haut sowie dadurch, daß $|Z_{\ddot{u}}^{*}|$ auch von der Art des Kontaktvermittlers, klimatischen Bedingungen, der Hautregion, der Tagesrhythmik und der vegetativen Reaktionslage der Versuchsperson abhängt.

Die spezifische Übergangsimpedanz $Z_{\ddot{u}}^{*}$ entspricht einem RC-Glied mit den Komponenten $R_{\ddot{u}}^{*}$ und $C_{\ddot{u}}^{*}$. Damit wird:

$$Z_{\ddot{u}}^{*} = \frac{1}{\dfrac{1}{R_{\ddot{u}}^{*}} + j\omega C_{\ddot{u}}^{*}} = \frac{R_{\ddot{u}}^{*}}{1 + j\omega C_{\ddot{u}}^{*} R_{\ddot{u}}^{*}}; \tag{1.15}$$

$$|Z_{\ddot{u}}^{*}| = \sqrt{\frac{R_{\ddot{u}}^{*\,2}}{1 + (\omega C_{\ddot{u}}^{*} R_{\ddot{u}}^{*})^2}}. \tag{1.16}$$

Für die obere Grenze des schraffierten Bereichs in Abb. 1.45 ist $(\omega C_{\ddot{u}}^{*} R_{\ddot{u}}^{*})^2 = (2\pi \cdot 6 \cdot 10^{-9} \cdot 3 \cdot 10^{6} \cdot f)^2 = 0{,}113 \cdot f^2$. Damit gilt für die maximale Übergangsimpedanz:

$$\frac{|Z_{\ddot{u}}|_{\max}}{\mathrm{M}\Omega} \approx \sqrt{\frac{9}{1 + (0{,}113 \cdot f/\mathrm{Hz})^2} \, \frac{1}{A/\mathrm{cm}^2}}. \tag{1.17}$$

Darin ist $f = f_{u}$ zu setzen (f_{u} untere Grenzfrequenz des Biosignals).

Dieser Zusammenhang ist in Abb. 1.46 im Teilbild (I) links oben dargestellt. Die Abszisse gibt die maximale spezifische Übergangsimpedanz $|Z_{\ddot{u}\,\max}^{*}| = |Z_{\ddot{u}\,\max}| A$ (s. Teilbild II) an und die Ordinate die untere Grenzfrequenz f_{u} des abgeleiteten Biosignals. Aus Teilbild (III) lassen sich für einen gegebenen Wert von Amplitudenfeh-

Abb. 1.45. Spezifische Übergangsimpedanz $|Z_{\ddot{u}}^{*}|$ in Abhängigkeit von der Frequenz f. Die durchgezogene Kurve entspricht einem RC-Glied ($3\,\mathrm{M}\Omega\,\mathrm{cm}^2, 6\,\mathrm{nF/cm}^2$)

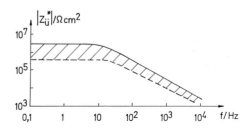

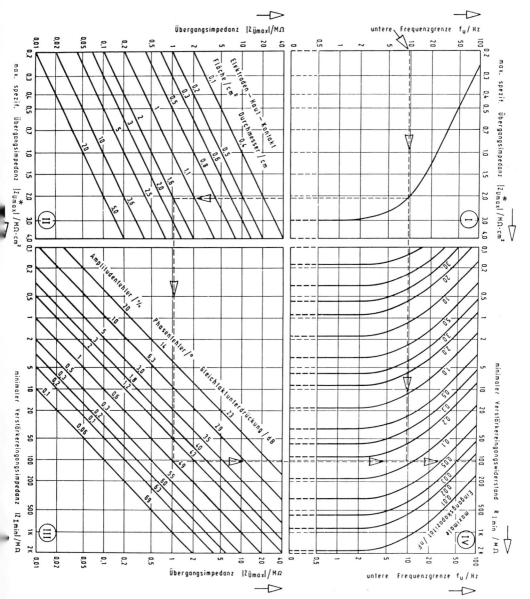

Abb. 1.46. Nomogramm zur Ermittlung der erforderlichen Verstärker-Eingangsimpedanz (Eingangswiderstand R_{min} bei gegebener maximaler Eingangskapazität; Teilbild IV) aus der unteren Grenzfrequenz f_u, der maximalen spezifischen Übergangsimpedanz $|Z^*_{\ddot{u}\,max}|$ (Teilbild I, II) und verschiedenen Werten von Amplitudenfehler, Phasenfehler oder Gleichtaktunterdrückung (Teilbild III). (Nach Zipp, Biomed. Tech. 23 (1978) 130–140)

ler, Phasenfehler oder Gleichtaktunterdrückung die minimale erforderliche Verstärkereingangsimpedanz $|Z_{min}|$ und damit aus Teilbild (IV) der zu wählende Verstärkereingangswiderstand R_{min} bestimmen.

Als weitere Forderungen an einen Biosignal-Verstärker sind zu nennen: Verstärkung linear und kontinuierlich einstellbar; ausreichender, evtl. einstellbarer Frequenzbereich, genügend hohe Eingangs- und kleine Ausgangsimpedanz, gute Nullpunktstabilität (kein Temperatureinfluß, keine Offset-Spannung), geringes Rauschen und möglichst große Gleichtaktunterdrückung.

Geeignete Verstärkertypen sind Operationsverstärker mit FET-Eingang (Eingangsimpedanz bis $10^{13}\,\Omega$) oder mit MOSFET-Eingang (Eingangsimpedanz bis $10^{16}\,\Omega$, Elektrometer-Verstärker).

Abbildung 1.47 zeigt die Grundschaltung eines hochwertigen Biosignal-Verstärkers. Mit den Annahmen: $A \to \infty$ (A Verstärkung), $U_0 = 0$ bei $U_1 = U_2$ (keine Offset-Spannung), $R_d \to \infty$, $R_0 = 0$ (R_d Differenz-Eingangswiderstand; R_0 Ausgangswiderstand), Bandbreite $\to \infty$, keine Phasenverschiebung, erhält man:

$$I = \frac{U_3 - U_5}{R_3} = \frac{U_5 - U_0}{R_4}, \tag{1.18}$$

wobei

$$U_5 = \frac{U_4 R_4}{R_3 + R_4} \tag{1.19}$$

ist. Daraus folgt

$$U_0 = (U_4 - U_3)\,\frac{R_4}{R_3}. \tag{1.20}$$

Nach Gl. (1.20) ist für $U_4 = U_3 : U_0 = 0$ (oder die Gleichtaktverstärkung $v_G = 0$) und für $U_4 \neq U_3 : U_0 > 0$ (wobei die Wechseltaktverstärkung $v_w = R_4/R_3$ beträgt).

Bei einem realen OP ist $v_G > 0$; der Gleichtakt-Unterdrückungsfaktor (CMRR) des Verstärkers beträgt dann: $G_{fv} = v_w/v_G$ ($> 10^4$ für gute Verstärker).

Zur Erhöhung der Eingangsimpedanz sind den Eingängen des Differenzverstärkers nach Abb. 1.20 zwei OPs als Impedanzwandler mit Verstärkung vorgeschaltet. Für diese ist im Fall $U_1 = U_2 : U_3 = U_4$. Bei $U_1 \neq U_2$ liegt an R_1 die Spannungs-

Abb. 1.47. Grundschaltung eines Biosignal-Verstärkers, bestehend aus zwei Eingangs-Impedanzwandlern und einem Differenzverstärker

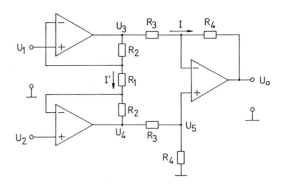

differenz $(U_1 - U_2)$. Durch R_1 fließt dann ein Strom $I' = (U_1 - U_2)/R_1$; damit wird

$$U_3 - U_4 = I'(R_1 + 2R_2). \tag{1.21}$$

Die Wechseltaktverstärkung ist demnach

$$v_w' = \frac{U_3 - U_4}{U_1 - U_2} = \frac{R_1 + 2R_2}{R_1} = 1 + \frac{2R_2}{R_1}. \tag{1.22}$$

Der Gleichtakt-Unterdrückungsfaktor der Impedanzwandler ist wegen $v_G = 1$:

$$G_{fv}' = v_w'/v_G = v_w'. \tag{1.23}$$

Die Abb. 1.48 bis 1.50 zeigen einige Schaltungen für spezielle Biosignal-Verstärker. Der *Elektrometer-Verstärker* nach Abb. 1.48 hat eine Eingangsimpedanz bis $10^{16}\ \Omega$ und einen Eingangsruhestrom bis 10^{-15} A; es ist ein Verstärker für sehr kleine Ströme. In Abb. 1.48 ist

$$IR + U_1 = 0 \tag{1.24}$$

und

$$U_1 = \frac{R_2 U_0}{R_1 + R_2}. \tag{1.25}$$

Damit wird

$$U_0 = -IR\left(1 + \frac{R_1}{R_2}\right). \tag{1.26}$$

Da nach Gl. (1.26) U_0 nur vom Produkt IR abhängt, können mit genügend großem R Ströme I im pA-Bereich gemessen werden.

Beim *Ladungs-Verstärker* nach Abb. 1.49 sind die Kondensatoren C und C' in Serie geschaltet. C hat daher ebenfalls die zu messende Ladung ΔQ. Es ist

$$\Delta Q/C + U_0 = 0 \tag{1.27}$$

$$U_0 = -\frac{1}{C}\Delta Q. \tag{1.27a}$$

Die Kapazität C' wird bei der Messung praktisch nicht belastet.

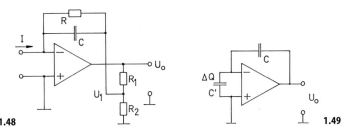

Abb. 1.48. Schaltung eines Elektrometer-Verstärkers für Eingangsströme im pA-Bereich

Abb. 1.49. Schaltung eines Ladungs-Verstärkers zur verlustlosen Messung der Ladung ΔQ eines Kondensators C'

Abb. 1.50. Schaltung **a** und Kennlinie **b** eines logarithmischen Verstärkers, dessen Ausgangsspannung U_0 über mehrere Dekaden vom Logarithmus der Ein-
gangsspannung U abhängt

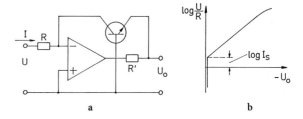

Abb. 1.51. Schema eines EKG-
Verstärkers **a** und eines Ver-
stärkers mit optoelektronischer
Isolation **b**

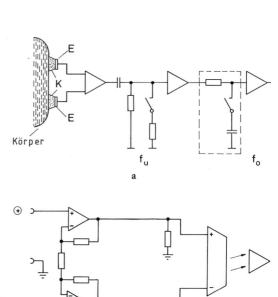

Für den *logarithmischen Verstärker* nach Abb. 1.50 a gelten die Beziehungen:

$$U_0 = -U_{BE'} \tag{1.28}$$

$$I = \frac{U}{R} = I_C = I_s \left(e^{e\,U_{BE}/kT} - 1\right) \tag{1.29}$$

und damit

$$\log \frac{U}{R} = \log I_s - 0{,}434\,\frac{e}{kT}\,U_0. \tag{1.29a}$$

Gleichung (1.29 a) ist in Abb. 1.50 b dargestellt. Der logarithmische Verlauf der
Kennlinie erstreckt sich über mehrere Dekaden.

Abb. 1.51c. Schema einer Impedanzwandler-Elektrode
(Elektrode E mit integriertem elektronischem Impedanzwandler). U_E Signalspannung, R_E Elektrodenwiderstand

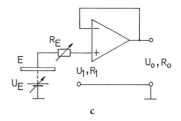

Die Abb. 1.51 a und b zeigt als Beispiele das Schema eines dreistufigen EKG-
Verstärkers mit Hoch- und Tiefpaßfilter (a) sowie eines Verstärkers mit optoelektronischer Isolation (b). Diese vermeidet Brummschleifen, verbessert die
Gleichtaktunterdrückung und ermöglicht einen sehr kleinen Patientenableitstrom.

Abbildung 1.51 c zeigt das Schema einer sogenannten *Impedanzwandler-Elektrode*. Das ist eine Elektrode mit eingebautem OP als Impedanzwandler.

Dabei ist $U_1 = U_0$ und $R_1 \gg R_0$; (FET-Eingang: R_1 bis $10^{12}\ \Omega$). Der Vorteil dieser
Anordnung besteht in der Verminderung des Einflusses von Bewegungsartefakten
(Schwankungen von R_E) sowie von Störsignalen.

Die Schwankung der Bewegungsartefaktspannung (bei $R_E \ll R_1$) beträgt

$$\Delta U_{AR} = \Delta U_I \approx \Delta R_E \left(I_B + \frac{U_E}{R_1} \right) + \Delta U_E. \tag{1.30}$$

Der Eingangsruhestrom I_B soll also möglichst klein und R_1 möglichst groß sein, um
Bewegungsartefakte klein zu halten.

Neben den intrakorporalen Störsignalen, die durch Differenzverstärker mit
hoher Gleichtaktunterdrückung eliminiert werden, spielen bei der Biosignal-
Ableitung auch *extrakorporale Störsignale* eine Rolle. *Störquellen* sind u.a.
Funksender, HF-Geräte für Bestrahlung und Erwärmung, Netzstörungen (50-Hz-
Brumm, Schaltvorgänge), Magnetfelder von Stromleitern sowie statische Ent-
ladungen (Kunststoffe, Bedienungspersonal). Die *Übertragung* erfolgt durch Lei-
tungen, induktive oder kapazitive Einkopplung sowie durch elektromagnetische
Einstrahlung (vgl. Abb. 1.52) *Störsenke* ist die störempfindliche Meßstelle am
Körper.

Als Maßnahmen gegen Störsignale eigenen sich: Abschirmung der Störquelle
oder Meßstelle einschließlich Verstärker; Abschirmen und Verdrillen der Leitungen; Verwendung eines Verstärkers mit hoher Gleichtaktunterdrückung (mindestens 80 dB) und hoher Eingangsimpedanz; Unterdrückung einer bestimmten Stör-
frequenz mit Hilfe eines Notch-Filters, dessen Dämpfungscharakteristik Abb. 1.53
zeigt und das vor (bei Übersteuerungsgefahr) oder hinter den Verstärker geschaltet
wird; richtige Wahl von Erdungsverbindungen (keine Erdschleifen), günstige
Anordnung von Geräten, günstige Gestaltung von Gerätegehäusen oder Digitalisie-
rung der Nutzsignale.

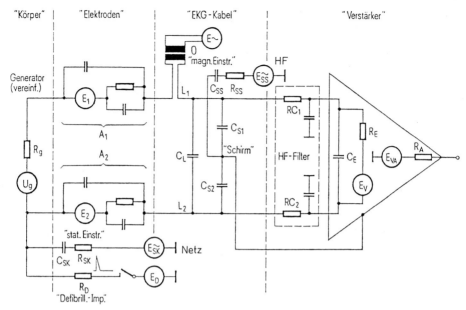

Abb. 1.52 Ersatzschaltbild des Eingangsstromkreises eines Biosignal-Operationsverstärkers mit Nutzsignalquelle (U_g) und Störsignalquellen (E_D, E_{SK}, E, E_{SS}). $E_{1,2}$ Elektrodenpotentiale

Abb. 1.53 Verlauf der Dämpfung D eines Notch-Filters in Abhängigkeit von der Frequenz f

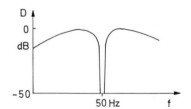

1.2
Indirekte elektrische Signalerzeugung

Biologische Vorgänge, die nicht mit elektrischer Signalerzeugung gekoppelt sind, lassen sich meßtechnisch erfassen, indem die betreffende zeitlich schwankende biologische Größe durch einen *Transducer* oder *Biosensor* (biologischen Meßwandler oder Meßfühler) in ein elektrisches Signal umgeformt wird. Ein Transducer ist allgemein definiert als das erste Glied einer Kette, die Information von einem lebenden System zu einem Meßsystem überträgt.

Die Forderungen an einen Transducer sind hohe Ansprechempfindlichkeit, gute Anpassung und Linearität im Meßbereich, geringe Rückwirkung auf das biologische Objekt sowie kleine Masse und kleine Dimensionen.

1.2.1
Aufbau und Eigenschaften verschiedener Transducer
(vgl. Tabelle 5)

1.2.1.1
Mechanoelektrische Transducer

a) Resistive Transducer

Prinzip: Mechanische Kräfte bewirken Formänderungen von Dehnungsmeßstreifen (DMS) oder Halbleiterwiderständen (HLW) in Wheatstone-Brückenschal-
tung mit Gleich- oder Wechselstrombetrieb (vgl. Abb. 1.54).

Tabelle 5. Die verschiedenen Transducertypen und ihre Anwendungen

Transducer-Typen	Prinzip	Anwendungen
Mechanoelektrische Transducer		
resistiv induktiv kapazitiv piezoelektrisch Hall-Effekt	durch Druck- oder ⎰ R Zugkräfte bewirkte ⎱ L Änderungen von: ⎰ C Änderung der Polarisation Änderung der Hall-Spannung durch bewegte Ladungsträger	Messung von Längenänderungen, Dehnungen und Druckschwankungen im Gewebe, in Körperflüssigkeiten und Organen; Messung von Geräuschen und Mikrovibrationen; Blutflußmessungen
Photoelektrische Transducer		
Photowiderstand Photodiode Photoelement Phototransistor Sekundärelektronen- Vervielfacher	Änderung des durch das Bauelement fließenden Stroms in Abhängigkeit von der Belichtung	Messung der Durchblutung, des Blutsauerstoffgehalts
Thermoelektrische Transducer		
NTC-Widerstand PTC-Widerstand (Thermistoren) Thermoelement	Änderung des ohmschen Widerstands in Abhängigkeit von der Temperatur Änderung der Leerlaufspannung und des Kurzschlußstroms in Abhängigkeit von der Temperatur	Messung des Atemstroms (Atemfrequenz, Atemtiefe) und der Körpertemperatur, Thermographie

Tabelle 5 (Fortsetzung)

Transducer-Typen	Prinzip	Anwendungen
Chemoelektrische Transducer		
chemische Halbleitersensoren oder Metall-Elektrolyt-Sensoren	Änderung der elektrischen Spannung am Gate eines FET oder an einer Metallelektrode, abhängig von der Konzentration einer chemischen Substanz	Messung einzelner chemischer Komponenten in Blut, Körpergewebe und Atemluft oder auf der Haut

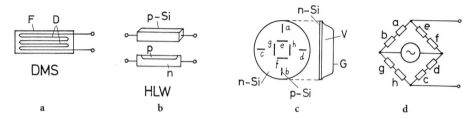

a   b   c   d

Abb. 1.54 a–d. Aufbau verschiedener resistiver Transducer. **a** Dehnungsmeßstreifen (DMS); *D* Widerstandsdraht, *F* Kunststoffolie; **b** Halbleiterwiderstand (HLW); **c** Halbleiter-Druckmeßfühler (n-Si-Membran mit eindiffundierten ohmschen Widerständen); *G* Gehäuse, *V* evakuierter Raum; **d** Brückenschaltung des Druckmeßfühlers nach Teilbild **c**

Aus

$$R = \varrho \, \frac{l}{A} \qquad\qquad (1.31)$$

folgt

$$\frac{\Delta R}{R} = \underbrace{\frac{\Delta l}{l} - \frac{\Delta A}{A}}_{\substack{\text{Formände-}\\\text{rungseffekt}}} + \underbrace{\frac{\Delta \varrho}{\varrho}}_{\substack{\text{Piezo-}\\\text{resi-}\\\text{stiver}\\\text{Effekt}}} . \qquad\qquad (1.32)$$

Wegen

$$\frac{\Delta A}{A} = -c \, \frac{\Delta l}{l} \qquad\qquad (1.33)$$

wird

$$\frac{\Delta R}{R} = (1 + c) \, \frac{\Delta l}{l} + \frac{\Delta \varrho}{\varrho} . \qquad\qquad (1.34)$$

Der *Übertragungsfaktor* beträgt damit

$$K = \frac{\Delta R/R}{\Delta l/l} = 1 + c + \frac{\Delta \varrho/\varrho}{\Delta l/l} . \tag{1.35}$$

Es ist $K_{HL} = (50 \ldots 70) \cdot K_{Met}$; z. B. betragen die K-Werte für Konstantan: 2,1; Manganin: 0,3 bis 0,5; Ni: –12 bis –20; p-Si: 100 bis 170 und n-Si: –100 bis –140

Resistive Transducer haben eine Linearität im Bereich von 1 bis 10% der maximal zulässigen Dehnung und eine Frequenzlinearität bis 10 Hz. In Abb. 1.55 ist der Aufbau verschiedener Transducer mit Dehnungsmeßstreifen (DMS) dargestellt. Abbildung 1.56 zeigt eine Brückenschaltung, deren Widerstände R_0 sich um $+\Delta R$ bzw. $-\Delta R$ ändern. Dadurch entsteht am Brückenausgang eine Signalspannung ΔU:

$$\Delta U = \frac{(\Delta R/R_0)\, U_0}{1 + \dfrac{R_0}{R_i}\left[1 + \left(\dfrac{\Delta R}{R_0}\right)^2\right]} ; \tag{1.36}$$

mit $R_i \gg R_0$ wird

$$\Delta U = \frac{\Delta R}{R_0}\, U_0 . \tag{1.37}$$

Abb. 1.55. Aufbau verschiedener Transducer mit Dehnungsmeßstreifen (DMS). **a** einfach; **b** symmetrisch; **c** vollständige Meßbrücke

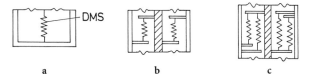

a   b   c

Abb. 1.56. Brückenschaltung mit vier resistiven Transducern des Widerstands R_0. ($\uparrow$ Änderung um $+\Delta R$, $\downarrow$ Änderung um $-\Delta R$)

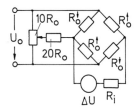

b) Induktive Transducer

Prinzip: Die mechanischen Kräfte bewirken das Verschieben eines kleinen Eisen- oder Ferritkerns in einer Spule oder einem Übertrager, die Teil einer Meßbrücke oder eines HF-Oszillators sind. Die resultierende Änderung der Induktivität $L = f w^2 \mu$ ($f =$ geometrischer Formfaktor) verstimmt die Brücke bzw. den Oszillator (vgl. Abb. 1.57).

Die Daten derartiger Transducer sind: $\tilde{U}_a = 0,5 \ldots 2$ mV für $x = 0,01$ mm bei $\tilde{U}_e = 1$ V; $x \leqslant 100$ mm, Linearität $\pm 0,25\%$; $f = 50$ Hz $\ldots 20$ kHz. Abbildung 1.58 zeigt den mechanischen Aufbau induktiver Transducer.

Abb. 1.57 a, b. Schaltung und Kennlinie einer Differentialspule **a** und eines Differentialübertragers **b**. $\tilde{U}_e$ Eingangs-Wechselspannung, $\tilde{U}_a$ Ausgangs-Wechselspannung, x Verschiebung des Ferritkerns (K) von der Mittellage

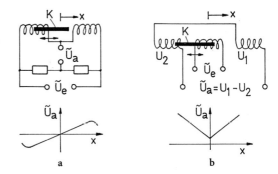

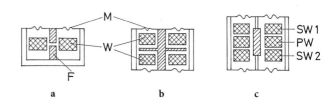

Abb. 1.58 a–c. Aufbau von induktiven Transducern. **a** und **b** Differentialspule; **c** Differentialübertrager. *PW* Primärwicklung, *SW1, 2* Sekundärwicklungen, *M* Membran, *W* Wicklung, *F* Eisenkern

c) Kapazitive Transducer

Prinzip: Die mechanischen Kräfte ändern den Plattenabstand (x) eines Kondensators (C_x), der Teil einer Meßbrücke oder eines Oszillators ist (vgl. Abb. 1.59). Für die Kapazität C_x gilt.

$$C_x = \varepsilon_0 \varepsilon_r \frac{A}{x}, \tag{1.38}$$

$$\frac{dC_x}{dx} = -\varepsilon_0 \varepsilon_r \frac{A}{x^2} = -\frac{C_x}{x}. \tag{1.39}$$

In der Meßschaltung nach Abb. 1.60 ist

$$\frac{U_0(j\omega)}{U(j\omega)} = -\frac{1/(j\omega C_x)}{1/(j\omega C)} = -\frac{C}{C_x} \tag{1.40}$$

oder

$$U_0(j\omega) = -\frac{CxU(j\omega)}{\varepsilon_0 \varepsilon_r A} = Kx. \tag{1.41}$$

Die Ausgangsspannung U_0 ist demnach dem Abstand x proportional. Abbildung 1.61 zeigt den Aufbau verschiedener kapazitiver Transducer.

Beträgt in der Brückenschaltung von Abb. 1.61 c

$$C_1 = \frac{\varepsilon_0 \varepsilon_r A}{d + x} \quad \text{und} \quad C_2 = \frac{\varepsilon_0 \varepsilon_r A}{d - x}, \tag{1.42}$$

Abb. 1.59. Prinzip eines kapazitiven Transducers. *H* Haut, *M* Metall, *I* Isolator

Abb. 1.60. Meßschaltung (Ladungs-Verstärker) für einen kapazitiven Transducer (Kapazität C_x). *DEM* Demodulator, *TP* Tiefpaßfilter

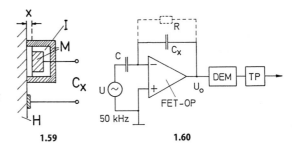

1.59　　　　　　　　　　1.60

Abb. 1.61. a, b Aufbau verschiedener kapazitiver Transducer; **c** Brückenschaltung für den Transducer nach Teilbild **b**; *U* Eingangs-Wechselspannung, U_0 Ausgangsspannung

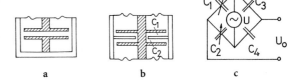

a　　　　　　b　　　　　　c

so wird

$$\frac{x}{d} = \frac{C_2 - C_1}{C_2 + C_1} ; \tag{1.43}$$

mit $C_3 = C_4$ erhält man deshalb

$$U_0 = \frac{U}{2} \frac{C_2 - C_1}{C_2 + C_1} = \frac{U}{2d} x. \tag{1.44}$$

d) Piezoelektrische Transducer

Prinzip: Die mechanischen Kräfte (ΔF) ändern die Orientierung der Dipolmoleküle in einem piezoelektrischen Kristall. Dadurch entstehen Oberflächenladungen (Δq) unterschiedlicher Polarität auf beiden Seiten des Kristalls (vgl. Abb. 1.62). Es ist

$$\Delta q = k\Delta F ; \tag{1.45}$$

(Δq induzierte Oberflächenladung; ΔF äußere Kraft; k piezoelektrische Konstante; vgl. Tabelle 6). Damit wird

$$\Delta U = \frac{\Delta q}{\Delta C} = \frac{k\Delta F}{\varepsilon_0 \varepsilon_r A} x = Kx. \tag{1.46}$$

Für die Messung von ΔU eignet sich ein Ladungs-Verstärker nach Abb. 1.49 bzw. 1.60.

In Abb. 1.63 sind verschiedene Formen von Piezokristallen sowie das elektrische Ersatzschaltbild eines piezoelektrischen Transducers und des angeschlossenen Verstärkereingangs dargestellt. Die Abb. 1.64 zeigt die Frequenz-Übertragungscharakteristik und den Arbeitsbereich eines solchen Transducers und Abb. 1.65 dessen Anwendung in einem Beschleunigungsaufnehmer.

Abb. 1.62. Prinzip eines piezoelektrischen Transducers.
ΔF mechanische Kraft, Δq erzeugte Oberflächenladung,
ΔU Ausgangsspannung, K Kristall, D Dipole

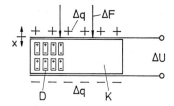

Tabelle. 6. Werte von k, ε_r und ϱ für verschiedene piezoelektrische Kristalle

	k pC/N	ε_r	ϱ Ωm
Quarz	2,3	4,5	10^{12}
BaTiO$_3$	140	1200	10^{11}
Pb(Ti, Zr)O$_3$	105	1600	$3 \cdot 10^{10}$
Pb(NbÓ$_3$)$_2$	200	1500	10^{11}

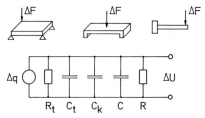

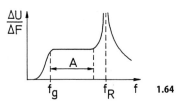

1.63

1.64

Abb. 1.63. Bauformen verschiedener kapazitiver Transducer und Ersatzschaltbild von Transducer und angeschlossenem Verstärker. R_t, C_t Widerstand und Kapazität des Transducers, C_k Kabelkapazität; R, C Widerstand und Kapazität des Verstärkereingangs, ΔF mechanische Kraft

Abb. 1.64. Frequenz-Übertragungscharakteristik piezoelektrischer Transducer.
f Frequenz, A Arbeitsbereich

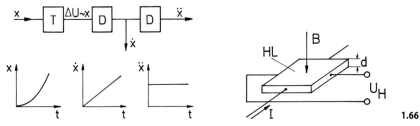

1.65

1.66

Abb. 1.65. Schema für die Anwendung eines piezoelektrischen Transducers (T) in einem Beschleunigungsaufnehmer. D Differenzierer, x Weg, t Zeit

Abb. 1.66. Prinzip eines Hall-Effekt-Transducers. HL Halbleiterplättchen, B magnetische Induktion, I Strom, U_H Hall-Spannung

e) Hall-Effekt-Transducer

Prinzip: Ein stromdurchflossenes Halbleiterplättchen (HL) erzeugt in einem Magnetfeld der Induktion B wegen der Ablenkung der Ladungsträger eine Querspannung U_H (Hall-Spannung; vgl. Abb. 1.66). Durch Verschieben oder Verdrehen des Plättchens in einem inhomogenen Magnetfeld ändert sich die Hall-Spannung. Sie beträgt

$$U_H = R_H \frac{BI}{d} \; ; \tag{1.47}$$

(R_H Hall-Konstante).

1.2.1.2
Photoelektrische Transducer

Sie dienen zur Messung der Lichtabsorption und -reflexion von Körpergewebe bzw. biologischen Substanzen. Ihre wesentlichen Eigenschaften sind in Tabelle 7 zusammengefaßt.

Tabelle 7. Kennlinien und Eigenschaften photoelektrischer Transducer

	Photo-widerstand	HL-/HV-Photo-diode	Photo-element	Photo-transistor	Photo-Sekundär-elektronenver-vielfacher (SEV)
Kenn-linie					
Schalt-symbol					
Empfind-lichkeit $\mu A/lm$	10^7	$10^4/40$	10^4	$5 \cdot 10^5$	10^7
Fläche A/cm^2	1	0,01/1	1	0,1	100
f_{max}/Hz	10^3	$10^5/10^9$	10^5	10^5	10^9

1.2.1.3
Thermoelektrische Transducer

a) NTC- und PTC-Widerstände (Thermistoren)

NTC-Widerstände (Heißleiter) sind gesinterte scheiben-, stab- oder pillenförmige Bauelemente aus Oxidgemischen ($Fe_3O_4/Zn_2TiO_4/MgCr_2O_4$ oder Fe_2O_3/TiO_2 oder

NiO bzw. CoO mit Li_2O-Zusatz). Ihr Temperaturkoeffizient beträgt bei 25 °C: $-2,5$ bis $-4,5\,\%\,°C$.

PTC-Widerstände (Kaltleiter) sind gesinterte Bauelemente aus halbleitender Keramik (z.B. $BaTiO_3$ oder $BaTiO_3/SrTiO_3$). Ihr Temperaturkoeffizient liegt zwischen $+7$ und $70\,\%/°C$.

Abbildung 1.67 zeigt den prinzipiellen Kennlinienverlauf für einen NTC- und einen PTC-Widerstand in Abhängigkeit von der Temperatur T. Die Kennlinie des *NTC-Widerstands* folgt der Beziehung

$$R_T = AT^k e^{B/T} \approx A \cdot e^{B/T}, \tag{1.48}$$

wobei $k \approx 0$ und $B = 2000 \ldots 6000\,K$. Für den Kaltwiderstand bei 25 °C ($T_0 = 298\,K$) gilt

$$R_{25} = A \exp(B/T_0). \tag{1.49}$$

Daraus folgt

$$R_T = R_{25} \exp[B(1/T - 1/T_0)]; \tag{1.50}$$

($R_{25} = 2\,\Omega \ldots 1\,M\Omega$).

Der Temperaturkoeffizient beträgt

$$\alpha_R = \frac{1}{R_T}\,\frac{dR_T}{dT} = -\frac{B}{T^2}. \tag{1.51}$$

Abbildung 1.68 zeigt die Strom-Spannungs-Kennlinie eines NTC-Widerstands. Im Kennlinienteil a ist $U \sim I$ und daher $R_T = const$; es findet keine Eigenerwärmung des Widerstands statt. Im Kennlinienteil c nimmt R_T wegen der Eigenerwärmung ab; in diesem Bereich ist $T > \vartheta_u$ (Umgebungstemperatur). Die zu- bzw. abgeführte Wärmeleistung beträgt

$$P = G_{th}(T - \vartheta_u). \tag{1.52}$$

Die Größe G_{th} heißt Wärmeleitwert und beträgt 0,1 bis 10 mW/°C. Die Abkühlung eines NTC-Widerstands erfolgt proportional zu $\exp(-t/\tau_{th})$. $\tau_{th} = S/G_{th} =$ thermische Abkühlzeitkonstante $= 1 \ldots 80\,s$ ($S =$ Wärmekapazität des Thermistors in Ws/°C). Der Betriebstemperaturbereich ist $-25 \leqslant \vartheta_u \leqslant 160\,°C$.

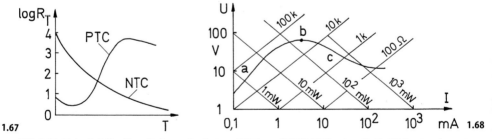

Abb. 1.67. Prinzipieller Kennlinienverlauf eines NTC- und PTC-Widerstands. R_T Widerstandswert bei der Temperatur T; NTC, PTC negative bzw. positive temperature coefficient

Abb. 1.68. Verlauf der Strom-Spannungs-Kennlinie eines NTC-Widerstands (Erklärung s. Text)

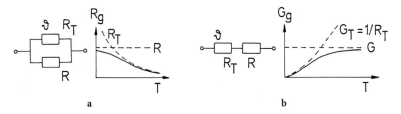

Abb. 1.69. Linearisierung der Kennlinie eines NTC-Widerstands R_T **a** durch Parallelschalten und **b** durch Serieschalten eines ohmschen Widerstands R. R_g Gesamtwiderstand, G_g Gesamtleitwert

Abbildung 1.69 zeigt die beiden Möglichkeiten der Linearisierung der Kennlinie eines NTC-Widerstands durch Parallel- bzw. Serieschalten eines ohmschen Widerstands.

Für einen *PTC-Widerstand* gilt im Temperaturbereich $T_1 < T < T_2$ ($T_{1,2}$ Grenztemperaturen für positiven Temperaturkoeffizienten):

$$R_T = A + Ge^{HT} \tag{1.53}$$

(A, G, H Konstanten). Als Ansprechtemperatur T_a wird diejenige Temperatur definiert, bei der $R_T = 2 R_{T\,min}$ ist ($R_{T\,min}$ = Minimum der PTC-Charakteristik). Die typischen Daten eines PTC-Widerstands sind: $R_{25} = 20 \ldots 250 \, \Omega$, $T_a = 6 \ldots 150\,°C$, $\tau_{th} = 8 \ldots 200$ s, maximale Betriebsspannung $U_{max} = 15 \ldots 300$ V.

b) Thermoelemente

Ein Thermoelement ist ein Stromkreis aus zwei verschiedenen Metalldrähten, einem Thermopaar (z. B. Cu/Konstantan, Fe/Konstantan, NiCr/Ni; vgl. Abb. 1.70). Bei einer Temperaturdifferenz ($T_2 - T_1$) zwischen den Kontakten beträgt die Thermospannung für kleines $T_2 - T_1$

$$U_T = \alpha_T (T_2 - T_1). \tag{1.54}$$

α_T Seebeck-Koeffizient (Thermokraft) = $6 \ldots 100 \, \mu V/°C$ für Metalle; der Temperaturmeßfehler ist $< 1\%$.

Abbildung 1.71 zeigt den Aufbau eines Thermoelements mit offenem bzw. isoliertem Kontakt.

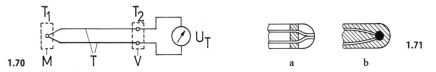

Abb. 1.70 Messung einer Temperatur T_1 mit Hilfe eines Thermoelements. U_T Thermospannung, T Thermopaar, M Meßstelle, V Vergleichsstelle

Abb. 1.71 Aufbau eines Thermoelements mit offenem **a** bzw. isoliertem Kontakt **b**

Zur Erhöhung der Empfindlichkeit können mehrere Thermoelemente in Serie geschaltet werden (Thermosäule). Die Ansprechzeitkonstante von Thermoelementen beträgt ≈ 1 ms.

1.2.1.4
Chemoelektrische Transducer

Chemoelektrische Transducer dienen zum quantitativen Nachweis von chemischen Komponenten in Elektrolyten. Sie bestehen im allgemeinen aus einer in den Elektrolyten eintauchenden Metallelektrode. Diese ist mit einer Membran umgeben, die nur für Ionen oder Moleküle einer bestimmten Sorte (selektiv) durchlässig ist. Die an der Elektrode ankommenden Teilchen verändern die elektrochemische Potentialdifferenz zwischen der Meß- und einer Bezugselektrode. Die zugehörige Spannungsänderung zwischen den Elektroden ergibt das Meßsignal.

a) Transducerarten

Chemoelektrische Transducer werden im klinisch-chemischen Labor für die Bestimmung der Kationen H^+, K^+, Na^+, Ca^{2+}, Mg^{2+} und NH_4^+ sowie der Anionen F^-, I^-, Br^-, Cl^- und HCO_3^- von Körperflüssigkeiten (Blut, Gewebeflüssigkeit, Urin) eingesetzt. Man unterscheidet sechs verschiedene ionenselektive Elektroden. Hinzu kommt die Gruppe der Halbleiter-Sensoren.

Glasmembran-Elektroden: Durch die Poren einer Glasmembrankugel können selektiv H^+-Ionen in Form von H_3O^+ hindurchtreten (Cremer, 1905). Durch Dotieren mit Al_2O_3 wird die Glasmembran auch für Na und andere Kationen selektiv durchlässig (Abb. 1.72 a).

Festkörper-Elektroden: Die Elektrode besteht aus synthetischem Material, das mit einer Membran bedeckt ist. Diese ist z.B. für Na oder Fluorid durchlässig.

Flüssigmembran-Elektroden: Die Elektrode besteht aus einem mit Flüssigkeit gefüllten, kleinen Kunststoffbehälter. Die Flüssigkeit ist durch eine Membran von der Meßlösung getrennt (Abb. 1.72 b).

Carrier-Elektroden: Die Membran dieser Elektroden besteht z.B. aus PVC, einem Weichmacher und einem Zusatz, der die Poren im PVC mit seinen Molekülen bedeckt. Diese wirken als Carrier (Transportmoleküle) für Ionen, die längs der Porenwände durch die Membran wandern (Abb. 1.72 c, d).

Gasselektive Elektroden: In Kunststoff eingebettete Metallelektroden, mit denen z.B. der O_2- und CO_2-Gehalt im Blut gemessen werden kann. Solche Elektroden eigenen sich auch zum Nachweis von NH_4^+-, HCO_3^- oder CO_3^--Ionen, die sich an der Elektrode in NH_3 bzw. CO_2 umwandeln.

Enzym-Elektroden: Ein an einer Membran haftendes Enzym verursacht eine (reversible) chemische Umwandlung der zu detektierenden Substanz. Dabei werden Ionen erzeugt, die an der Elektrode eine Potentialänderung ergeben.

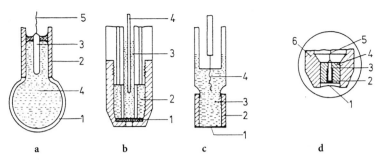

Abb. 1.72 a–d. Bauformen ionenselektiver Elektroden. **a** Glaselektrode: *1* ionenselektive Glasmembran, *2* unspezifischer Glasschaft, *3* Ag/AgCl-Ableitelektrode, *4* Ableitelektrolyt (flüssig), *5* Kabel. **b** Flüssigmembran-Elektrode: *1* poröse Membran, *2* Ionenaustauscher-Reservoir; *3* Ableitelektrolyt (flüssig), *4* Ag/AgCl-Ableitelektrode. **c** *PVC-Membran-Elektrode: 1* PVC-Ionenaustauscher-Membran, *2* PVC-Rohr, *3* Ableitelektrolyt (flüssig), *4* Ag/AgCl-Ableitelektrode. **d** *Disk-Elektrode: 1* Carrier-Kunststoff-Membran, *2* Ag/AgCl-Festkontakt, *3* Pt-Draht, *4* Acrylglasmantel, *5* PTFE-isolierte versilberte Cu-Litze, *6* Elektrodenkörper (PTFE)

Halbleiter-Sensoren: Diese Sensoren bestehen aus einem Feldeffekttransistor (FET), bei dem das Gate-Metall durch eine ionenselektive Membran ersetzt ist.

b) Wirkungsweise

Zur Messung einer Ionenkonzentration (Potentiometrie) wird die Meßelektrode in die zu untersuchende Lösung und eine zweite Referenzelektrode in eine definierte Referenzlösung getaucht. Zwischen den Elektroden entsteht als Differenz der Elektrodenpotentiale U_s (Sensor) und U_R (Referenz) eine Spannung U, die vom Logarithmus der Ionenaktivität in der Meßlösung abhängt:

$$U = U_s - U_R. \tag{1.55}$$

Als Referenzelektrode wird entweder eine Kalomel-(gesättigte KCl-)Lösung oder eine (bessere, weil weniger störanfällige) Ag/AgCl-Elektrode verwendet.

Für U_s gilt entsprechend der Nernst-Beziehung:

$$U_s = U_0 + \frac{RT}{zF_e} \ln (a_i + k a_j). \tag{1.56}$$

U_0 Normpotential ($a_i = 1$, $a_j = 0$), a_i zu messende Ionenaktivität, a_j interferierende Aktivität anderer Ionen, k Selektivitätskoeffizient. (Wegen der elektrostatischen Wechselwirkungen der Ladungsträger wird anstelle der tatsächlichen Trägerkonzentration eine normierte hypothetische Konzentration, eben die Ionenaktivität, verwendet). Die Abb. 1.73 zeigt die prinzipielle Meßanordnung mit einer ionenselektiven Elektrode.

c) Spezielle Meßanordnungen

pH-Messung (vgl. Abb. 1.74):

Bei ihr ist das Meßsignal $\Delta U \sim$ pH-Wert des zu untersuchenden Elektrolyten. Bei 30 °C ist zum Beispiel $\Delta U = 60$ mV/pH-Einheit. Diese Spannung kann mit einem

Abb. 1.73. Meßanordnung mit einer ionen-
sensitiven Elektrode (links) und Referenzelektrode (rechts). *1* Ag/AgCl-Elektrode, *2* Lösung,
3 Elektrodenhülle, *4* ionensensitive Membran,
5 Kalomel-Elektrode, *6* Referenzelektrolyt,
7 Elektrodenhülle, *8* Flüssigkeitsverbindung

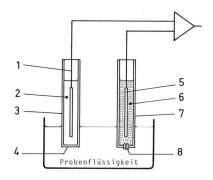

Abb. 1.74 a, b. Aufbau einer
konventionellen pH-Elek-
trode **a** und der Ross-Elek-
trode **b**. *1* Referenz-Halb-
zellen, *2* pH-Halbzellen,
3 Silberdraht, *4* Silber-
chlorid, *5* KCl-Lösung,
6 pH-Pufferlösung,
7 poröse Keramikfritte,
8 pH-sensitive Glasmem-
bran, *9* Platindraht,
10 Redoxzelle, *11* Kermik-
fritte, *12* Meßprobe

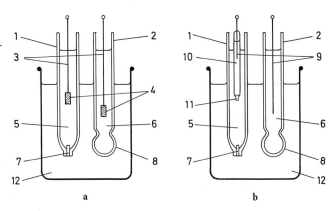

FET-Operationsverstärker gemessen werden, denn der Innenwiderstand der Meßanordnung beträgt etwa $R_i \approx 10^8\ \Omega$. Der Meßbereich erstreckt sich von pH = 0 bis 14
und der Meßfehler beträgt ± 0,02 pH. Der pH-Wert des Bluts liegt z. B. zwischen 7,36
und 7,44. Dies entspricht einer Spannungsschwankung von etwa 5 mV.

p-CO₂-Messung (vgl. Abb. 1.75):

Die Meßanordnung ist hier die gleiche wie in Abb. 1.74a. Jedoch ist die pH-Glas-
membran mit einer selektiven CO_2-durchlässigen Membran umgeben. Zwischen
dieser und der darunter liegenden pH-Elektrode befindet sich eine Elektrolyt-
schicht mit einem pH-Wert, der durch das eindringende CO_2 verändert wird. Dabei
ist der Logarithmus des CO_2-Partialdrucks pCO_2 dem pH-Wert proportional (log
$pCO_2 \sim$ pH).

pO₂-Messung (vgl. Abb. 1.76):

Die pO₂-Elektrode besteht aus Platin und ist mit einer O_2-durchlässigen Kunststoffmembran umgeben (Abb. 1.76 a). Die O_2-Moleküle nehmen am Platin Elektronen auf. Dies ergibt einen Meßstrom I, der im Plateaubereich der I-U-Kennlinie
dem O_2-Partialdruck (pO_2) proportional ist (Abb. 1.76 b). Das Plateau entsteht
durch die begrenzte O_2-Diffusionsrate in der Membran. Der Meßstrom I liegt im
Bereich 0,01 bis 1 μA. Die Ansprechzeit der Anordnung kann bis ≈ 1 s betragen.

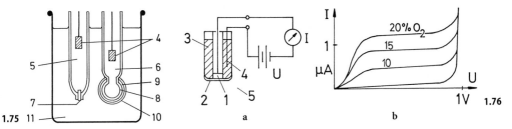

1.75   1.76

Abb. 1.75. Aufbau einer pCO_2-Elektrode. *5* bis *8* pH-Elektrode wie in Abb. 1,74a, *9* Elektrolyt mit bestimmtem pH-Wert (z.B. $NaHCO_3/NaCl$-Lösung), *10* CO_2-durchlässige Membran (z.B. Teflon mit Zellophan- oder Glaswolleschicht, Polyäthylen oder Gummi), *11* CO_2-haltige Flüssigkeit

Abb. 1.76. a Anordnung zur pO_2-Messung mit Hilfe der Clark-Elektrode. *1* Platinelektrode, *2* O_2-durchlässige Kunststoffmembran, *3* gesättigte KCl-Lösung, *4* Ag/AgCl-Referenzelektrode, *5* O_2-haltige Lösung. **b** Strom-Spannungs-Kennlinie der Clark-Elektrode

Abbildung 1.77 zeigt den Aufbau einer pO_2-Hautelektrode. Der Sauerstoff diffundiert hier (bei erhöhter Temperatur verstärkt) durch die Haut und nimmt an der Kathode (3) Elektronen auf. Dies ergibt den Meßstrom I. Der Vorgang verläuft nach der Gleichung

$$O_2 + 2H_2O + 2e^- \leftrightarrows 4OH^-. \tag{1.57}$$

Die Empfindlichkeit der pO_2-Elektrode beträgt 20 pA/mbar O_2.

Meßanordnung mit einem Halbleitersensor:

In Abbildung 1.78 sind Aufbau und Schaltung eines ionenselektiven FET (ISFET) dargestellt. Das Auftreffen von Ionen oder Molekülen auf den Gate-Isolator (2) nach der Diffusion durch die Membran (1) führt zu einer Veränderung der wirksamen Gate-Spannung und zu einer entsprechenden Änderung des Drainstroms I_D (vgl. Abb. 1.79).

Eine Membran aus SiO_2/Si_3N_4 ist z.B. für H^+- und Na^+-Ionen durchlässig, eine Si_3N_4/PVC-Schicht für Ca^{++}- und K^+-Ionen, eine Si_3N_4-Membran für H^+-Ionen und eine SiO_2/Pd-Schicht für H_2-Moleküle. Die Abmessungen des aktiven Teils betragen

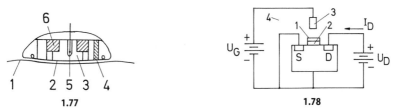

1.77   1.78

Abb. 1.77. Aufbau einer pO_2-Hautelektrode. *1* Haut, *2* Membran (O_2-durchlässig, hydrophob), *3* Kathode (Gold), *4* Anode (Ag/AgCl), *5* Thermistor, *6* Heizelement (etwa 42 °C). Spannung zwischen *3* und *4* etwa 1 V

Abb. 1.78. Aufbau und Schaltung eines ionenselektiven Feldeffekttransistors (ISFET). *1* ionenselektive Kunststoffmembran; *2* Gate-Isolator; *3* Referenzelektrode; *4* ionenhaltige Lösung, *S* Source, *D* Drain

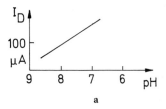
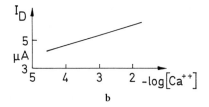

a   b

Abb. 1.79. Übertragungskennlinie zweier ionenselektiver Feldeffekttransistoren: I_D Drainstrom, pH pH-Wert, $[Ca^{++}]$ = Kalziumionenkonzentration. **a** SiO_2/Si_3N_4-Gate-FET; **b** PVC (Ca^{++})-ISFET

z. B. bei einem n-Kanal-MOSFET-Sensor: Kanallänge 20 μm, Kanalbreite 400 μm, Membrandicke 100 bis 300 μm. Die Ansprechzeit beträgt ≈ 1 s.

1.2.2
Ableitung von Biosignalen mittels Transducern

1.2.2.1
Lungenfunktionsdiagnostik

Die Lunge ist ein elastischer Luftbehälter mit etwa 70 m² Austauschfläche für O_2 und CO_2. Die Atemmuskeln (Zwerchfell und Intercostalmuskulatur an den Rippen) vergrößern das Lungenvolumen (LV) bei *Inspiration*, die Elastizitätskräfte der Lunge verkleinern LV bei *Exspiration*. Der O_2-Bedarf beträgt 4 cm³ O_2 je min und kg Körpergewicht in Ruhe und 80 cm³ O_2/min kg bei Schwerarbeit. Die Atemfrequenz liegt zwischen 3 und 30 min⁻¹; normal zwischen 10 und 20 min⁻¹.

Nach Abb. 1.80 unterscheidet man folgende *Atemvolumina*:

Das *Atemzugvolumen* ist das Volumen, das bei normaler Atmung gewechselt wird; das *ex- und inspiratorische Reservevolumen* ist das Volumen, das am Ende einer normalen Aus- bzw. Einatmung noch zusätzlich geatmet werden kann; das *Residualvolumen* ist das Gasvolumen in der Lunge nach maximaler Exspiration.

Abb. 1.80. Die verschiedenen Lungenvolumina und -kapazitäten [1]

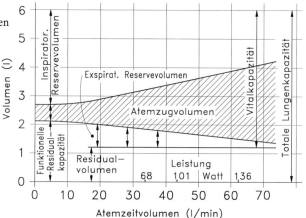

Dynamische Lungenvolumina sind die exspiratorische Sekundenkapazität (80 % der Vitalkapazität) und die maximale Atmungskapazität.

Bei den Atemstörungen unterscheidet man zwischen restriktiven (durch Atemmuskelschäden) und obstruktiven Atemstörungen (pathologischen Verengungen der Atemwege).

a) Aufzeichnung der Atemkurve, Bestimmung der Atemfrequenz (Respirographie, Pneumotachographie)

Für die Aufzeichnung der Atemkurve gibt es folgende Möglichkeiten:

1) Registrierung der mechanischen Atembewegungen des Brustkorbs (Thorax) mit einem Dehnungsmeßstreifen auf einem Gummigürtel.
2) Registrierung der Temperaturschwankungen der Ein- und Ausatemluft mit einem vor Mund oder Nase angeordneten Thermistor.
3) Messung des Luftstroms mit einem Meßfühler in einer Atemmaske (vgl. Abb. 1.81).
4) Impedanz-Pneumographie: Registrierung der Impedanzänderungen des Thorax beim Ein- und Ausatmen mittels Brustwandelelektroden (vgl. Abb. 1.82). Die Impedanz Z ist eine Funktion des Lungenvolumens.
5) Erfassung der atemsynchronen Amplitudenmodulation der R-Zacke des EKG (vgl. Abb. 1.83).
6) Ermittlung der Atmungsfrequenz aus den respiratorischen Blutdruckschwankungen (vgl. Abb. 1.84). Der arterielle Mitteldruck sinkt zu Beginn der Inspiration auf ein Minimum und erreicht bei Beginn der Exspiration ein Maximum. Aus dem zeitlichen Druckverlauf $p(t)$ läßt sich daher die Atemkurve ermitteln.
7) Elektromyographische Registrierung der mit der Atmung synchronisierten elektrischen Aktivität der Atemmuskulatur.

b) Bestimmung von Atem- und Lungenvolumina

He-Einwaschverfahren

Das Verfahren dient zur Bestimmung des Residualvolumens (vgl. Abb. 1.85). Der Proband atmet zunächst normale Raumluft. Nach maximalem Ausatmen wird er

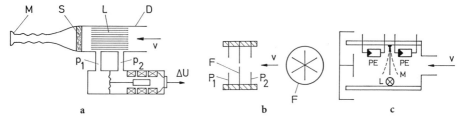

Abb. 1.81 a – c. Verschiedene Meßfühler zur Atemstrommessung. **a** Laminarstromrezeptor (Fleischsche Düse, 1924). Ausgangssignal $\Delta U \sim \Delta p = p_1 - p_2 \sim v$ (v Luftströmungsgeschwindigkeit). *M* Mundstück, *S* Sieb, *L* Lamellen, *D* Düse; **b** kapazitiver Meßfühler, $P_{1,2}$ Kondensatorplatten, *F* geschlitzte Folie, deren Segmente sich im Atemstrom durchbiegen und dadurch die Kapazität verändern; **c** photoelektrischer Meßfühler, *PE* Photoelemente, *L* Lampe, *M* Membran, die im Atemstrom ausgelenkt wird. Dadurch ändert sich der Lichtstrom zu den Photoelementen

Abb. 1.82. Anordnung zur Impedanzpneumographie.
Z Thorax-Impedanz, *G* 100-kHz-Generator, *V* Verstärker, *D* Demodulator, *S* Schreiber

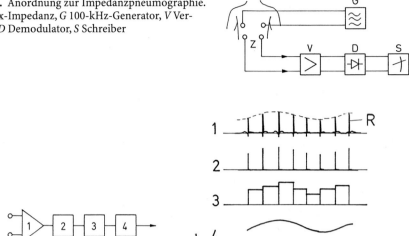

Abb. 1.83 a, b. Erfassung der atemsynchronen Amplitudenmodulation der *R*-Zacken des EKG. **a** Blockdiagramm der Analysatorschaltung. *1* EKG-Verstärker, *2* Filter (8 bis 12 Hz), *3* Rechteck-Impulsformer, *4* Tiefpaßfilter ($f_0 = 0,5 ... 1$ Hz); **b** Impulsdiagramm. *1* originales EKG, *2* gefiltertes EKG, *3* aus dem gefilterten EKG gewonnene Rechteckimpulse. *4* Signal (Atemkurve) nach der Demodulation von Signal *3* durch ein Tiefpaßfilter. *R* R-Zacke

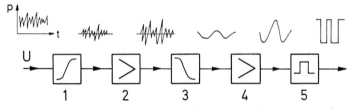

Abb. 1.84. Blockdiagramm zur Ermittlung der Atemfrequenz aus den respiratorischen Blutdruckschwankungen. Aus dem Druckverlauf $p(t)$ wird über Filter, Verstärker und einen Impulsformer ein Ausgangssignal gewonnen, das die Atemfrequenz angibt. *1* Hochpaß ($f_u = 0,03$ Hz) und Impedanzwandler, *2, 4* Verstärker, *3* Tiefpaß ($f_0 = 1,2$ Hz), *5* Impulsformer

über einen Dreiwegehahn mit einem Atembeutel verbunden, der vorher aus einer Portionsdose mit einem $He\text{-}O_2$-Gemisch gefüllt wurde. Während der Rückatmung mißt ein Sensor die Dichte des Gasgemisches im Atembeutel. Wenn sich diese nicht mehr ändert, ist der He-Einwaschvorgang beendet. Das Produkt aus Testgasvolumen und dem Verhältnis der Dichteänderung ergibt das zum Zeitpunkt der Umschaltung in der Lunge vorhandene Residualvolumen.

N_2-Auswaschverfahren

Durch Einatmung von 100% O_2 wird der Stickstoff aus der Lunge ausgewaschen. Aus dem Konzentrationsabfall (vgl. Abb. 1.86) können das thorakale Gasvolumen (d.h. die Funktionelle Residualkapazität) und der Grad der Obstruktion der Atemwege ermittelt werden.

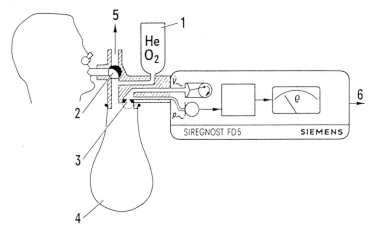

Abb. 1.85. Schema eines Geräts zur Messung des Residualvolumens. *1* Portionsdose für das Testgas, *2* Dreiwegehahn, *3* Dichtesensor, *4* Atembeutel, *5* Anschluß für ein Spirometer, *6* Schreiberanschluß

Abb. 1.86. Abnahme des Stickstoffgehalts der Alveolarluft in Abhängigkeit vom geatmeten Luftvolumen bei einer normalen Lunge (*1*) und bei starker Obstruktion der Atemwege (*2*)

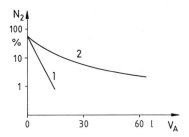

Isotopen-Thorakagraphie

Der Patient atmet Luft mit radioaktivem Xe-133 ein. Die γ-Strahlung des Xe wird außerhalb des Thorax mit einer Matrix von Strahlungsdetektoren (γ-Kamera) erfaßt (regionale Lungenfunktionsanalyse). Die Ausatmung des Xe in einigen Atemzügen ermöglicht die Bestimmung der lokalen Lungenclearance.

Ganzkörper-Plethysmographie

Der Patient befindet sich in einer luftdichten Kammer. Während der Atmung auftretende Volumenänderungen des Körpers ergeben registrierbare Kammerdruckschwankungen Δp. Damit ist die Bestimmung des thorakalen Gasvolumens und des bronchialen Strömungswiderstands möglich (vgl. Abb. 1.87).

c) Bestimmung der Gaskomponenten der Atemluft

Der *Sauerstoffgehalt* der Atemluft läßt sich mit dem paramagnetischen O_2-Analysator bestimmen (vgl. Abb. 1.88). O_2 hat gegenüber den anderen Luftbestandteilen

Abb. 1.87 a–c. Verfahren der Ganzkörper-Plethysmographie zur Bestimmung des thorakalen Gasvolumens (TGV) und des bronchialen Strömungswiderstands (*R*).
a Meßanordnung mit elektronischer Korrektur des Temperatur- und Feuchteeinflusses; **b** Bestimmung des thorakalen Gasvolumens (TGV) aus der Verschlußdruckkurve (Änderung des Munddrucks = Änderung des Alveolardrucks Δp_{alv} bei entsprechender Änderung des Kammerdrucks Δp_k). Der Atemstromrezeptor, durch den die Versuchsperson atmet, ist dabei verschlossen; **c** Bestimmung des Strömungswiderstands *R* der Luftwege durch Messung der Atemstromänderung $\Delta \dot{V}$ (bei offenem Atemstromrezeptor) und der entsprechenden Änderung des Kammerdrucks Δp_{kR}

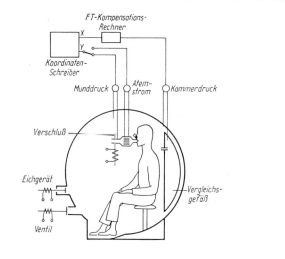

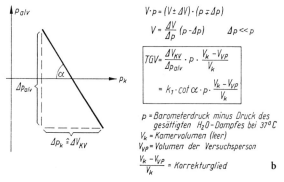

$$V \cdot p = (V \pm \Delta V) \cdot (p \mp \Delta p)$$

$$V = \frac{\Delta V}{\Delta p}(p - \Delta p) \qquad \Delta p \ll p$$

$$TGV = \frac{\Delta V_{KV}}{\Delta p_{alv}} \cdot p \cdot \frac{V_k - V_{VP}}{V_k}$$

$$= k_1 \cdot \cot\alpha \cdot p \cdot \frac{V_k - V_{VP}}{V_k}$$

p = Barometerdruck minus Druck des
    gesättigten H_2O-Dampfes bei 37°C
V_k = Kammervolumen (leer)
V_{VP} = Volumen der Versuchsperson
$\dfrac{V_k - V_{VP}}{V_k}$ = Korrekturglied

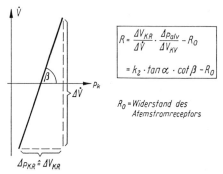

$$R = \frac{\Delta V_{KR}}{\Delta \dot{V}} \cdot \frac{\Delta p_{alv}}{\Delta V_{KV}} - R_0$$

$$= k_2 \cdot \tan\alpha \cdot \cot\beta - R_0$$

R_0 = Widerstand des
    Atemstromreceptors

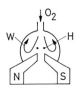

Abb. 1.88. Prinzip eines paramagnetischen O_2-Analysators. *W* magnetischer Wind, *H* Heizdraht, *N, S* Magnetpole

einen hohen χ_v-Wert (χ_v magnetische Volumensuszeptibilität; $\chi_v \sim 1/T^2$). O_2-Moleküle der zu analysierenden (kühlen) Luft mit hohem χ_v-Wert für O_2 werden ins inhomogene Magnetfeld gezogen; dort wird die Luft erhitzt, wodurch χ_v abnimmt. Die Stärke des entstehenden magnetischen Winds ist ein Maß für die O_2-Konzentration und wird mit einem Heizdraht gemessen.

Der *Kohlendioxidgehalt* der Atemluft kann mit einem CO_2-Wärmeleitfähigkeitsdetektor (Abb. 1.89) oder einem CO_2-IR-Absorptionsdetektor (Abb. 1.90) bestimmt werden. Für die Wärmeleitfähigkeit der Atemgase gilt

$$\lambda_{CO_2} = 0{,}64 \cdot \lambda_{N_2,O_2}. \tag{1.58}$$

Ein Heizdraht wird daher – abhängig vom CO_2-Gehalt der Luft – unterschiedlich stark gekühlt.

Die Widerstandsänderung der Heizdrähte in Abb. 1.89 ergibt an der Brückendiagonale eine dem CO_2-Gehalt entsprechende Spannung ΔU. Der *Stickstoffgehalt* der Atemluft ist mit einem N_2-Emissionsspektrometer (nach Abb. 1.91) bestimmbar. Die *gleichzeitige Bestimmung mehrerer Gaskomponenten* erfolgt mit einem Massenspektrometer mit magnetischem Sektorfeld oder mit einem Quadrupol-Massenfilter (vgl. Abb. 1.92).

In der normalen Atemluft sind folgende Gaskomponenten enthalten: *Inspirationsluft:* 20,93 % O_2, 0,03 % CO_2, 79,04 % N_2 + Edelgase + H_2O. *Exspirationsluft:* etwa 16 % O_2, 4 % CO_2, Rest: N_2 + Edelgase + H_2O. *Alveolarluft:* 14 % O_2, 5,7 % CO_2, Rest wie oben.

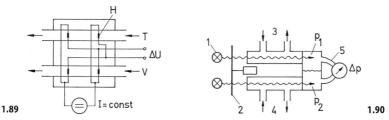

Abb. 1.89. Prinzip eines CO_2-Wärmeleitfähigkeitsdetektors. ΔU Meßsignal, *T* Testgas, *V* Vergleichsgas (Luft), *H* Heizdrähte

Abb. 1.90. Prinzip eines CO_2-Infrarot-Absorptionsdetektors. *1* IR-Lichtquelle, *2* rotierende Zerhackerscheibe, *3* Referenzgas, *4* Testgas + Trägergas, *5* Differenzdruckmeßsystem mit Verstärker und Demodulator

Abb. 1.91. Prinzip eines N_2-Emissionsspektrometers.
1 Gasentladung zwischen zwei Elektroden, *2* Testgas,
3 zur Vakuumpumpe (p = einige mbar), *4* optisches Filter,
5 Photodetektor und Verstärker

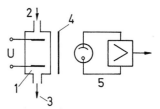

Abb. 1.92. Simultane Bestimmung mehrerer Gaskomponenten in der Atemluft durch ein Massenspektrometer mit magnetischem Sektorfeld, **a** und **b** oder mit einem Quadrupol-Massenfilter, **a** und **c**. *1* Testgaseinlaß, *2* Vakuumpumpe, *3* Diffusionsmembran für das Testgas, *4* Ionisationskammer, *5* Beschleunigungselektrode für die Ionen, *6* Ionenstrahl, *7* magnetisches Sektorfeld zur Trennung verschiedener Ionen nach ihrer Masse, *8* Ionendetektor, *9* Quadrupol-Massenfilter, $U_G + U_w$ = überlagerte Gleich- und Wechselspannung

1.2.2.2
Herz- und Kreislaufdiagnostik

a) Mechanische Herztätigkeit

Der über Ventile (Herzklappen) gesteuerte rhythmische Pumpmechanismus des Herzens ergibt meßbare periodische Schwankungen von Blutdruck, -fluß, -volumen und Gefäßwandspannung. Die Herzfrequenz beträgt 60 bis 80 min^{-1}. Die *Förderleistung des Herzens* ist das je Minute geförderte Blutvolumen = *Herzminutenvolumen* (HMV = Herzfrequenz × Schlagvolumen). Bei Ruhe ist das HMV = 5,0 l/min und bei Schwerarbeit bis über 30 l/min. Das *Schlagvolumen* beider Ventrikel in Ruhe beträgt je ca. 70 cm^3. Die Förderung erfolgt gegen einen mittleren Pulmonaldruck von 34 mbar (r.V.) bzw. einen mittleren Aortendruck von 133 mbar (l.V.). Der statische Blutdruck bei Herzstillstand beträgt 8 mbar.

In Abb. 1.93 sind die typischen zeitlichen Änderungen verschiedener Herzparameter für zwei Herzzyklen zusammen mit einem Schema des Blutkreislaufs und Blutdruckwerten bei Systole (S) und Diastole (D) angegeben. In Abb. 1.93 a sind die Intervalle des Herzzyklus erläutert: Systole (1–3) = Anspannungszeit (1–2) + Austreibungszeit (2–3); Diastole (3–1) = Entspannungszeit (3–4) + Füllungszeit (4–1).

b) Blutdruckmessung

α) Indirekte (unblutige) Meßverfahren

Blutdruckmessung nach Riva-Rocci/Korotkoff. Die Messung beruht auf dem vorübergehenden Unterbrechen des Blutflusses mittels Aufblasen einer Oberarm-Gummimanschette über den systolischen Druck, so daß kein Puls mehr fühlbar ist. Beim langsamen Erniedrigen des Manschettendrucks (vgl. Abb. 1.94) ist im Druckbereich zwischen Systole und Diastole am Puls das sogenannte *Korotkoff-Geräusch* hörbar, das vom einströmenden Blut verursacht wird. Ein- und Aussetzen des mit einem Mikrophon abgehörten Korotkoff-Geräusches ergeben den maximalen und minimalen Blutdruck (Korotkoff 1905). Manchmal setzt das Korotkoff-Geräusch

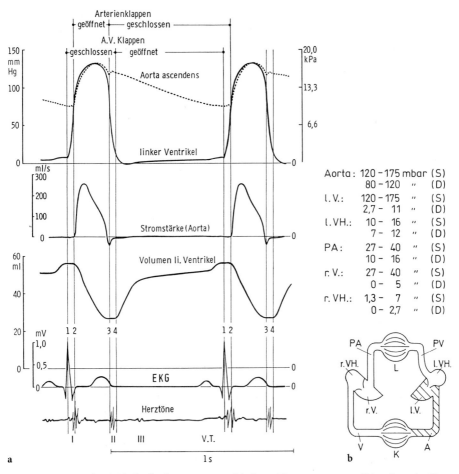

Aorta: 120 – 175 mbar (S)
       80 – 120   "   (D)
l. V.: 120 – 175   "   (S)
        2,7 – 11   "   (D)
l. VH.: 10 – 16   "   (S)
          7 – 12   "   (D)
PA: 27 – 40   "   (S)
         10 – 16   "   (D)
r. V.:   27 – 40   "   (S)
          0 –   5   "   (D)
r. VH.: 1,3 –   7   "   (S)
          0 – 2,7   "   (D)

Abb. 1.93. a Typische zeitliche Änderungen verschiedener Herzparameter während zweier Herzzyklen [1]; **b** Schema des Blutkreislaufs mit Blutdruckwerten während der Systole (*S*) und Diastole (*D*). l. V., r. V. linker bzw. rechter Ventrikel; l. VH., r. VH. linker bzw. rechter Vorhof; *PA* Pulmonalarterie, *PV* Pulmonalvene, *L* Lunge, *K* Körper, *V* Venen, *A* Aorta und Arterien

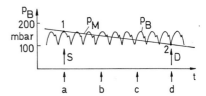

Abb. 1.94. Verlauf des Manschettendrucks (p_M) und des Blutdrucks (p_B) bei der Blutdruckmessung nach Riva-Rocci/Korotkoff. *t* Zeit, *S* Systole, *D* Diastole. Korotkoff-Geräusch leise (*a*), lauter (*b*), scharf (*c*), dumpf und leiser werdend (*d*)

zwischen den Phasen (b) und (c) aus (auskultatorische Lücke). In pathologischen Fällen bleibt die Phase (d) bis zum Manschettendruck Null erhalten.

Die Druckanzeige geschieht durch zwei getrennte Manometer, die durch die Signale (a) und (c, d) arretiert werden. Eine von den Korotkoff-Impulsen gesteuerte Entarretierung des diastolischen Manometers vermeidet Fehlmessungen infolge der auskultatorischen Lücke. Der Meßfehler beträgt etwa ± 15 mbar.

Sphygmographische Blutdruckmessung (Sphygmomanometrie). Eine Fingermanschette mit eingebauter Lampe und Photodetektor (Abb. 1.95a) wird über den systolischen Blutdruck aufgepumpt und der anschließende Druckabfall mit einem Manometer gemessen. Bei $p_M = p_S$ beginnt der Lichtstrom Φ zum Photodetektor im Pulsfrequenzrhythmus mit wachsender Amplitude zu schwanken (Abb. 1.95b). Nach Erreichen der maximalen Amplitude ist (wie Versuche zeigten) $p_M = p_D$. Die Signallampe (Abb. 1.95c) leuchtet im Bereich $p_D \leq p \leq p_S$ rhythmisch auf.

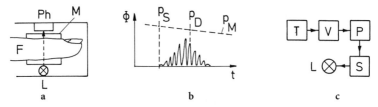

Abb. 1.95 a–c. Prinzip der sphygmographischen Blutdruckmessung (Sphygmomanometrie). **a** Transducer mit Photodetektor (*Ph*) und Lampe (*L*) (*M* Manschette, *F* Finger); **b** zeitlicher Verlauf des Lichtstroms Φ zum Transducer bei sinkendem Manschettendruck $p_M \cdot p_S$, p_D systolischer bzw. diastolischer Druckwert; **c** Blockdiagramm der Meßanordnung. *T* Transducer, *V* Verstärker, *P* Pulshöhendetektor, *S* Schalter, *L* Lampe

β) Direkte (blutige) Meßverfahren

Das Verfahren besteht im Öffnen einer Arterie und Einführen eines Katheters mit angeschlossener Druckmeßsonde am Katheteranfang oder -ende (vgl. Abb. 1.96). Der Katheter nach Abb. 1.96a ist zwar dünn, aber die Flüssigkeitssäule verändert die Übertragungsfunktion. Der Katheter nach Abb. 1.96b hat keine Flüssigkeitssäule, ist aber relativ dick (für Kinder ungeeignet). Abbildung 1.97 zeigt das elektri-

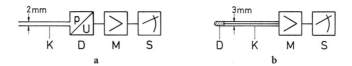

Abb. 1.96 a, b. Katheter-Druckmeßsystem mit Meßsonde am Katheteranfang **a** und am Katheterende (Tip-Manometer) **b**. **a:** *K* Katheter (mit Blut gefüllt), *D* Druckmeßwandler, *M* Meßbrücke und Verstärker, *S* Schreiber. **b:** *D* Druckmeßwandler, *K* Katheter mit elektrischer Zuleitung, *M* Meßbrücke und Verstärker, *S* Schreiber

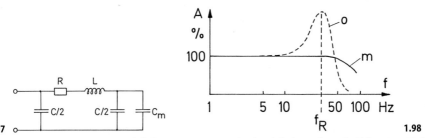

Abb. 1.97. Elektrisches Ersatzmodell des Manometers mit Flüssigkeitssäule nach Abb. 1.96 a. R, L, C hydraulische Parameter des Katheters, C_m hydraulische Kapazität des Manometers

Abb. 1.98. Frequenz-Übertragungsfunktion eines Druckmeßsystems mit Flüssigkeitssäule nach Abb. 1.96 a. A Signalamplitude, o, m ohne bzw. mit Dämpfung, f_R Resonanzfrequenz

sche Ersatzmodell des Manometers mit Flüssigkeitssäule. Um die Druckschwankungen amplituden-, frequenz- und phasentreu zu übertragen, ist ein horizontaler Verlauf der Übertragungsfunktion von 0 bis 6 Hz (Erwachsene) bzw. 0 bis 12 Hz (Kinder) erforderlich (vgl. Abb. 1.98).

Die Eigenresonanzfrequenz f_R des Systems Katheter/Meßwandler (ohne Dämpfung) beträgt

$$f_R = \frac{1}{2\pi} \sqrt{\frac{k}{m}} \tag{1.59}$$

(k Federkonstante der Meßwandlermembran; $m = \varrho V = \varrho r^2 \pi l$ Masse der Flüssigkeitssäule). Mit $F = K\Delta x$ (F Membrankraft, Δx Membranauslenkung im Meßwandler) wird

$$f_R = \frac{1}{2\pi} \sqrt{\frac{F}{\Delta x r^2 \pi l \varrho}} = \frac{1}{2\pi} \sqrt{\frac{p r^2 \pi}{\Delta x r^2 \pi l \varrho}} = \frac{r}{2} \sqrt{\frac{E}{\pi l \varrho}}, \tag{1.60}$$

wobei $p = E\Delta V$ Druck im Katheter; E Volumenelastizitätskoeffizient der Meßwandlermembran; r Katheterinnenradius; l Katheterlänge; ϱ Dichte der Flüssigkeitssäule; $\Delta V = \Delta x r^2 \pi$.

Genügend hohes f_R erreicht man durch hohes E (steifes System); dadurch wird allerdings die Empfindlichkeit geringer.

Beispiel: $r = 2{,}9 \cdot 10^{-4}$ m, $\quad E = 5 \cdot 10^{14}$ N/m^5, $\quad l = 0{,}4$ m, $\quad \varrho = 10^3$ kg/m^3;
$\quad\quad\quad f_R = 92$ Hz.

c) Durchblutungsmessung (Plethysmographie)

α) Fingerplethysmographie zur Pulsregistrierung

Darunter versteht man die Aufzeichnung der Blutfülle peripherer Blutgefäße durch photoelektrische Messung der Lichtdurchlässigkeit einer Fingerspitze. Man unterscheidet die:

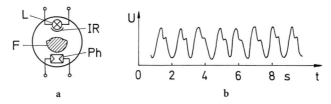

Abb. 1.99 a, b. Transducer **a** und Signalverlauf **b** bei der Durchstrahlungs-Plethysmographie zur Pulsregistrierung. *L* Lampe, *IR* Filter ($\lambda > 750$ nm), *Ph* Photowiderstand, *F* Finger

Durchstrahlungs-Plethysmographie (Abb. 1.99). Zwischen der Absorption von IR-Licht und dem Blutgehalt des durchleuchteten Gewebes besteht die Beziehung (Lambert-Beersches Gesetz):

$$I = I_0 e^{-kc} \tag{1.61}$$

oder

$$c = \frac{1}{k'} \log \frac{I_0}{I}. \tag{1.61 a}$$

(I_0, I Intensität des einfallenden bzw. aus dem Gewebe austretenden Lichts; *c* Blutgehalt des Gewebes; *k, k′* Konstanten).

Reflex-Plethysmographie (Abb. 1.100). Der Photowiderstand nimmt um so mehr vom Gewebe reflektiertes Licht auf, je weniger das Gewebe durchblutet ist.

Abb. 1.100. Prinzip der Reflex-Plethysmographie zur Pulsregistrierung. *L* Lampe, *Ph* Photowiderstand

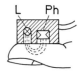

β) Impedanz-Plethysmographie (Rheographie)

Die Füllungsschwankungen der Blutgefäße erzeugen pulssynchrone elektrische Widerstandsänderungen, die über zwei Hautelektroden registriert werden (vgl. Abb. 1.101).

Der elektrische Widerstand zwischen den Generatorelektroden ist

$$R_0 = \varrho \frac{l}{A} = \varrho \frac{l^2}{V}. \tag{1.62}$$

Durch die schwankende Blutfülle entsteht eine Querschnittsänderung ΔA des Arms bei l = const. Dies ergibt eine Widerstandsänderung:

$$\Delta R = -\frac{\varrho l^2 \Delta V}{V^2} = -\frac{R_0^2}{\varrho l^2} \Delta V. \tag{1.63}$$

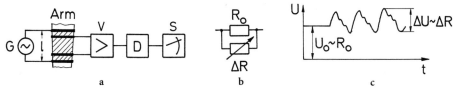

Abb. 1.101 a–c. Prinzip der Impedanz-Plethysmographie (Rheographie). **a** Blockdiagramm der Meßanordnung. *G* Rechteck-Generator (30 bis 100 kHz), *V* Verstärker, *D* Demodulator, *S* Schreiber. **b** Ersatzschaltbild der Meßstelle (Arm). **c** Verlauf des Meßsignals (Rheogramm)

(ϱ spezifischer elektrischer Widerstand des Arms; *A* Armquerschnitt; *V* Armvolumen zwischen den Elektroden).

Unter *Pulsationsrheographie* versteht man die kapazitive Auskopplung des Wechselspannungsanteils im Rheogramm und unter *Venenverschlußrheographie* die Erfassung des Gleich- und Wechselspannungsanteils. Dabei wird der venöse Blutfluß in der zu untersuchenden Extremität durch eine Staumanschette unterbunden, die auf einen Druck unterhalb des diastolischen Drucks aufgeblasen wird. Der arterielle Bluteinstrom wird dadurch nicht behindert, weshalb das Volumen der Extremität unterhalb der Unterbindungsstelle zunimmt (vgl. 1.102).

γ) Durchblutungsmessung mittels Wärme-Clearance

Messung im Gewebe. Eine geheizte nadelförmige Thermistor-Meßsonde wird in das Gewebe eingeführt und mittels Temperaturmessung die durch den Blutstrom abtransportierte Wärmeleistung erfaßt. Die von einer punktförmigen Wärmequelle an das Gewebe abgegebene Wärmeleistung beträgt (vgl. Abb. 1.103):

$$Q_1 = k'\lambda\Delta T; \tag{1.64}$$

die der Quelle zugeführte elektrische Leistung ist:

$$Q_2 = I^2 R. \tag{1.65}$$

(*k'* Geometriefaktor; λ Wärmeleitfähigkeit des Gewebes in W/cm K; ΔT Temperaturdifferenz zwischen Quelle und Gewebe).

Bei $Q_1 = Q_2$ wird

$$\lambda = \frac{1}{k'}\frac{I^2 R}{\Delta T}. \tag{1.66}$$

Bei der *isokalorischen Messung* wird mit einem in die Sonde eingebauten Heizdraht $I^2 R$ konstant gehalten. Die gemessenen Temperaturschwankungen ΔT sind dann ein Maß für die Durchblutung.

Bei der *isothermalen Messung* wird durch einen Rückkopplungskreis eine konstante Temperaturdifferenz ΔT aufrechterhalten. Die dazu notwendige Heizleistung $I^2 R$ schwankt dann und ist ein Maß für die Durchblutung. Dieses Verfahren ergibt eine bessere Linearität und ein höheres zeitliches Auflösungsvermögen.

Die Meßgeräte bezeichnet man als *Fluvographen.* Sie können eine starre oder flexible Wärmeleitsonde haben (vgl. Abb. 1.104).

Abb. 1.102. Zeitlicher Verlauf des Meßsignals bei der Venenverschlußrheographie. *V* Verschluß, *Ö* Öffnen

Abb. 1.103. Punktförmige Wärmequelle
im Gewebe, von der eine Wärmeleistung
Q_1 ausgeht. ΔT Temperaturdifferenz

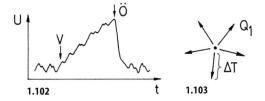

Abb. 1.104 a, b. Wärmeleitsonden zur Durchblutungsmessung im Gewebe. **a** Sonde mit Araldit-
verguß. *H* Heizdraht, *Th* Thermistor, *A* Araldit. **b** Sonde mit Glaskapillare. *Gl* Glaskapillare,
Th Thermistor

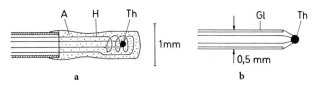

Abb. 1.105. Wärmeleitsonden zur Durchblutungsmessung an
der Körperoberfläche. **a** Zweiplattenelement. *H* Heizplatte,
V Vergleichsplatte, *B* Bohrung für einen Thermistor. **b** Ring-
element. *H* Heizring, *B* Thermistor-Bohrung

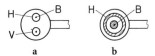

Messung an der Körperoberfläche. Dazu werden Wärmeleitsonden als Zweiplatten-
oder Ringelemente verwendet (vgl. Abb. 1.105).

Die Wärmeleitfähigkeit beträgt für nicht durchblutetes menschliches Gewebe:
$\lambda = (46 \ldots 50) \cdot 10^{-4}$ W/cm K, für Fettgewebe: $\lambda \approx 21 \cdot 10^{-4}$ W/cm K und für die Haut:
$(38 \ldots 50) \cdot 10^{-4}$ W/cm K.

d) Blutflußmessung

Elektromagnetische Blutflußmessung. In einem homogenen Magnetfeld werden
die mit dem Blutstrom transportierten Ladungsträger (Ionen) senkrecht zur Feld-
und Strömungsrichtung abgelenkt. Die Ansammlung von entgegengesetzt geladenen Ionen an gegenüberliegenden Stellen der Blutgefäßwand (Faraday-Effekt,
ähnlich dem Hall-Effekt bei Halbleitern) ergibt eine meßbare Spannung *U*
(vgl. Abb. 1.106):

$$U = kBdv; \tag{1.67}$$

(*k* Konstante; *B* magnetische Induktion; *d* Durchmesser des Blutgefäßes; *v* Blutströmungsgeschwindigkeit). Der Meßbereich erstreckt sich von 10^{-2} bis 10 l/min.
Um Elektrodenpolarisation und Gleichspannungsverstärkung zu vermeiden, wird
statt des magnetischen Gleichfelds ein Wechselfeld aus Rechteckimpulsen verwendet (Sinusimpulse erzeugen relativ starkes Rauschen).

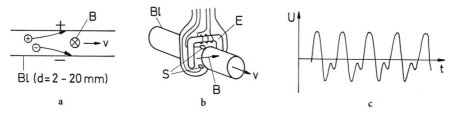

Abb. 1.106 a–c. Prinzip der elektromagnetischen Blutflußmessung. **a** Ablenkung von geladenen Teilchen im Blutstrom durch ein Magnetfeld der Induktion B (Faraday-Effekt); **b** Meßfühler mit Elektromagnet E und Signalelektroden S; **c** Blutflußsignal. *Bl* Blutgefäß, *v* Blutströmungsgeschwindigkeit

Blutflußmessung mittels Impedanz-Plethysmographie. Aus der Anordnung in Abb. 1.101 a und den Gl. (1.62) und (1.63) folgt für den Blutfluß, wenn anstelle von R der Betrag der Impedanz Z verwendet wird:

$$\frac{\Delta V}{\Delta t} = -\varrho \frac{l^2}{Z_0^2} \frac{\Delta Z}{\Delta t}. \tag{1.68}$$

Störsignale lassen sich durch geeignete Elektrodenanordnung und Filter unterdrücken.

Ultraschall-Blutflußmessung (s. Abschn. 2.2.3.3).

e) Messung des Herzzeitvolumens (Förderleistung des Herzens)

α) Indikatorverdünnungs-Methoden

Indirekte Ficksche Methode. Der O_2-Gehalt des arteriellen Blutes befindet sich mit dem der Alveolarluft im Gleichgewicht. Man kann daher aus der spirometrisch gemessenen O_2-Aufnahme je Minute (dM/dt) und der arteriovenösen O_2-Differenz ($C_2 - C_1$) das je Minute durch die Lunge fließende Blutvolumen (Herzminutenvolumen) dV/dt ermitteln (vgl. Abb. 1.107). Es ist

$$C_1 \frac{dV}{dt} + \frac{dM}{dt} = C_2 \frac{dV}{dt} \tag{1.69}$$

und damit

$$\frac{dV}{dt} = \frac{dM/dt}{C_2 - C_1}. \tag{1.70}$$

dM/dt spirometrisch gemessene O_2-Aufnahme je Minute (z.B. 250 cm³/min); C_2 arterielle O_2-Konzentration (gemessen z.B. an einer Armarterie in cm³ je Liter Blut; z.B. 200 cm³/l); C_1 venöse O_2-Konzentration (gemessen mittels Katheter in der Pulmonalarterie; z.B. 150 cm³/l); ($C_2 - C_1$) arteriovenöse O_2-Differenz. $dV/dt \approx 5$ l/min.

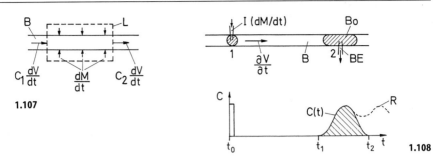

Abb. 1.107. Bestimmung des Herzminutenvolumens (dV/dt) aus der spirometrisch gemessenen O_2-Aufnahme je Minute (dM/dt) und der arteriovenösen O_2-Differenz (C_2-C_1) (indirekte Ficksche Methode). *B* Blutgefäße, *L* Lunge

Abb. 1.108. Bestimmung des Herzminutenvolumens (dV/dt) nach der Indikatorimpulsmethode. *B* Blutbahn, *I* Indikatorinjektion, *Bo* Bolus, *BE* Blutentnahme, *C(t)* Indikatorkonzentration, *R* Signal infolge Rezirkulation des Blutes, *t* Zeit

Indikatorimpulsmethoden. Ein Indikator wird an einer Stelle (1) (zum Beispiel möglichst nahe vor dem rechten Herz) (vgl. Abb. 1.108) impulsartig in die Blutbahn injiziert. An einer anderen Stelle (2) (hinter dem linken Herz) wird Blut entnommen und die Indikatorkonzentration $C(t)$ in Abhängigkeit von der Zeit registriert. Dabei ist

$$dM = C(t)\,\frac{\partial V}{\partial t}\,dt, \tag{1.71}$$

$$M = \int_{t_1}^{t_2} C(t)\,\frac{\partial V}{\partial t}\,dt \tag{1.72}$$

und damit

$$\left(\frac{dV}{dt}\right)_m = \frac{M}{\int_{t_1}^{t_2} C(t)\,dt}. \tag{1.73}$$

M injizierte Indikatormenge.

Je nach Art des verwendeten Indikators unterscheidet man die

Farbstoffverdünnungsmethode. Der Indikator ist hier ein Farbstoff (Cardiogreen; chemisch inaktiv, harmlos, optisches Absorptionsmaximum bei 805 nm). Der Farbstoff wird als Flüssigkeit gemischt mit Kochsalzlösung in die Pulmonalarterie injiziert. An einer beliebigen anderen Arterie wird über eine Pumpe Blut entnommen und die $C(t)$-Kurve mittels Absorptionsphotometrie ermittelt.

Thermodilutionsmethode. Als Indikator dient hier abgekühlte Kochsalzlösung. Diese wird als Kältebolus in den rechten Vorhof injiziert und der zeitliche Temperaturverlauf des Blutes in der Pulmonalarterie mit einer Thermistorsonde gemessen. Es gilt:

$$\frac{dV}{dt} = \frac{Q}{\varrho_b c_b \int\limits_{t_1}^{t_2} \Delta T(t)\, dt} \;; \qquad (1.74)$$

(Q Wärmemenge der Indikatorflüssigkeit; ϱ_b Dichte des Blutes; c_b spezifische Wärme des Blutes; ΔT Temperaturdifferenz zwischen Bolus und Körper). Die Messung ist mehrfach wiederholbar und billig; Eichung ist mit Hilfe der Farbstoffverdünnung möglich. Dieses Verfahren hat sich weitgehend durchgesetzt.

Isotopenverdünnungsmethode. Der Indikator besteht in diesem Fall aus einer Lösung mit radioaktiver Substanz (z.B. J-131). Die $C(t)$-Kurve wird mit einem Strahlungsdetektor aufgenommen.

β) Impedanzkardiographie

Während der Austreibungszeit t_a des Herzens erhöht sich das Blutvolumen zwischen den Meßelektroden 1 und 2 nach Gl. (1.68) um ΔV (vgl. Abb. 1.109):

$$\Delta V = -\varrho \frac{l^2}{Z_0^2} \int\limits_{t_0}^{t_a} \frac{\partial Z}{\partial t}\, dt. \qquad (1.75)$$

Der Wert von t_a kann aus dem Verlauf der Funktion $\partial Z(t)/\partial t$ ermittelt werden. ΔV ergibt das Meßsignal U_2.

Der zeitliche Verlauf von dZ/dt in Gl. (1.75) hat große Ähnlichkeit mit der zeitlichen Flußschwankung in der Aorta. Daraus läßt sich folgende Beziehung für das Schlagvolumen ΔV ableiten:

$$\Delta V = -\varrho \frac{l^2}{Z_0^2} t_a \left(\frac{dZ}{dt}\right)_{\min} \qquad (1.76)$$

l Abstand der inneren Elektroden, Z_0 thorakale Grundimpedanz, $(dz/dt)_{\min}$ größte negative Änderungsgeschwindigkeit der thorakalen Impedanz. Durch Vergleichsmessungen mit invasiven Methoden wurde der Zusammenhang nach Gl. (1.76) für Relativwerte von ΔV bestätigt. Ihre Auswertung mit einem Analysator ermöglicht eine kontinuierliche nichtinvasive Langzeitüberwachung der Herzfunktion (vgl. Abb. 1.110).

Abb. 1.109. Bestimmung des Herzminutenvolumens durch Impedanzkardiographie

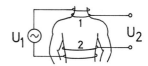

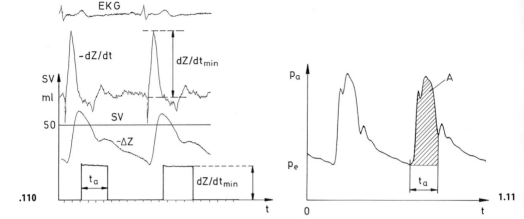

Abb. 1.110. Aufzeichnung von EKG, Impedanzkardiogramm ($-\Delta Z$ bzw. $-dZ/dt$) und Schlagvolumen (*SV* bei Anhalten des Atems) sowie des Analyseergebnisses (unterster Kanal)

Abb. 1.111. Zeitlicher Verlauf des Aortendrucks. Die schraffierte Fläche *A* ist ein Maß für das Schlagvolumen ΔV

γ) Pulskonturmethode

Bei diesem Verfahren wird der zeitliche Druckverlauf in der Aorta analysiert und das Schlagvolumen fortlaufend aus der Pulskontur bestimmt. Abbildung 1.111 zeigt den Druckverlauf in der Aorta. Das Schlagvolumen ΔV ergibt sich aus der schraffierten Fläche *A*:

$$\Delta V = \frac{A}{Z_0} = \frac{1}{Z_0} \int_0^{t_a} (p_a - p_e)\, dt. \tag{1.77}$$

Z_0 Aortenimpedanz (sie ist vom Aortenmitteldruck und der Herzfrequenz abhängig), t_a Austreibungszeit, p_a Aortendruck, p_e enddiastolischer Druck.

f) Ballistokardiographie

Darunter versteht man die Aufzeichnung der durch die ballistischen Kräfte des Herzens während eines Herzzyklus bewirkten Rückstoßbewegungen des Körpers, der auf einem schwingfähigen Pendeltisch mit niedriger Eigenresonanzfrequenz und Masse gelagert wird (vgl. Abb. 1.112). Zur Tischaufhängung dienen Federn oder Luftpolster.

Abb. 1.112. Vergleich eines Ballistokardiogramms (BKG) mit dem Elektrokardiogramm (EKG)

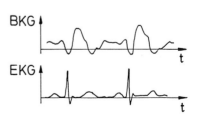

g) Oximetrie

Sie ist die photoelektrische Messung des Sauerstoffgehalts des Blutes (der Sauer-stoffsättigung des Hämoglobins $SO_2 = [HbO_2] / [Hb_{ges}]$) in vivo oder in vitro aus der unterschiedlichen Absorption von Rot- und Infrarotlicht durch das Blut (Zweifar-benmethode). Man beobachtet nach Abb. 1.113 ungefähr gleiche Absorption durch

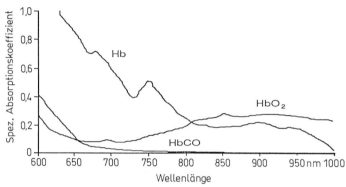

Abb. 1.113. Absorptionsspektrum von Hb, HbO_2 und HbCO

HbO_2 und Hb bei $\lambda_1 = 800 \ldots 810$ nm und wesentlich höhere Absorption durch Hb bei $\lambda_2 = 650 \ldots 660$ nm.

Die Messung der Lichttransmission oder Lichtreflexion bei den Wellenlängen λ_1 und λ_2 ergibt ein Maß für die O_2-Sättingung (SO_2) des Blutes. Für die *Lichttrans-mission* gilt:

$$I_1 = \delta_1 I_0 \exp(-\alpha_1 d) \text{ für } \lambda_1, \tag{1.78}$$

$$I_2 = \delta_2 I_0 \exp(-\alpha_2 d) \text{ für } \lambda_2. \tag{1.79}$$

Daraus folgt

$$SO_2 = f(I_1/I_2). \tag{1.80}$$

(d Blutprobendicke; $\alpha_{1,2}$ Absorptionskoeffizient; $\delta_{1,2}$ Streukoeffizient).
Für die *Lichtreflexion* gilt (vgl. Abb. 1.114):

$$SO_2 = C_1 - C_2 \frac{I_{r1}}{I_{r2}}. \tag{1.81}$$

($C_{1,2}$ Konstanten; $I_{r1,2}$ reflektierte Lichtintensität für $\lambda_{1,2}$).
Die in-vivo-Messung wird am Ohrläppchen (vgl. Abb. 1.115), am Finger oder intrakardial mittels Glasfaser-Herzkatheter vorgenommen, der gleichzeitig zur Blutdruckmessung dient. Filter und Zerhacker-Verstärker werden nicht benötigt, wenn die Lampe durch impulsgetriggerte LEDs oder Laserdioden ersetzt wird.

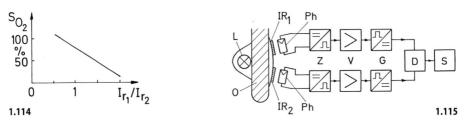

1.114   **1.115**

Abb. 1.114. Verlauf der O_2-Sättigung (SO_2) in Abhängigkeit vom Lichtintensitätsverhältnis I_{r1}/I_{r2}

Abb. 1.115. Blockschaltbild zur Messung des Blutsauerstoffgehalts am Ohrläppchen (**Oximetrie**). O Ohrläppchen, L Lampe, IR_1 IR-Filter (805 nm), IR_2 Rot-Filter (650 nm), Z Zerhacker, V Verstärker, G Synchron-Gleichrichter, D Dividierer, S Schreiber, Ph Photodetektoren

1.2.2.3
Körpergeräuschanalyse

Körpergeräusche entstehen durch die mechanische Herztätigkeit, die Atmung, die Bewegung der Gelenke und des Darms. Zum Abhören des Körperschalls (*Auskultation*) dient im einfachsten Fall ein luftgefülltes Hörrohr (Stethoskop). Zur genaueren Untersuchung verwendet man Körperschall-Mikrophone in Verbindung mit Geräuschanalysatoren. Körperschall-Mikrophone sind mechanoelektrische Transducer, die den Schalldruck p in ein elektrisches Ausgangssignal umwandeln (vgl. Abb. 1.116). Die wichtigsten *Mikrophon-Kenngrößen* sind der elektroakustische Übertragungsfaktor A_e: Leerlaufspannung/Schalldruck; die Frequenzcharakteristik: $A_e = f$(Schallfrequenz); die Richtcharakteristik: $A_e = f$(Einfallswinkel) und die nichtlinearen Verzerrungen: $A_e = f$(Schalldruck).

An ein Körperschall-Mikrophon sind im wesentlichen folgende Anforderungen zu stellen: Gleichheit der Schallwellenwiderstände von Mikronphonfühler und Körperoberfläche; hohe Eigenresonanzfrequenz des Fühlers im Vergleich zur Körperschallfrequenz; großer Rauschabstand; Mikrophonmasse $\gg$ Fühlermasse; schalldichtes Mikrophongehäuse mit kleinem Volumen und Gewicht.

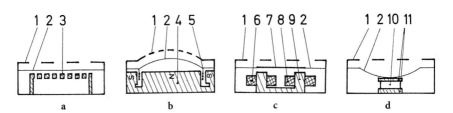

Abb. 1.116 a–d. Verschiedene Bauformen von Mikrophonen. **a** Kondensatormikrophon: $p \sim \int i\,dt$; **b** elektrodynamisches Mikrophon $p \sim i$; **c** elektromagnetisches Mikrophon: $p \sim \int u\,dt$, **d** Kristallmikrophon: $p \sim u$. *1* Berührungsschutz, *2* Membran, *3* Gegenelektrode, *4* Permanentmagnet, *5* Schwingspule, *6* Feldwicklung, *7* Joch, *8* Induktionswicklung, *9* Eisenkern, *10* Kristall, *11* Elektroden

Für die Schallquellen im Körper ergeben sich folgende Werte: Herzschall: $p = 10^{-2}$ μbar; $f = 1 \ldots 10^{-3}$ Hz; Atmungsgeräusch: $p = 10^{-2}$ μbar; $f = 300 \ldots 600$ Hz; Gelenkgeräusche: $p = 10^{-1} \ldots 10^{-3}$ μbar; $f = 10 \ldots 10^{3}$ Hz; Darmgeräusche: $p = 10^{-1} \ldots 10^{-3}$ μbar; $f = 50 \ldots 10^{3}$ Hz.

Abbildung 1.117 veranschaulicht das Prinzip der Schall- bzw. Geräuschregistrierung. Dabei gibt es mehrere Möglichkeiten der Signalverfälschung: Die Entfernung d zwischen Schallquelle und Mikrophon verursacht eine frequenzunabhängige Amplitudenabnahme ($\sim 1/d^{2}$); die Schallabsorption im Körpergewebe führt zu einer frequenzabhängigen Amplitudenabnahme ($\sim e^{-\alpha d}$; α Absorptionskoeffizient; Änderung des Frequenzspektrums durch stärkere Absorption der höherfrequenten Anteile); hinzu kommt die Überlagerung von Störsignalen (Körper- oder Raumschall). Gefordert wird daher ein möglichst kleiner Abstand d zwischen Schallquelle und Mikrophon.

a) Phonokardiographie (Herzschallregistrierung)

Bei normaler Herztätigkeit sind an der Brustwand am Beginn jeder Systole und Diastole kurzdauernde Herztöne (Frequenzbereich $15 \ldots 150$ Hz) hörbar, die vom laminaren Blutstrom herrühren (s. Abschn. 1.2.2.2 b). Bei pathologisch turbulenter Blutströmung kommen Herzgeräusche (Frequenzbereich $50 \ldots 1000$ Hz) hinzu. Der Herzschall entsteht nach Abb. 1.118 durch folgende Vorgänge:

A: Vibrationen bei der Kontraktion der Ventrikelmuskulatur;
B: Verschluß der Semilunarklappen;
C: Beendigung der raschen Füllungsphase der Ventrikel.

Der Herzschall wird über ein Brustwand-Mikrophon (direkt oder über Luftpolster aufliegend) oder durch ein intrakardiales Mikrophon an der Spitze eines Katheters aufgenommen. Das Kathetermikrophon soll eine Empfindlichkeit bis 10^{-1} μbar, ein $A_e = $ const von 1 bis 10^{3} Hz sowie eine schmale Richtcharakteristik haben.

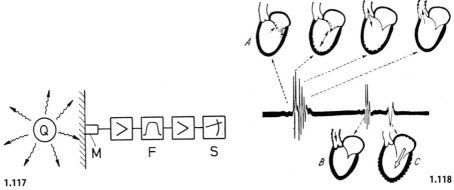

1.117   **1.118**

Abb. 1.117. Anordnung zur Aufnahme von Körperschall. Q Schallquelle, M Mikrophon, F Filter, S Schreiber

Abb. 1.118. Die verschiedenen Phasen des Herzzyklus, welche den Herzschall hervorrufen. Erklärung s. Text

Abb. 1.119. Dämpfungsverlauf des Herzschalls im menschlichen Körper

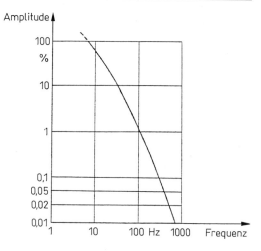

Infolge der Schalldämpfung durch den Körper (Abb. 1.119) werden hohe Frequenzen erheblich schlechter übertragen als tiefe. Da für die Diagnose pathologischer Herzveränderungen gerade die hohen Frequenzanteile von Bedeutung sind, werden in Phonokardiographen die tiefen Frequenzanteile mit Hochpaßfiltern unterdrückt. Die Abb. 1.120 zeigt Filterkurven mit verschiedenen Nennfrequenzen, bei denen die Dämpfung – 20 dB beträgt.

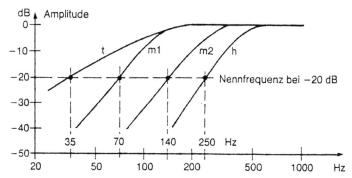

Abb. 1.120. Filterkurven von Hochpaßfiltern für die Phonokardiographie

b) Aufnahme von Gelenk- und Darmgeräuschen

Abbildung 1.121a zeigt das Frequenzspektrum von Kniegelenkgeräuschen, aufgenommen beim Kniebeugen mit einem Kristallmikrophon an der Kniescheibe und Abb. 1.121b das Frequenzspektrum der Darmgeräusche eines Kaninchens, aufgenommen vor und nach operativem Anbringen eines Darmverschlusses (Ileus). Die Aufnahme des Frequenzspektrums erlaubt also die Differentialdiagnose arthrotischer Gelenke und des Ileus.

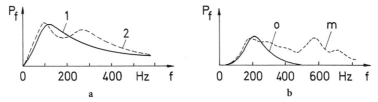

a   b

Abb. 1.121. a Frequenzspektrum der Gelenkgeräusche beim Beugen eines gesunden (*1*) und eines arthrotischen Knies (*2*); **b** Frequenzspektrum der Darmgeräusche eines Kaninchens ohne (*o*) und mit (*m*) Ileus (Darmverschluß) (3. Tag)

1.2.2.4
Thermische Messungen

a) Messung der Körpertemperatur

Für die Oberflächen- oder Tiefenmessung eignen sich Kontaktthermometer mit Thermistor- oder Thermoelementsonde (vgl. Abb. 1.122).

Für die Oberflächentemperaturmessung können auch kontaktlose Radiothermometer mit IR-Strahlungsdetektor (z.B. PbTiO$_3$-Detektor) verwendet werden (vgl. Abb. 1.123). Die Auflösung beträgt etwa 0,01 °C und die Ansprechzeit 0,1 bis 1 s.

Für Tiefenmessungen eignet sich ein Sensor nach Abb. 1.124. Hier wird die Temperaturdifferenz zwischen zwei Thermistoren 1 und 2 dazu benutzt, um den Strom

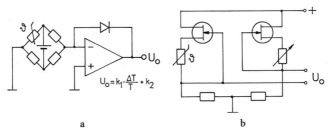

a   b

Abb. 1.122. a Prinzipschaltung eines linearen Thermistorthermometers; **b** Thermistorthermometer mit FET-Brückenschaltung

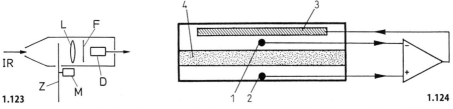

1.123   1.124

Abb. 1.123. Aufbau eines kontaktlosen Radiothermometers mit IR-Strahlungsdetektor. *IR* IR-Licht vom Objekt, *Z* Zerhackerscheibe, *L* Germaniumlinse, *F* Tiefpaßfilter ($\lambda > 8$ μm). *D* IR-Detektor, *M* Motor

Abb. 1.124. Schema eines Temperatursensors für Tiefenmessungen

zu einem Heizelement 3 so zu regeln, daß der Wärmefluß durch die thermische Iso-
lierschicht 4 null wird (Null-Fluß-Methode). Die Haut ist dann im thermischen
Gleichgewicht mit tieferen Gewebeschichten, deren Temperatur mit dem Thermistor 2 gemessen werden kann.

b) Thermographie (Thermovision)

Darunter versteht man die Erfassung der örtlichen Verteilung der von der Körperoberfläche emittierten Wärmestrahlung (IR-Strahlung) durch zeilenweises Abtasten der Oberfläche mit einem empfindlichen IR-Detektor und Übertragung des
Signals auf den Schirm einer Bildröhre. In Abb. 1.125 ist das Emissionsspektrum
des menschlichen Körpers und zum Vergleich für einen schwarzen Körper dargestellt.

Man sieht, daß das Maximum der Körperstrahlung bei $\lambda = 9{,}3 \ldots 9{,}9$ µm liegt. Die
Strahlungsintensität und Hauttemperatur sind einander proportional. Die Strah-
lenmessung ergibt daher das Temperaturprofil. Abbildung 1.126 zeigt den Aufbau
einer Thermovisionskamera. Das Infrarotbild wird durch einen Pendelspiegel und
ein rotierendes Prisma zeilenweise zerlegt. Der erzeugte IR-Lichtstrahl trifft auf
einen Strahlungsdetektor. Man verwendet pyroelektrische Detektoren mit kleinem
Bandabstand, die IR-empfindlich sind, z.B. InSb (Spektralbereich: 2 bis 5,6 µm),
HgCdTe und PbSnTe (bis 40 µm). Ihre Kühlung mit flüssigem Stickstoff ($-196\,°C$)
vermindert das Rauschen, verschiebt aber gleichzeitig die langwellige Grenze nach
niedrigeren Wellenlängen.

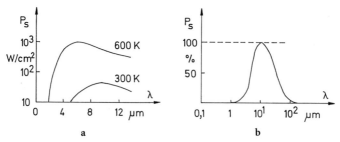

Abb. 1.125 a, b. Emissionsspektrum eines schwarzen Körpers **a** und des menschlichen Körpers
b. P_s spektrale Strahlungsleistung, λ Wellenlänge

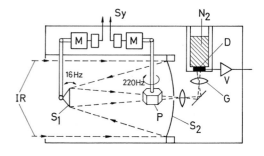

Abb. 1.126. Prinzip einer Thermovisionskamera. S_1 Pendelspiegel, P Prisma,
M Antriebsmotoren, Sy Synchronisier-
signale, IR IR-Strahlung, S_2 sphärischer
Spiegel, G Germaniumlinse, D InSb-Detek-
tor, V Verstärker, N_2 flüssiger Stickstoff

Typische Daten solcher IR-Kameras sind: Bildrate: 16 s^{-1}; 100 Zeilen je Bild, 100 Bildpunkte je Zeile; Auflösung: 0,1 °C bei 30 °C; Objekttemperatur: +15 bis +45 °C; Darstellung der Temperaturisothermen mittels Farbcode auf dem Bildschirm.

Anwendungen: Erkennen von Brustkrebs, Arthritis (Gelenkentzündungen), peripheren Gefäßerkrankungen, Tiefe von Verbrennungen, Haut- und Knochenmetastasen.

Weitere Verfahren sind die

Flüssigkristall-Kontaktthermographie. Das Auflegen einer Flüssigkristallplatte auf den Körper ergibt ein thermographisches Bild der Körperoberfläche.

Mikrowellen-Thermographie. Darunter versteht man die Messung der örtlichen Verteilung der vom Körper abgestrahlten Mikrowellenleistung (Größenordnung $3 \cdot 10^{-12}$ W/cm^2 bei 3 GHz). Die Mikrowellen durchdringen das Gewebe (vgl. Abb. 1.127). Die Durchdringung hängt vom Wassergehalt ab. Daher ist eine Temperaturmessung bis in mehrere Zentimeter tiefe Schichten möglich. Die Aufnahme der Mikrowellen erfolgt mit einem auf dem Körper aufgesetzten rechteckigen Hohlleiter, der mit einem Dielektrikum gefüllt ist und zu einem Radiometer führt. Als Beispiel zeigt Abb. 1.128 die Temperaturschwankungen, die aus der Mikrowellenemission der Hand ermittelt wurden.

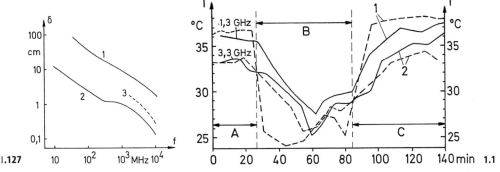

Abb. 1.127. Eindringtiefe δ von Mikrowellen im Gewebe in Abhängigkeit von der Frequenz. *1* Fett und Knochen (geringer Wassergehalt), *2* Muskeln, Haut, innere Organe (hoher Wassergehalt), *3* Brustkrebs

Abb. 1.128. Durchgezogen: Mikrowellenemission der Hand bei 1,3 und 3,3 GHz, ausgedrückt in °C. Gestrichelt: direkt gemessene Oberflächentemperatur der Hand. *A*: die Hand hält ein Holzstück, *B*: die Hand hält ein Bakelitrohr mit Wasser von 2 °C, *C*: die Hand hält das gleiche Rohr mit Wasser von 4 °C. *1* Handteller, *2* Handrücken

c) Kalorimetrie

Sie dient zur Messung der gesamten Wärmeabgabe des Organismus in einer wärmeisolierten Kammer. Die Respirationskalorimetrie beinhaltet speziell die Messung des O_2-Verbrauchs sowie der Abgabe von CO_2, H_2O, Wärme und mechanischer

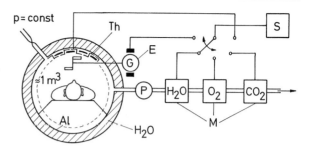

Abb. 1.129. Schema eines Respirationskalorimeters. *Al* Aluminiumzylinder, H₂O Wassermantel für *T* = const, *Th* Kupfer-Konstantan-Thermoelemente an der Zylinderwand, *E* Ergometer, *P* Pumpe, *M* Meßgeräte für H₂O-Dampf, O₂ und CO₂, *S* Schreiber

Arbeit (vgl. Abb. 1.129). Die Messung der Konzentrationsänderungen von O_2, CO_2 und H_2O erfolgt nach der Δ-Methode (Messung von Konzentrationsdifferenzen) und die Messung der Wärmeabgabe mit einem Gradientenkalorimeter (Φ-Methode = Wärmeflußmessung). Der Wärmestrom Φ, der durch den Wärmewiderstand R_{th} der Thermoelemente fließt, ergibt eine Temperaturdifferenz $\Delta T = \Phi R_{th}$, die mit den Thermoelementen gemessen wird:

Zum Beispiel ist die Innenoberfläche ($A = 6{,}3$ m²) eines Kalorimeters mit 2270 Thermoelementen (360 Thermoelementen je m²) bestückt, deren Thermokraft $\alpha = 42{,}5$ µV/°C beträgt. Mit $\Delta T = 0{,}05$ °C wird die gesamte Thermospannung $U_{th} = 4{,}8$ mV. Mit einem solchen Kalorimeter ist die Bestimmung des totalen Energieumsatzes im Körper möglich.

1.2.2.5
Mechanische Messungen

Ein Beispiel dafür ist die *Messung des Körpertremors* (der Mikrovibrationen) mit einem piezoelektrischen Transducer nach Abb. 1.130. Diese 1943 von Rohracher entdeckten Körperschwingungen sind auch bei allen warmblütigen Tieren nachweisbar. Ihre Amplitude liegt bei 1 bis 5 µm und ihre Frequenz zwischen 6 und 12 Hz. Sie entstehen durch alternierende Kontraktionen einzelner Muskelfasern und sind ständig an allen Körperstellen vorhanden. Registrierbeispiele sind in Abb. 1.131 dargestellt. Bei körperlicher und psychischer Entspannung sowie im Schlaf wird die Amplitude der Mikrovibrationen kleiner.

Bei der *Messung des Hirndrucks* (intrakraniellen Drucks, IPC) wird ein Drucksensor nach Abb. 1.132a durch eine etwa 7 mm breite Bohrung im Schädelknochen appliziert (Abb. 1.132b). Der Sensor enthält eine druckempfindliche Titanmembran und einen Topfkreisresonator mit Oszillator, dessen Schwingfrequenz von z. B.

Abb. 1.130. Piezoelektrischer Transducer zur Messung der Mikrovibrationen des Körpers (Körpertremor). *S* piezoelektrischer Schwinger, *G* Gewichte, *F* Feder, *Z* Zuleitung

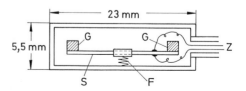

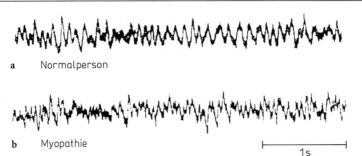

a   Normalperson

b   Myopathie

|—————————|
     1 s

Abb. 1.131. Registrierung des physiologischen Tremors **a** von einer Normalperson und **b** von einem Patienten mit Myopathie

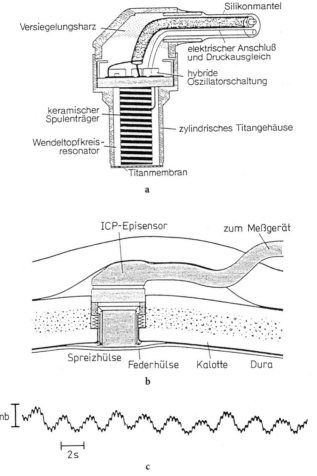

Abb. 1.132 a–c. Aufbau eines ICP-Sensors **a**, Applikation am Kopf **b** und Verlauf des Hirndrucksignals **c**

180 MHz durch die Hirndruckschwankungen mit einer Steilheit von 150 kHz/mbar
verändert wird. Die Abb. 1.132 c zeigt den Verlauf des Hirndrucksignals.

Mit einer kleinen Druckmeßsonde wird durch Erzeugen einer definierten Ein-
dellung an der Cornea des Auges der *Augeninnendruck* (intraokulare Druck)
gemessen (vgl. Abb. 1.133).

Abb. 1.133. Zeitlicher Verlauf des Augeninnen-
drucks $p(t)$

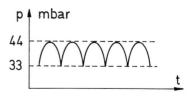

Bei der Diagnostik von orthopädischen Fußerkrankungen spielt die *Messung der
Druckverteilung unter der Fußsohle* eine wichtige Rolle. Dazu wird eine Meßmatte
verwendet, die eine Matrix von Drucksensoren enthält (Abb. 1.134). Jeder einzelne
Sensor stellt einen kleinen Transformator dar, dessen Abstand zwischen Primär-
und Sekundärwicklung vom Fußsohlendruck abhängt. Bei eingeprägtem Primär-
wechselstrom wird daher in der Sekundärwicklung eine vom Druck abhängige
Meßspannung induziert. Abbildung 1.135 zeigt ein Beispiel der Fußdruckverteilung
in dreidimensionaler Darstellung.

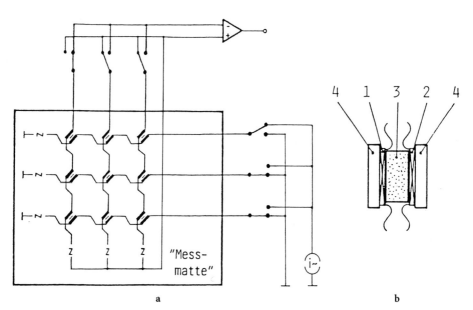

Abb. 1.134. a Schema der Meßmatte mit Sensormatrix für die Messung der Druckverteilung unter
der Fußsohle. **b** Aufbau eines einzelnen Sensors, der einen kleinen Transformator darstellt.
1 Primärwicklung, *2* Sekundärwicklung, *3* Schaumstoff, *4* Epoxidplättchen

Bei der *Messung der Wehentätigkeit* (Tokographie) wird ein Drucksensor (Abb. 1.136a) an der Bauchdecke angebracht. Die Abb. 1.136 b zeigt ein Beispiel eines Tokogramms.

Zu den mechanischen, allerdings hochempfindlichen Meßmethoden zählt auch die *Kraftmikroskopie*. Eine photolithografisch hergestellte, extrem dünne Siliziumspitze sitzt auf einem hauchdünnen, vertikal beweglichen Siliziumbalken, der an einem 2 × 4 mm kleinen Halteplättchen befestigt ist. Beim zeilenweisen Abtasten einer Oberfläche treten winzige Kräfte zwischen Material und Sensorspitze auf, welche die Spitze auf- und abbewegen. Ein reflektierter Laserlichtstrahl überträgt die Bewegung auf eine hochempfindliche Photodiode. Ein Computer erzeugt daraus ein sichtbares Bild. Gene, Viren, Zellbestandteile und sogar einzelne Atome können dreidimensional sichtbar gemacht werden.

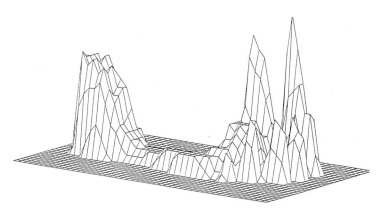

Abb. 1.135. Fußdruckverteilung in dreidimensionaler Darstellung

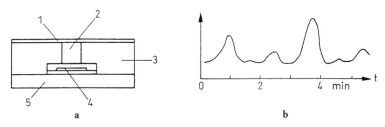

a   b

Abb. 1.136. a Aufbau eines Druckmeßfühlers für die Wehentätigkeit. *1* Membran aus Silikonkautschuk, *2* Stempel, *3* Flüssigkeit, *4* Siliziumkristall-Druckmeßfühler mit integrierter Wheatstone-Brücke (vgl. auch Abb. 1.54c); *5* Keramikträgerplatte mit integriertem OP; **b** Wehenaufzeichnung (Tokogramm)

1.3
Biotelemetrie

1.3.1
Arten und Eigenschaften von Biotelemetrie-Systemen

Unter Biotelemetrie versteht man die drahtgebundene oder drahtlose Übertragung von biomedizinischen Meßwerten. Sie wurde zum ersten Mal 1865 durch
Einthoven bei der EKG-Übertragung per Telefon angewandt. Man unterscheidet
zwischen der *drahtgebundenen Telemetrie* (vgl. Abb. 1.137) und der *drahtlosen Telemetrie* (Abb. 1.138). Die Kennzeichen einer Telemetrieanlage sind der
Informationsfluß (abhängig von Anzahl und Bandbreite der Übertragungskanäle); die Reichweite (abhängig von der Sendeleistung) und die Übertragungs-
genauigkeit (gewährleistet durch geeignete Modulationsverfahren: FM, PWM,
PPM, PAM).

Bei Mehrkanal-Systemen erfolgt die Signalübertragung mittels des Frequenz-
oder Zeitmultiplex-Verfahrens. Beim *Frequenzmultiplex-Verfahren* benutzt man
Unterträger, die durch jeweils ein Meßsignal frequenzmoduliert sind; diese werden
dann linear gemischt. Das Mischsignal moduliert den Hauptträger. Im Empfänger
werden die Unterträgersignale mit Filtern getrennt und demoduliert (vgl. Abb.
1.139). Beim *Zeitmultiplex-Verfahren* werden die einzelnen Übertragungskanäle
sende- und empfangsseitig synchron und periodisch abgetastet, wodurch ein
pulsamplitudenmoduliertes Signal entsteht. Dabei gilt das Abtasttheorem: Eine
kontinuierliche Signalfunktion mit dem Frequenzspektrum $0 < f < f_g$ kann ohne
wesentlichen Informationsverlust durch Impulse der Frequenz $2f_g$ abgetastet
werden.

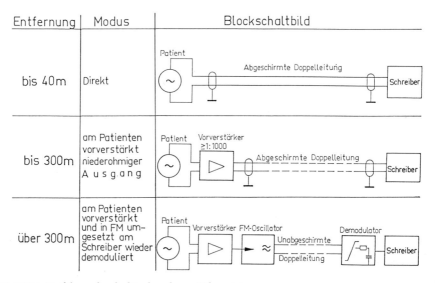

Abb. 1.137. Verfahren der drahtgebundenen Telemetrie

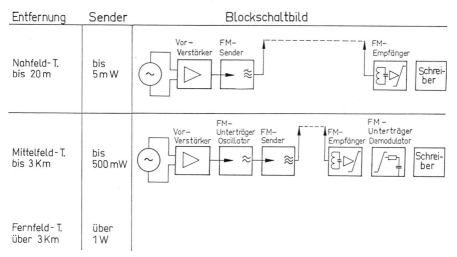

Abb. 1.138. Verfahren der drahtlosen Telemetrie

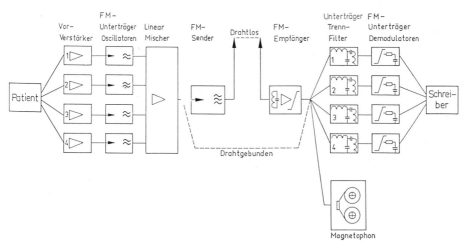

Abb. 1.139. Blockschaltbild einer Vier-Kanal-Telemetrieanlage in FM/FM-Technik

Die *Biotelemetrie mit extrakorporalem Sender* umfaßt die Ableitung des bioelektrischen Signals direkt (oder indirekt über einen Meßwandler) von der Körperoberfläche oder mittels Katheter aus dem Körperinneren und die Modulation eines am Körper getragenen Senders. Die *Biotelemetrie mit intrakorporalem Sender* (*Endoradiosondentechnik*) beruht dagegen auf der Aufnahme eines oder mehrerer bioelektrischer Signale aus dem Körperinneren durch eine implantierte Radiosonde.

Passive Endoradiosonden sind Miniaturschwingkreise, deren Resonanzfrequenz durch Resonanzabsorption mit Hilfe eines Wobbel-Senders bestimmt wird (vgl. Abb. 1.140).

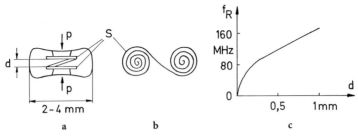

Abb. 1.140 a–c. Aufbau und Funktion einer passiven Miniaturdrucksonde. **a** Aufbau der Drucksonde (mit zwei gegenüberliegenden Flachspiralen S), **b** Form der Flachspiralen, **c** Verlauf der Resonanzfrequenz f_R der Sonde in Abhängigkeit vom Abstand d der Spiralen

Aktive Endoradiosonden sind Miniatursender mit Batteriebetrieb oder mit extrakorporaler HF-Energieversorgung. Die Batterie muß eine Leistung $\gg 0,1$ mW (sonst Sendereichweite < 50 cm) sowie eine ausreichende Lebensdauer und Spannungskonstanz haben.

In der Bundesrepublik Deutschland müssen alle Sende- und Empfangsgeräte (auch beliebig kleiner Leistung) eine Zulassungsnummer haben, die vom Bundesamt für Post und Telekommunikation (BAPT, Talstraße 34–43, 66119 Saarbrücken) durch eine Baumuster-Prüfbescheinigung erteilt wird. Das gleiche Amt stellt auch eine Baumuster-Bescheinigung für den Erwerb des CE-Zeichens aus. Es schreibt auch vor, in welchen Frequenzbereichen mit welchen Leistungen gesendet werden darf, zum Beispiel:

27 MHz-Band: 26,957 ... 27,283 MHz, max. Sendeleistung 10 mW
40 MHz-Band: 40,66 ... 40,70 MHz, max. Sendeleistung 10 mW
433 MHz-Band: 433,05 ... 434,79 MHz, max. Sendeleistung 10 mW
2400 MHz-Band: 2400 ... 2483 MHz, max. Sendeleistung 10 mW
5800 MHz-Band: 5725 ... 5875 MHz, max. Sendeleistung 35 mW

1.3.2
Oszillatorschaltungen für Telemetriesysteme

1.3.2.1
Oszillatoren mit negativer Impedanz

Solche Oszillatoren bestehen aus einem Resonanzkreis, der die Oszillatorfrequenz festlegt, und einem aktiven Bauelement, das als negative Impedanz wirkt und die Kreisverluste ausgleicht (vgl. Abb. 1.141).

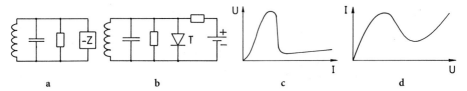

Abb. 1.141 a–d. Prinzip von Oszillatoren mit negativer Impedanz. **a** allgemeines Ersatzschaltbild; **b** Oszillator mit Tunneldiode T als negativer Impedanz; **c** spannungsinstabile Kennlinie einer negativen Impedanz (z. B. Diode im Durchbruchgebiet); **d** strominstabile Kennlinie einer negativen Impedanz (z. B. Tunneldiode)

1.3.2.2
Oszillatoren mit positiver Rückkopplung

Dies sind rückgekoppelte Verstärker, welche die Oszillatorbedingung

$$k v_i I = I \qquad (1.82)$$

oder

$$k v_i = 1 \qquad (1.83)$$

erfüllen (vgl. Abb. 1.142). Abbildung 1.143 zeigt als Beispiele die Schaltungen eines Colpitts- (a) und eines Hartley-Oszillators (b).

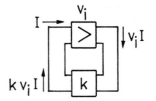

Abb. 1.142. Prinzip eines Oszillators mit positiver Rückkopplung. I Signalstrom, v_i Stromverstärkungsfaktor, k Rückkopplungsfaktor

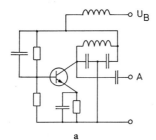
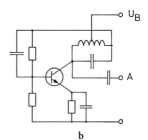

Abb. 1.143. Schaltung eines Colpitts- **a** und eines Hartley-Oszillators **b**. A Ausgang

1.3.2.3
Beispiele biomedizinischer Telemetriesender

Endoradiosonde zur Temperatur- und Druckmessung. Ihr Prinzip beruht auf der Ausnutzung der Temperaturabhängigkeit des Sperrwiderstands der pn-Übergänge des Transistors. Die Schaltung (Abb. 1.144) ist ein Oszillator mit periodischer

Selbstunterbrechung durch Laden und Entladen eines Kondensators C. Ist C aufgeladen, so ist U_{BE} so klein, daß die Schwingung abreißt; C entlädt sich dann über r_{BE}, bis erneutes Anschwingen erfolgt (Impulsfrequenzmodulation). Die Impulsfrequenz ist proportional der Temperatur, weil r_{BE} und r_{BC} von der Temperatur abhängen. Die Spule dient als induktiver Meßwandler zur Druckmessung.

Abb. 1.144. Schaltung einer Endoradiosonde zur Temperatur- und Druckmessung

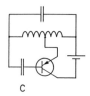

C

Endoradiosonde zur pH-Messung im Magen-Darm-Trakt (Heidelberger Kapsel, vgl. Abb. 1.145). Die Sb/AgCl-Elektroden bilden mit dem Magensaft ein galvanisches Element, dessen Spannung den Transistor aussteuert. Die Mg/Sb-Elektroden liefern durch Eintauchen der Kapsel in physiol. NaCl-Lösung die Batteriespannung.

Der *UKW-Tunneldioden-Sender* nach Abb. 1.146 enthält Kapazitätsdioden zur Frequenzmodulation ($f = 100 \ldots 250$ MHz); seine Masse (ohne Batterie) ist 0,5 g, das Volumen 8 mm $\varnothing \times 2$ mm; die Reichweite beträgt einige Meter.

Die Vorteile der biotelemetrischen Signalübertragung sind die wesentlich geringere Behinderung von Patienten sowie die Reduzierung von psychologischen Effekten, Artefakten, des Elektroschockrisikos sowie der Kosten. Ihr Einsatzbereich erstreckt sich über die Kontrolle von Körperfunktionen, Prothesen, Medikamenteninfusion, Implantaten und Bewegungsabläufen (z. B. in der Sportmedizin).

Neben Anlagen für Radioelemetrie gibt es auch Systeme für Infrarot- und Ultraschall-Signalübertragung.

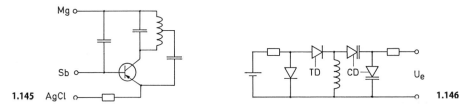

Abb. 1.145. Schaltung einer Endoradiosonde zur pH-Messung im Magen-Darm-Trakt (Heidelberger Kapsel). Erklärung s. Text

Abb. 1.146. Schaltung eines UKW-Tunneldioden-Senders zur Biotelemetrie. *TD* Tunneldiode, *CD* Kapazitätsdioden, U_e Eingangssignal

KAPITEL 2

Der Organismus als Energie- oder Signalempfänger

Die komplexe, aber definierte Zusammensetzung der organischen Substanz verleiht dem Organismus als Energie- bzw. Signalempfänger bestimmte Materialeigenschaften gegenüber dem elektrischen Strom, elektromagnetischen Wellen, Ultraschallwellen und radioaktiver Strahlung. Gegenüber dem Strom verhält sich der Organismus wie ein passiver Zweipol (ein elektrisches Widerstandsnetzwerk, vgl. Abb. 2.1a) und gegenüber Wellen und Strahlen als Absorber oder (in manchen Fällen, z.B. beim Ultraschall) als Reflektor von Strahlungsenergie (vgl. Abb. 2.1b).

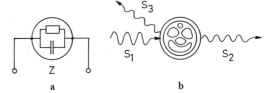

Abb. 2.1. a Der Organismus als passiver Zweipol (n-Pol) mit der Impedanz Z; **b** der Organismus als inhomogen geschichteter Strahlungsabsorber. $S_{1,2,3}$ einfallende, durchgelassene bzw. reflektierte Strahlung

2.1
Der Organismus als elektrisches Widerstandsnetzwerk

Zwei Elektroden, die an zwei beliebigen Stellen der Körperoberfläche anliegen und zwischen denen eine elektrische Gleich- oder Wechselspannung besteht, erzeugen im Körper einen elektrischen Strom. Dessen Größe und Phasenlage zur Spannung ergibt sich aus dem Impedanzersatzschaltbild des Körpers, das aus den beiden Hautimpedanzen und dem Körperinnenwiderstand besteht (s. auch Abb. 1.19 und Abschn. 1.1.3).

2.1.1
Verhalten des Organismus bei verschiedenen Stromarten

2.1.1.1
Gleichstrom

Stärke und Verlauf des Gleichstroms im Körper (vgl. Abb. 2.2) werden durch die elektrische Leitfähigkeit und Verteilung der verschiedenen Körpersubstanzen bestimmt. Der Höchstwert der Leitfähigkeit beträgt (für Blutserum): $\sigma_h \approx 1 \cdot 10^{-2}$

Abb. 2.2. Stromverteilung (schematisch) **a** und Ersatzschaltbild des Körpers **b** bei Durchgang von Gleichstom. R_i Körperinnenwiderstand, $R_{H1,2}$ Hautwiderstand, S Stelle geringer Leitfähigkeit

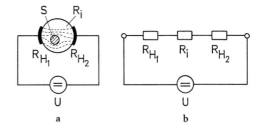

S/cm und der Mindestwert (am Kopf): $\sigma_m = 1 \cdot 10^{-4}$ S/cm; der Vergleichswert für dest. Wasser bei 18 °C ist $\sigma = 1 \cdot 10^{-5}$ S/cm.

Die Werte von $R_{H1,2}$ hängen von der Spannung, dem Ort, der Elektrodenfläche und der Hautfeuchtigkeit ab. ($R_{H1,2} = 1 \dots 100$ kΩ; $R_i =$ einige 100 Ω).

2.1.1.2
Niederfrequenter Wechselstrom

In diesem Fall wird bei der Hautimpedanz auch die kapazitive Komponente wirksam (vgl. Abb. 2.3). Die gesamte Körperimpedanz ist

$$Z = R_i + \cfrac{1}{\cfrac{1}{R_{H1}} + j\omega C_{H1}} + \cfrac{1}{\cfrac{1}{R_{H2}} + j\omega C_{H2}} . \tag{2.1}$$

Z ist eine Funktion von Spannung, Frequenz, Elektrodenort, Elektrodenfläche und Hautfeuchtigkeit (vgl. Abb. 2.4). Typische Werte sind: $|Z| = 10^3 \dots 10^5$ Ω; $R_{H1,2} = 500 \dots 10^4$ Ω; $C_{H1,2} = 1 \dots 2$ μF.

Abb. 2.3. Stromverteilung **a** und Ersatzschaltbild des Körpers **b** bei Durchgang von niederfrequentem Wechselstrom. $C_{H1,2}$ Hautkapazitäten

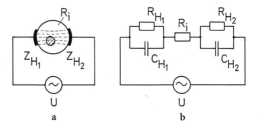

2.1.1.3
Hochfrequenter Wechselstrom

Zum Leitungsstrom I kommt hier noch der Verschiebungsstrom I_v, der auch dann fließt, wenn die Elektroden nicht direkt am Körper aufliegen (vgl. Abb. 2.5 und 2.6). Bei Ersatz der Körperimpedanz durch eine Parallelschaltung von R und C (Verlustfaktor $\tan \delta = \omega C R$) gilt für die vom Körper aufgenommene Leistung

$$P = U^2 \omega C / \tan \delta . \tag{2.2}$$

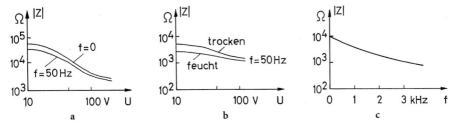

Abb. 2.4 a–c. Abhängigkeit der Körperimpedanz $|Z|$ von der angelegten Spannung U, der Frequenz f und der Feuchtigkeit der Haut bei Durchgang von niederfrequentem Wechselstrom

Abb. 2.5 a, b. Stromverteilung **a** und Ersatzschaltbild des Körpers **b** bei Durchgang von hochfrequentem Wechselstrom. C_i Körperkapazität, Z_i Körperimpedanz, I Leitungsstrom, I_v Verschiebungsstrom

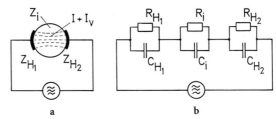

Abb. 2.6. Stromverteilung **a** und Ersatzschaltbild des Körpers **b** bei Durchgang von hochfrequentem Wechselstrom zwischen nicht anliegenden HF-Elektroden

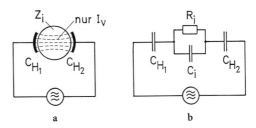

2.1.2
Wirkungen des elektrischen Stroms auf das Ionenmilieu des Organismus

Man kann generell zwischen den Wirkungen auf das neuromuskuläre System (vgl. Abschn. 3) und den Wirkungen auf das Ionenmilieu im Organismus unterscheiden. Zu den Wirkungen auf das Ionenmilieu gehören:

a) Gleichstromwirkungen (Galvanisation),

nämlich die *Elektrolyse* (Transport von Ladungsträgern durch das Körpergewebe aufgrund des elektrischen Felds); die *Elektrophorese* (Wanderung von Zellen, Bakterien oder organischen Molekülen wegen ihrer positiven Oberflächenladungen zur Kathode; Kataphorese) und die *Elektroosmose* (Wanderung des elektrolytischen Lösungsmittels durch semipermeable Membranen in Richtung zur negativen Elektrode). Sensorische und motorische Reizung werden durch langsamen Stromanstieg und -abfall beim Ein- und Ausschalten vermieden.

Gleichstrom wird auch für die Krebstherapie erfolgreich eingesetzt. Dabei werden Platinelektroden als Anoden zur Elektrokoagulation in das Krebsgewebe eingeführt. Die Kathode liegt an der Körperoberfläche. Der Strom beträgt einige mA. Brust- und Lungenkrebspatienten sind damit behandelt worden.

b) Wechselstromwirkungen

sind die Anregungen von Schwingungen der Ionen in den Körperelektrolyten und die Umkehr von Dipolen im Rhythmus des Wechselfelds. Die Folge ist eine Erwärmung des Gewebes und eine verbesserte Durchblutung.

Ein Anwendungsbeispiel ist die gezielte Gewebeüberwärmung (Hyperthermie) für die Tumortherapie. Dabei werden mit HF-Energie gespeiste Metallelektroden in geometrisch sinnvoller Anordnung in das Tumorgewebe eingestochen. Durch den zwischen den Elektroden fließenden HF-Strom (Frequenz maximal 1 MHz) wird das Gewebe auf Werte um etwa 43 °C erwärmt. Im Tumorgewebe auftretende Temperaturdifferenzen werden mit Sensoren erfaßt und durch eine rechnergesteuerte intermittierende HF-Elektrodenspeisung auf ein Minimum reduziert. Für Oberflächentumore bis in 3 cm Schichttiefe werden HF-Applikatoren bei 915 und 2450 MHz verwendet. In Verbindung mit Bestrahlungsmaßnahmen (Radiothermotherapie) kann in vielen Fällen eine vollständige Rückbildung von Tumoren erreicht werden. Etwa 70 % der Tumore sprechen darauf vollständig an und weitere 20 % teilweise. Mit Radiotherapie allein lauten die Zahlen 40 % bzw. 55 %. Die Hyperthermie scheint die DNA-Reparatur von Krebszellen zu behindern.

c) Elektrische Anregung der Knochenheilung

Bei mechanischer Biegebeanspruchung von Knochen treten in vivo und in vitro am Knochen elektrische Oberflächenladungen auf, die durch mechanische Drehung von elektrischen Dipolen (*piezoelektrischer Effekt*) und durch Bewegung von Ladungsträgern entstehen, die lose an Knochenmembranen haften (*Strömungspotentiale*). Mit dem Entstehen von Oberflächenladungen ist eine Knochenverstärkung (ein Knochenwachstum) in der Druckzone und ein Knochenabbau (Knochenresorption) in der Stauchzone verbunden (vgl. Abb. 2.7). Diese Erscheinung wird benutzt, um durch Implantation von Elektroden (aus Edelstahl, PtIr oder Ag) resistente Knochenbrüche zu heilen und das Knochenwachstum zu fördern. Die Wirkung ist am besten, wenn die negative

Abb. 2.7. a Piezoelektrischer Effekt an einem Knochen bei mechanischer Biegebeanspruchung. *K* Knochen, *WZ* Wachstumszone, *RZ* Resorptionszone; **b** Entstehung eines Strömungspotentials in den einzelnen Knochenkanälen (*Ka*)

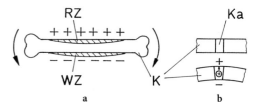

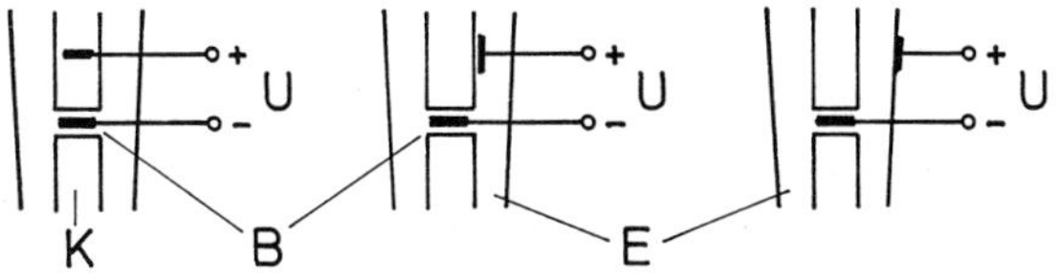

Abb. 2.8. Verschiedene Anordnungen zur Gleichstrom-Heilung von Knochenbrüchen. *K* Knochen, *B* Bruchstelle, *E* Extremität

Elektrode an der Bruchstelle (vgl. Abb. 2.8) liegt und die effektive Stromstärke (Gleich-, Wechsel- oder Rechteckimpulsstrom) 5 bis 20 µA beträgt. An der positiven Elektrode kann ab 20 µA eine Nekrotisierung (ein Absterben) des Gewebes auftreten. Die Behandlungsdauer reicht von 4 Wochen bis 4 Monate täglich mehrere Stunden. Das stimulierte Knochenwachstum erfolgt bevorzugt in Richtung der elektrischen Feldlinien. Den gleichen Effekt erzielt man auch durch Anlegen eines elektrischen oder magnetischen Impulsfelds. Man verwendet dazu sinusförmige und andere elektromagnetische Feldimpulse von einigen Hz bis etwa 75 Hz und Flußdichten von einigen mT, die im Gewebe Stromdichten von 1 bis 20 µA/cm² induzieren. Ähnlich wirkt auch ein kapazitiv appliziertes elektrisches Feld von 60 kHz.

Ein magnetisches Wechselfeld bis 35 mT und unter 100 Hz wird auch für die Verfestigung von lockeren Hüftprothesen verwendet. Durch eine Behandlung von 2 bis 3 Stunden pro Tag während 12 bis 18 Wochen wurde bei 67 % von 600 Patienten eine Operation vermieden. 12 Jahre nach der Behandlung wurden keine Komplikationen beobachtet. Man vermutet, daß das Knochengewebe durch die Feldeinwirkung wieder bis zum Implantat heranwächst und eine neue feste Verbindung eingeht.

Mögliche Wirkungsmechanismen des Knochenwachstums sind die Entstehung von O^--Radikalen an der negativen Elektrode, die einen wichtigen Knochenbaustein, das Prolin, hydrolysieren und dadurch einen wesentlichen Schritt der Knochenbildung vollziehen. Auch die elektrische Aktivierung von bestimmten Enzymen an den Knochenzellmembranen spielt eine Rolle.

2.2
Der Organismus als Strahlungsabsorber

Wie jeder Körper absorbiert auch die organische Substanz einfallende Strahlen teilweise oder ganz. Es gilt für beliebige Strahlen das *Absorptionsgesetz,* wonach die Strahlungsleistung exponentiell mit der Eindringtiefe abnimmt:

$$dS = - \mu_a S \, dx, \tag{2.3}$$

$$S = S_0 \exp(- \mu_a x) = S_0 \exp(- x/\delta). \tag{2.4}$$

S_0 Strahlungsleistung bei $x = 0$; S Strahlungsleistung in der Schichttiefe x; μ_a Absorptionskoeffizient (abhängig von Strahlungsenergie, Bestrahlungsort und Strahlenart); δ Eindringtiefe, bei der $S/S_0 = 1/e$. Für die Absorption A gilt:

$$A = 1 - \frac{S}{S_0} = 1 - \exp(- x/\delta). \tag{2.5}$$

2.2.1
Elektromagnetische Wellen

Abbildung 2.9 zeigt den prinzipiellen Verlauf der Absorptionskurve $A = f(\lambda)$ im Bereich der γ- (1), Röntgen- (2), UV- (3), sichtbaren Licht- (4) und IR-Strahlen (5) sowie der Mikro- (6) und Radiowellen (7).

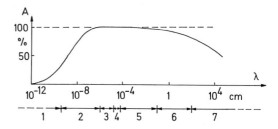

Abb. 2.9. Prinzipieller Verlauf der Absorption A elektromagnetischer Wellen in biologischen Substanzen in Abhängigkeit von der Wellenlänge λ. Erklärung s. Text

2.2.1.1
Radio- und Mikrowellen

a) HF-Eigenschaften des Körpergewebes

Gegenüber HF-Wellen verhält sich der Organismus wie ein kompliziert strukturiertes, geschichtetes Medium mit der Permeabilität μ_0 und der komplexen Dielektrizitätskonstanten (DK)

$$\varepsilon^* = \varepsilon' - j\varepsilon'' = \varepsilon' - j\,\frac{\sigma}{\omega\varepsilon_0}. \tag{2.6}$$

Die komplexe DK besagt, daß der elektrische Feldvektor $E = E_0 e^{j\omega t}$ einer elektromagnetischen Welle (EM-Welle) an jeder Stelle im Gewebe eine Verschiebungsdichte D erzeugt, die um einen Phasenwinkel φ hinter der Ursache E nachhinkt:

$$D = D_0 e^{j(\omega t - \varphi)} = D_0 e^{-j\varphi} e^{j\omega t} = E_0(\varepsilon' - j\varepsilon'')\,e^{j\omega t} = (\varepsilon' - j\varepsilon'')\,E. \tag{2.7}$$

$\varepsilon'' = \sigma/\omega\varepsilon_0$ Verlustfaktor des Mediums; σ spezifische elektrische Leitfähigkeit, welche die ohmschen und dielektrischen Verluste berücksichtigt; $\omega = 2\pi f$.

Die Größen $\varepsilon' = \varepsilon_0\varepsilon_r'$ und $\sigma = 1/\rho$ hängen stark von der Frequenz und vom Wassergehalt des Gewebes ab, sind also für Fett- und Muskelschichten sehr verschieden (vgl. Abb. 2.10 und 2.11).

Die Abnahme von ε_r' und ρ mit wachsender Frequenz ist auf die Grenzschichtpolarisation der Zellmembranen des Gewebes zurückzuführen. Bei niedriger Frequenz ist ρ groß (σ klein), weil die Zellmembranen als Isolatorschichten wirken und Strom nur in der extrazellulären Flüssigkeit fließen kann; ε_r' ist groß, weil die Zellmembrankapazitäten bei niedriger Frequenz je Periode voll auf- und wieder entladen werden. Bei höherer Frequenz wird die kapazitive Reaktanz der Membranen klein und dadurch σ groß, während ε_r' abnimmt, weil die Zellmembranen je Periode nicht mehr vollständig auf- und entladen werden. Im Frequenzbereich von 100 MHz bis

Abb. 2.10. Verlauf der relativen Dielektrizitätskonstanten ε_r' für Fett- und Muskelgewebe in Abhängigkeit von der Frequenz

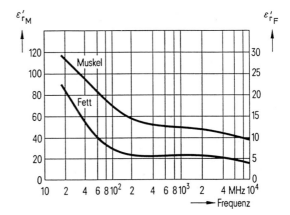

Abb. 2.11. Verlauf des spezifischen elektrischen Widerstands ϱ für Fett- und Muskelgewebe in Abhängigkeit von der Frequenz [13]

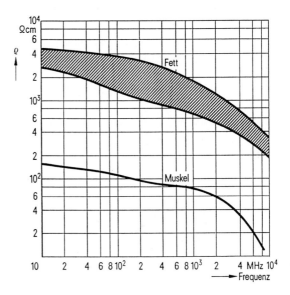

etwa 1 GHz haben die elektrolytischen Ionen wegen ihrer Masse keinen Einfluß mehr auf die Frequenzabhängigkeit von ε_r' und σ. Die Abnahme von ϱ und ε_r' bei Frequenzen über 1 GHz beruht auf induzierten Änderungen des Dipolmoments der Wassermoleküle (Relaxationsfrequenz etwa 22 GHz).

Die Werte von ε_r' und σ sind auch temperaturabhängig: Im Mikrowellenbereich ist $\Delta\sigma/\sigma = 2\,\%/°C$ und $\Delta\varepsilon_r'/\varepsilon_r' = -0,5\,\%/°C$.

b) Absorption der HF-Energie im Körpergewebe

Im Gewebe gilt wie in jedem beliebigen Medium für die Ausbreitungskonstante k einer HF-Welle:

$$k = k_0 \sqrt{\frac{\varepsilon'}{\varepsilon_0}} = \beta - j\alpha. \tag{2.8}$$

(k_0 Ausbreitungskonstante für den freien Raum; β Phasenkonstante; α Dämpfungskonstante). die Wellenlänge beträgt $\lambda = 2\pi/\beta$. $\lambda_0/\lambda = 6{,}5 \ldots 8{,}5$ in Gewebe mit hohem Wassergehalt und $2 \ldots 2{,}5$ in Gewebe mit niedrigem Wassergehalt (λ_0 Wellenlänge im freien Raum).

Die absorbierte Leistungsdichte W (bedingt durch Ionenleitung und Vibration der Dipolmoleküle) ist

$$W = \tfrac{1}{2}\sigma |E|^2 \tag{2.9}$$

($|E|$ Betrag der elektrischen Feldstärke; σ Leitfähigkeit des Gewebes). Wasserhaltiges Gewebe mit großem σ absorbiert also mehr Leistung als wasserarmes.

Für die Eindringtiefe $\delta = 1/\mu_a$ einer HF-Welle in einem Medium gilt (vgl. Abb. 2.12):

$$\delta = \frac{1}{\omega K} \text{ mit } K = \sqrt{\frac{\mu}{2}\left(\sqrt{\varepsilon'^2 + \frac{\sigma^2}{\omega^2}} - \varepsilon'\right)} \approx \sqrt{\frac{\sigma\mu}{2\omega}} \tag{2.10}$$

(wegen $\varepsilon' \ll \sigma/\omega$). Daher wird mit $\omega = 2\pi f = 2\pi c/\lambda$:

$$\delta = \sqrt{\frac{2}{\omega\sigma\mu}} = \sqrt{\frac{\lambda}{\pi c\sigma\mu}} = C\sqrt{\lambda}. \tag{2.11}$$

Folglich lautet die Beziehung für die Absorption A:

$$A = 1 - e^{-x/(C\sqrt{\lambda})}; \tag{2.12}$$

d.h. mit wachsendem λ wird $x/(C\sqrt{\lambda})$ kleiner und daher A ebenfalls kleiner (s. Abb. 2.9).

Beispiel: Bei 10 MHz ist in wasserhaltigem Gewebe $\sigma = 0{,}625$ S/m und $\mu = \mu_0\mu_r = 4\pi \cdot 10^{-7}$ H/m; daraus folgt: $\delta \approx 20$ cm.

Ist S die einfallende Strahlungsleistung je Flächeneinheit (Leistungsflußdichte in W/m^2), so wird die spezifische Absorptionsrate W_a (gemessen in W/kg):

$$W_a = -\frac{1}{\varrho}\frac{dS}{dx}. \tag{2.13}$$

(ϱ Dichte des Gewebes; x Strahlungsweg im Gewebe). Mit Gl. (2.4) wird

$$\frac{dS}{dx} = -\frac{S_0}{\delta}e^{-x/\delta} = -\frac{S}{\delta} \tag{2.14}$$

Abb. 2.12. Verlauf der Eindringtiefe δ elektromagnetischer Wellen in Fett- (F) und Muskelgewebe (M) in Abhängigkeit von der Frequenz [13]

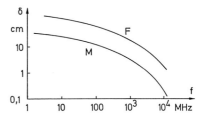

und

$$W_a = \frac{S}{\delta\varrho}. \tag{2.15}$$

Die Temperaturerhöhung ΔT des Gewebes infolge der Einstrahlung von HF-Energie ergibt sich aus:

$$\frac{d(\Delta T)}{dt} = \frac{1}{c}(W_a + W_m - W_c - W_b) \tag{2.16}$$

(c spezifische Wärme des Gewebes in Ws/kg°C; W_a spezifische Absorptionsrate; W_m Wärmeleistungsproduktion infolge des Grundumsatzes; W_c und W_b Wärmeleistungsabfuhr durch Wärmeleitung und Konvektion (Blutstrom). Für $\Delta T = $ const ist $W_m = W_c + W_b$. ($W_m = 1,3$ W/kg für den ganzen Körper, 11 W/kg für das Gehirn und 33 W/kg für das Herz). Der Beitrag der eingestrahlten HF-Energie zu ΔT wird merklich, wenn $W_a \gtrsim W_m$ ist; dies ist bei einer Leistungsdichte $S > 10$ mW/cm² der Fall.

An Grenzflächen von Gewebeteilen mit verschiedenen Werten ε_1^* und ε_2^* werden die HF-Wellen reflektiert. Der komplexe Reflexionskoeffizient ϱ für den Übergang einer Welle von Medium 1 ins Medium 2 beträgt:

$$\varrho = re^{j\varphi} = \frac{\sqrt{\varepsilon_1^*} - \sqrt{\varepsilon_2^*}}{\sqrt{\varepsilon_1^*} + \sqrt{\varepsilon_2^*}}. \tag{2.17}$$

Bei Übergang einer Welle von Gewebe mit niedrigem in Gewebe mit hohem Wassergehalt (vgl. Abb. 2.13) ist die reflektierte Welle nahezu um $180°$ gegenüber der einfallenden Welle phasenverschoben. Es bildet sich eine stehende Welle mit einem Intensitätsminimum an der Grenzfläche. Im umgekehrten Fall hat die stehende Welle an der Grenzfläche ihr Intensitätsmaximum. Für die Feldstärkeverteilung der stehenden Welle in Einfallsrichtung (x-Richtung) gilt allgemein:

$$E = E_0(e^{-jkx} + \varrho e^{jkx}). \tag{2.18}$$

c) Diathermie

Unter Diathermie versteht man die HF-Erwärmung begrenzter innerer Körperregionen zum Fördern der Durchblutung, Hemmen von Entzündungen und Lin-

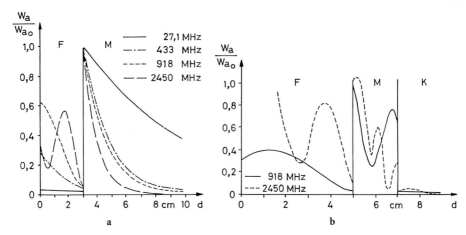

Abb. 2.13 a, b. Verlauf der relativen spezifischen Absorptionsrate (W_a/W_{a0}) elektromagnetischer Wellen in Abhängigkeit vom Strahlungsweg d für den Übergang Fett (F) – Muskel (M) **a** und für die Schichtfolge Fett (F) – Muskel (M) – Knochen (K) **b**

dern von Schmerzen. Dazu werden die Frequenzen 27,12, 40,68 und 433,92 MHz (Kurzwellendiathermie) sowie 915 und 2450 MHz (Mikrowellendiathermie) verwendet. Zur Erzeugung der Kurzwellen dienen Senderöhren, die Bestandteil eines selbsterregten Topfkreis-Generators sind; für die Erzeugung der Mikrowellen eignet sich das Magnetron. Als Elektrodenverbindung benutzt man Koaxialkabel. Die HF-Leistung von Diathermiegeräten beträgt 50 bis 400 W; die Leistungsdichte ist von der Größenordnung 1 W/cm^2.

Es gibt drei Verfahren der Gewebeerwärmung: die Erwärmung durch ein elektrisches Wechselfeld (*Kondensatorfeld*), durch ein magnetisches Wechselfeld (*Spulenfeld*, das im Körper Wirbelströme erzeugt) und durch HF-Einstrahlung (*Strahlenfeld*).

Abbildung 2.14 zeigt einige der verwendeten Elektrodenformen. Der Abstand der Elektroden von der Körperoberfläche ist 1 bis 3 cm. Abbildung 2.15 zeigt den örtlichen Verlauf der relativen Erwärmung in den verschiedenen Gewebeschichten des Körpers. Zum Vergleich ist auch das Erwärmungsprofil für Ultraschall dargestellt.

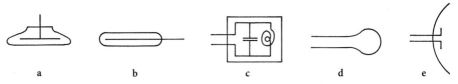

Abb. 2.14 a – e. Verschiedene Elektrodenformen für die Diathermie. Kondensatorfeldelektroden: **a** Glasschalenelektrode; **b** Kunststoffelektrode. Spulenfeldelektroden: **c** Wirbelstromelektrode (Schwingkreis mit offener Induktivität); **d** Induktionskabel (Stromschleife); **e** Strahlenfeldelektrode (Parabolstrahler)

Abb. 2.15 a–e. Örtlicher Verlauf der relativen Erwärmung ($\Delta t/\Delta t_{max}$) in den verschiedenen Gewebeschichten bei Anwendung eines Kondensator- **a**, Spulen- **b** und Strahlenfelds **c** der Wellenlänge $\lambda = 12$ cm; **d** $\lambda = 69$ cm; **e** Vergleich mit der Erwärmung durch Ultraschall. Erwünscht ist die Erwärmung der Muskelschichten; daher scheidet die Kondensatorfeldmethode aus. *F* Fett, *M* Muskel, *K* Knochen

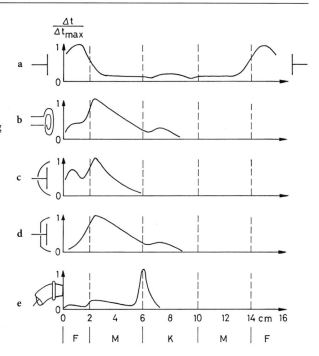

d) HF-Chirurgie

Ein an HF-Spannung liegende messer-, nadel- oder schlingenförmige Elektrode (vgl. Abb. 2.16) wird mit dem Gewebe in Kontakt gebracht. Zwischen dieser kleinflächigen aktiven und einer großflächigen neutralen Gegenelektrode fließt ein HF-Strom (Abb. 2.17 a). Das Gewebe unter der aktiven Elektrode wird dabei lokal stark erhitzt. Die HF-Stromdichte J nimmt mit r^{-2} und die Verlustleistung $P = (1/2\sigma)J^2$ mit r^{-4} ab. (r = Abstand von der Schneidelektrode; vgl. Abb. 2.17 b). Dadurch können Gefäße verschlossen oder das Gewebe durchtrennt, also Gewebeschnitte ausgeführt werden. Von Vorteil sind die damit verbundene Blutstillung und eine blutarme Schnittführung insbesondere bei stark durchbluteten Organen und Gewebeabschnitten.

Vorgang der Gewebezerstörung: Durch die Hitze gerinnt das Zelleiweiß (*Elektrokoagulation*). Die Zellflüssigkeit kommt zum Sieden, und der entstehende Dampfdruck sprengt die Zellwände (*Elektrotomie*). Zwischen Schneidelektrode und Schnittfläche entsteht eine Lichtbogenentladung mit Glimmsaum, die zu einem Verschmoren der Schnittflächen führt. Durch die gleichzeitige Eiweißgerinnung werden kleine Gefäße, Lymphbahnen und Gewebespalten verschlossen (verschweißt). Für die Elektrotomie wird ein sinusförmiger HF-Dauerstrom und für die reine Koagulation ein pulsierender HF-Strom benötigt. Der HF-Strom wird mit einem Transistorgenerator erzeugt.

Die Abb. 2.18 zeigt die Form der Gewebeschnittfläche und der HF-Stromdichte in der unmittelbaren Umgebung der HF-Schneidschlinge bei zu kleinem (**a**), opti-

Abb. 2.16. Formen von
Schneidelektroden
für die HF-Chirurgie

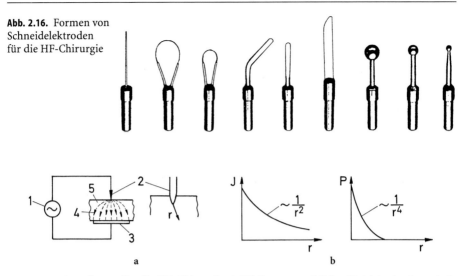

Abb. 2.17. a Anordnung für die HF-Chirurgie. *1* HF-Generator, *2* Schneidelektrode, *3* neutrale
Elektrode, *4* HF-Stromverteilung im Gewebe *5*; **b** Verlauf der HF-Stromdichte *J* und der Verlustleistung *P* im Gewebe in Abhängigkeit vom Abstand *r* von der Schneidelektrode

malem (**b**) und zu großem HF-Strom (**c**). In der unteren Bildhälfte ist der Ober-
wellengehalt des Schneidstroms zu sehen. Bei optimalem HF-Strom (mit geringem
Oberwellengehalt) brennt zwischen Schlinge und Gewebe ein möglichst kleiner
Lichtbogen. Ein Generator mit automatischer Regelung der HF-Leistung hält
während des Schneidens in unterschiedlichen Gewebeteilen den Lichtbogen
konstant. Abbildung 2.19 zeigt das Blockdiagramm eines solchen Generators. Als
Beispiel ist hier das Schneiden und Koagulieren mit Hilfe eines Endoskops in der
Blase oder im Harnleiter dargestellt (Transurethrale Resektion, TUR). Die im Lichtbogen erzeugten Oberwellen werden am HF-Ausgang abgenommen, gleichgerich-
tet und einem Regler zugeführt. Über den Modulator verändert der Regler die
HF-Ausgangsleistung fortlaufend, so daß der Lichtbogen konstant bleibt. Der auf
die Oszillator-Grundfrequenz abgestimmte Bandpaß unterdrückt vom Leistungs-
verstärker generierte Oberwellen. Mit dem Sollwertgeber wird die Größe des Licht-
bogens einmalig eingestellt.

Für die HF-Chirurgie werden Frequenzen von 500 kHz bis 2 MHz verwendet
($f_{min} > 100$ kHz, um Muskelreizung zu vermeiden); die HF-Leistung beträgt etwa
100 W. Die neutrale Elektrode ist entweder HF-mäßig geerdet oder isoliert (Floating Output) (vgl. Abb. 2.20). Um während des HF-Schneidens Hautverbrennungen
durch den HF-Strom zu vermeiden, muß die neutrale Elektrode niederohmig und
daher großflächig mit dem Patientenkörper (z. B. am Oberschenkel) verbunden
sein. Beim Floating Output ist die Neutralelektrode über eine Kapazität C_E mit dem
geerdeten Operationstisch verbunden. Bei gleichzeitiger EKG-Aufzeichnung
begrenzen Widerstände R_x den HF-Strom über die aktiven EKG-Elektroden. Eine
Drossel L_N verhindert das HF-mäßige Erden der Neutralelektrode durch das EKG-
Gerät (Abb. 2.21).

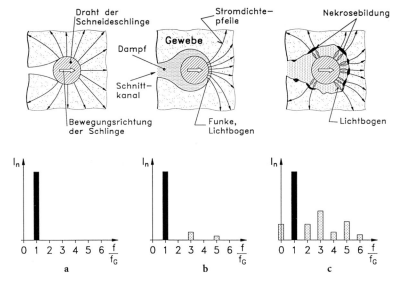

Abb. 2.18. Form der Gewebeschnittfläche und der HF-Stromdichteverteilung in der Umgebung der HF-Schneidschlinge bei verschieden großen HF-Stromwerten (oben). Oberwellengehalt des jeweiligen HF-Schneidstroms (unten)

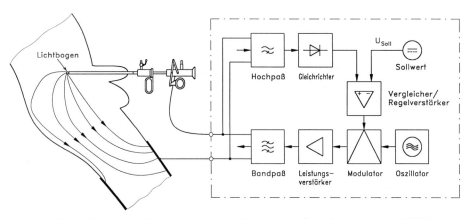

Abb. 2.19. Blockdiagramm eines Generators mit automatischer Regelung der HF-Leistung während des Schneidens unterschiedlicher Gewebeteile (Beispiel: Transurethrale Resektion, TUR)

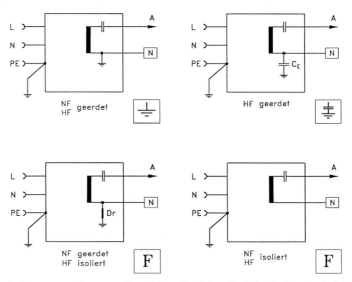

Abb. 2.20. Schaltungsarten der neutralen Chirurgie-Elektrode (N) mit den Symbol-Kennzeichen
F Floating Output

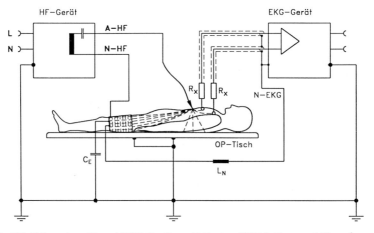

Abb. 2.21. HF-Chirurgiegerät und EKG-Gerät am Patienten. EKG-Leitung mit Strombegrenzung

e) Diagnose des Wassergehalts der Lunge

Das Lungenödem ist gekennzeichnet durch einen abnorm hohen (zwei- bis drei-
fachen) und das Lungenemphysem (abnorme Vermehrung des Luftgehalts der
Lunge) durch einen um 35 bis 50 % reduzierten extravaskulären Wassergehalt der
Lunge. Da wasserreiches Gewebe mehr Mikrowellenenergie absorbiert als wasser-
armes, lassen sich diese Krankheiten durch Messung der Reflexion oder Transmission von Mikrowellen beim Durchgang durch den Thorax diagnostizieren
(vgl. Abb. 2.22).

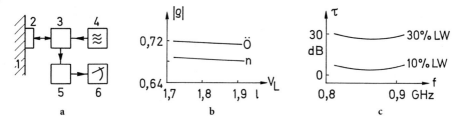

Abb. 2.22. a Blockschaltbild der Anordnung zur Mikrowellendiagnose des Wassergehalts der Lunge. *1* Brustwand, *2* Mikrowellenelektrode (10 × 10 cm), *3* Richtkoppler, *4* UHF-Generator, *5* Analysator, *6* Schreiber; **b** Absorptionskoeffizient $|\varrho|$ für Mikrowellen bei normaler Lunge (*n*) und bei Lungenödem (*ö*); V_L Lungenvolumen; **c** Transmissionskoeffizient τ für Mikrowellen in Abhängigkeit von der Frequenz *f* bei verschiedenen Anteilen Lungenwasser (*LW*)

Die benötigte Mikrowellenleistung beträgt 50 bis 500 μW (0,5 bis 5 μW/cm²) und die Frequenz 800 bis 900 MHz. Röntgenstrahlen und Indikatormethoden sind für solche Untersuchungen zu unempfindlich.

f) Abbildung und Fernmessung durch Mikrowellen

Bei Bestrahlung des Körpers mit Mikrowellen entstehen auf der Körperoberfläche HF-Ströme, deren Richtungen und Amplituden die Randbedingungen für das elektromagnetische Strahlungsfeld erfüllen. Diese Oberflächenströme sind die Quellen eines Streufelds, dessen Intensitätsverteilung das Mikrowellenbild des Objekts darstellt. Zur Aufnahme dieses Bilds wird das Objekt mit einer stark bündelnden Richtantenne abgetastet. Die Aufzeichnung der Empfangsleistung in Abhängigkeit von der Richtung der Antenne ergibt das Mikrowellenbild.

Die Intensität des Streufelds ist nur wenig von der Frequenz abhängig. Durch Ausnutzung der Frequenzinformation, d. h. durch ein Meßsignal hoher Bandbreite, kann man aber zu einer Bestimmung der Laufzeit und damit zu einer zusätzlichen Entfernungsinformation kommen, die das Tiefenauflösungsvermögen wesentlich verbessert.

Die Ausbreitung und Streuung von Mikrowellen im Gewebe hängt von ε_r (= 5...50) und σ (= 1...500 S/m) ab. Diese weiten Bereiche ergeben einen guten Kontrast bei der Mikrowellenabbildung. Das laterale Auflösungsvermögen beträgt einige Wellenlängen, also z. B. einige mm bei 30 GHz.

Es gibt auch eine thermoelastische Mikrowellenabbildung von Gewebe. Mikrowellenimpulse erzeugen im Gewebe thermoelastische Druckwellen, die mit einem Drucksensor erfaßt werden. Bei einer Frequenz der Druckwellen von 150 kHz bis 1 MHz wurde ein räumliches Auflösungsvermögen von etwa 1 cm erreicht.

Durch einen Mikrowellenstrahl von 2,5...25 GHz, dessen Doppler-Streusignal ausgewertet wird, ist auch eine kontaktfreie Fernmessung von Körperbewegungen infolge der Tätigkeit des Kreislauf- und Atemsystems möglich. Die Herz- und Atemfrequenz lassen sich z. B. in einigen cm Abstand gut bei 10 GHz und die Pulswellen von Arterien bei 25 GHz erfassen (vgl. Abb. 2.23). Mit mm-Wellen kann die Atemfrequenz sogar noch in 30 m Abstand detektiert werden.

Abb. 2.23. Vergleich der nichtinvasiv
gemessenen Mikrowellen-Doppler-
Druckwelle (*1*) mit der invasiven intraaortalen Druckwelle (*2*). *3* EKG

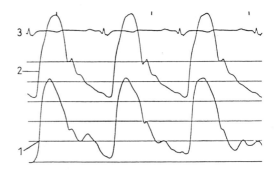

g) Nichtthermische Wirkungen, Bestrahlungsschäden
   und zulässige Leistungsdichten

Schwache elektromagnetische Felder, welche die Gewebetemperatur um weniger als
0,1 °C erhöhen, können chemische, physiologische und Verhaltensänderungen des
Organismus bewirken, wenn die HF-Energie in einem bestimmten Frequenz- und
Energiefenster angeboten wird. Die beobachteten Effekte beruhen auf Änderungen
der Zellmembranfunktion.

Rechteckförmige Mikrowellenimpulse (Frequenz 200 bis 3000 MHz, Pulsrate
200 bis 400 Hz, Pulsbreite 1 bis 100 µs, mittlere Leistungsdichte 0,4 bis 2 mW/cm²)
erzeugen bei Bestrahlen des Kopfs einen hörbaren Ton, der von hinten oder aus
dem Hinterkopf zu kommen scheint. Der Ton entsteht dadurch, daß die Mikrowel-
lenstrahlung einen raschen Temperaturanstieg und damit eine thermoelastische
Expansion der Hirnmasse hervorruft. Dadurch bildet sich eine akustische Druckwelle, die über die Schädelknochen fortgeleitet, von den Haarzellen der Cochlea
aufgenommen und deshalb hörbar wird.

Weitere nichtthermische Folgeerscheinungen der Mikrowellenbestrahlung
beruhen darauf, daß die Gewebeerhitzung Änderungen von Organfunktionen, die
Schädigung von Chromosomen und die Aktivierung oder Inaktivierung von Viren
bewirkt. Es wurden auch Effekte auf das EEG, den Embryo, auf hormonproduzie-

Abb. 2.24. Zulässige Grenzwerte der Leistungsdichte
elektromagnetischer Strahlung. *1* ANSI, *2* Rußland, Beschäftigte, *3* Rußland, allgemeine Bevölkerung

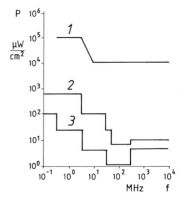

Abb. 2.25. Zulässige Grenzwerte der elektrischen Feldstärke elektromagnetischer Strahlung. *AB* allgemeine Bevölkerung, *B* Beschäftigte

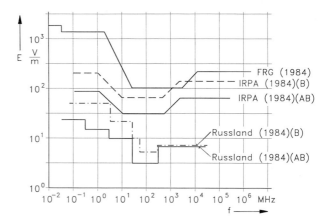

rende Drüsen, das kardiovaskuläre System und das Verhalten von Tieren festgestellt.

Zulässige Grenzwerte der elektromagnetischen Feldexposition wurden u.a. von der IRPA (International Radiation Protection Association) und dem ANSI (American National Standards Institute) festgelegt. Die Abb. 2.24 und 2.25 zeigen diese Grenzen für die Leistungsdichte (Abb. 2.24) und die elektrische Feldstärke (Abb. 2.25) in Abhängigkeit von der Frequenz. Die Grenzwerte für Russland liegen im Vergleich dazu wesentlich niedriger.

Die Grenzwerte der spezifischen Absorptionsrate (SAR) sind nach ANSI: 0,4 W/kg während 6 min bei Ganzkörperbestrahlung und Frequenzen $\geqslant 10$ MHz bzw. 4 W/kg während 6 min, gemittelt über je 1 g des Körpergewebes. Diese Werte basieren auf Tierversuchen und gelten für die Gesamtbevölkerung.

2.2.1.2
IR-, Licht- und UV-Strahlung

a) IR-Strahlung ($\lambda = 0,75 \ldots 1000$ μm)

Die Infrarotstrahlung, die von W. Herschel im Jahr 1900 im Sonnenlicht entdeckt wurde, findet sowohl in der medizinischen Diagnostik als auch in der Therapie Anwendung. Als technische IR-Strahlungsquellen dienen Glühlampen mit IR-Filter und Laser. IR-Strahlung kann in Körpergewebe eindringen und bei geringer Schichtdicke auch hindurchtreten. Die Absorption hängt von der Wellenlänge sowie von der Art und Dicke der durchstrahlten Gewebeschicht ab.

In der Diagnostik wird die IR-Strahlung u.a. zur Bestimmung der Blutfülle (Plethysmographie), des Blutsauerstoffgehalts (Oximetrie), des Pupillendurchmessers des Auges (Pupillometrie) und zur photometrischen Analyse von Körperflüssigkeiten (IR-Spektralphotometrie) verwendet. Die Pupillenmessung ist möglich, weil die IR-Strahlung von der Pupille absorbiert und von der Iris diffus reflektiert wird. In der Therapie findet IR-Strahlung hoher Leistung vor allem bei der Laser-Chirurgie und anderen Gewebebehandlungen Anwendung.

Bei der Laser-Bestrahlung von Gewebe lassen sich je nach der Leistungsdichte drei Effekte unterscheiden:

Photochemische Effekte: $10^{-2} \dots 1$ W/cm^2
Photothermische Effekte: $10 \dots 10^6$ W/cm^2
Photoionisierende Effekte: $10^7 \dots 10^{12}$ W/cm^2.

Je nach der erzeugten Gewebetemperatur ergeben sich folgende biologische Veränderungen:

Bis 45 °C	keine Änderungen
45 … 60 °C	Enzymänderungen, Ödembildung (teilweise reversibel)
60 … 65 °C	Eiweißdenaturierung, Eiweißkoagulation, Nekrosebildung (irreversibel)
90 … 100 °C	Flüssigkeitsverlust, Trocknung, Schrumpfen
> 150 °C	Karbonisierung, mechanische Schädigung
> 300 °C	Gewebeverdampfung

Diese Wirkungen werden durch die Leistungsdichte und Einwirkzeit der Laserstrahlung bestimmt. Leistungsdichtewerte über 10^7 W/cm^2 werden mit hochenergetischen Laserimpulsen erzielt. Solche Impulse erzeugen nichtlineare Effekte, bei denen die hohe Photonendichte (hohe elektrische Feldstärke) ein Aufbrechen der Molekülbindungen und damit eine Ionisation im Gewebe bewirkt. Die hohe Feldstärke führt zu verstärkter Absorption und zur Abtragung von Materie (*Photoablation*). Bei noch höherer Energiedichte kommt es zum optischen Durchbruch, bei dem die photoinduzierte Feldstärke so hoch ist, daß durch Ionisation ein sich explosionsartig ausdehnendes Plasma und als Folge davon eine mechanische Stoßwelle entsteht, die das Gewebe zerreißt (*Photodisruption*) (vgl. Abb. 2.26).

Abb. 2.26. Die verschiedenen Laserwirkungen im Leistungsdichte-Pulsdauer-Diagramm

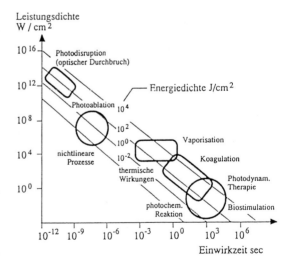

Laser-Anwendungen

Für den Einsatz in der Medizin eignen sich Laser mit genügend hoher Ausgangsleistung (bis zu mehreren 100 W). Es sind dies der CO_2-Gaslaser, der Argon-Gaslaser und der Neodym-YAG-Festkörperlaser (vgl. Tabelle 8).

Im Wellenlängenbereich von 0,3 bis 2 μm (Nd-YAG- und Argonlaser) wird die Laserleistung (bis 100 W Dauerstrichleistung) mit Quarzglasfasern und im übrigen Bereich (CO_2-Laser) mit Spiegelgelenkarmen zum Anwendungsort übertragen.

Tabelle 8. Eigenschaften von Lasern für medizinische Anwendungen

Größe	CO_2-Laser	Nd-YAG-Laser	Argonlaser
Wellenlänge (μm)	10,6	1,06	0,5
Typische Ausgangsleistung (W)	100	60…100	3…10
Wirkungsgrad (%)	10	1	0,1
Absorptionskoeffizient in Wasser (1/cm)	950	0,29	$2,3 \cdot 10^{-4}$
Eindringtiefe in Wasser (cm)	10^{-2}	ca. 5	groß

Einsatzgebiete der verschiedenen Laser

CO_2-Laser

Der CO_2-Laser wird für operative Gewebeschnitte eingesetzt. Der Laserstrahl wird dabei mit Hilfe einer Linse auf die Gewebeoberfläche fokussiert (Brennfleckdurchmesser einige 100 μm) und erzeugt dort eine Leistungsdichte von der Größenordnung 100 kW/cm². Der in das Gewebe eindringende Strahl wird wegen des hohen Absorptionsvermögens des Gewebewassers (Absorption der OH-Schwingungsbanden) schon in geringer Eindringtiefe vollständig absorbiert (vgl. Abb. 2.27 a). Das Wasser verdampft dabei sehr rasch (vollständige H_2O-Verdampfung in 25 ms bei 170 W in 1 mm³ Gewebe), wobei die Temperatur wegen der Siedekühlung nicht wesentlich über 100 °C liegt. Nach Verdampfen des Wassers erfolgt ein steiler Temperaturanstieg, der zur Zerstörung von Eiweißmolekülen und

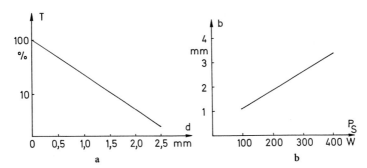

Abb. 2.27. a Transmission T von Laserstrahlen in Abhängigkeit von der Gewebeschichtdicke *d*; **b** Schnittbreite *b* in Abhängigkeit von der Laserstrahlungsleistung P_S (2,5 mm s⁻¹ Schnittgeschwindigkeit)

damit zum Zersprengen der Zellwände führt. Auf diese Weise lassen sich Gewebe-schnitte mit einer Geschwindigkeit von etwa 10 cm/min ausführen. Die Koagula-tionswirkung der Laserstrahlung ermöglicht ein weitgehend blutloses Schneiden auch größerer Gefäße und Organe. Die Breite der nekrotischen Randzone des Schnitts kann bezüglich Blutstillung und Wundheilung durch günstige Wahl der Strahlungsleistung optimiert werden (vgl. Abb. 2.27 b).

Anwendungsbeispiele: Operationen an gefäßreichem Gewebe, Tumorchirurgie, Operationen an den Stimmbändern, Zerstörung organischer Reste an den Zähnen, Umstrukturierung des Zahnschmelzes und dadurch Schließung von Fissuren (Rissen).

Nd-YAG-Laser

Die Strahlung dieses Lasers erzeugt im Gewebe tiefreichende Koagulationsherde. Sie wird daher u.a. zur Koagulation von Blutgefäßen und zum Nekrotisieren erkrankter Gewebeteile eingesetzt.

Anwendungsbeispiele: Endoskopische Laserchirurgie im Magen-Darm-Trakt, Stillung von Magenblutungen, transurethrale Zerstörung von Blasentumoren, Abtragung zerstörten Gewebes bei großflächigen Hautverbrennungen.

Nach Injektion eines Photosensitizers (Chromophors), der im Tumorgewebe eine höhere Verweildauer als im gesunden Gewebe hat, kann nach einer Latenzzeit von mehreren Tagen durch Bestrahlung mit Laserlicht eine chemische Reaktion, nämlich die Bildung von toxischen Sauerstoffradikalen, ausgelöst werden, welche die Tumorzellen zerstört. Eine zytotoxische Wirkung hat auch die interstitielle Thermotherapie (ITT). Weitere Anwendungen sind das Verschweißen von durch-trennten Gefäßen, das Bestrahlen der Gallertkörper von Bandscheiben zur Vermin-derung des Druckschmerzes, die Rekanalisierung von Herzkranzgefäßen mit 25 W-Laserimpulsen und die laserinduzierte Schockwellen-Lithotripsie (Stein-zertrümmerung).

Argonlaser

Für die blaugrüne Strahlung dieses Lasers weist das Hämoglobin ein großes Absorptionsvermögen auf. Daher eignet sich die Strahlung für die Koagulation von Blutgefäßen und Gewebe. Wegen der geringen Absorption in Wasser sind auch Ein-griffe am Augenhintergrund möglich.

Ein Anwendungsbeispiel ist das Laser-Punktschweißen der Retina am Augen-hintergrund bei Netzhautablösung. Unter Ausnutzung eines Teils der Brechkraft des Auges wird der Laserstrahl auf die Netzhaut fokussiert (Brennfleckdurchmes-ser 0,05 bis 0,5 mm). Die eingestrahlte Energie wird so gewählt, daß im Brennfleck das Gewebe denaturiert wird. Der dann einsetzende Entzündungsprozeß mit Ge-webeneubildung führt zur Verbindung der Netzhaut mit dem darunterliegenden Gewebe oder zum Verschluß von Netzhautlöchern.

Lasersicherheit

Beim Arbeiten mit Laserstrahlen sind die Augen und die Haut von Patienten und Personal am meisten gefährdet. Auch sekundäre Effekte wie unbeabsichtigte

Bestrahlung entzündbarer Substanzen und chemische sowie elektrische Gefährdung spielen eine Rolle.

Die Schädlichkeitsgrenze der Laserstrahlung liegt für die Augen bei 7 bis 10 mW. Der zulässige Grenzwert in den USA beträgt 40 µW.

Anwendung von Lasern in der minimal invasiven Chirurgie

Bei der *transmyokardialen Laser-Revaskularisation* (TMR) werden durch eine Öffnung im Brustkorb Lichtimpulse eines CO_2-Lasers durch den Herzmuskel geschickt, wenn der Muskel wegen verkalkter Kranzgefäße nicht mehr genügend durchblutet wird. Der Laserstrahl erzeugt ein 1 mm breites Loch. Das Blut in der Herzkammer absorbiert das Laserlicht, so daß es nicht den ganzen Körper perforiert. In das Loch, das sich an der Oberfläche schnell schließt, strömt sofort sauerstoffreiches Blut. Bis zu 60 solcher Versorgungskanäle werden bei schwerkranken, auf andere Weise nicht mehr therapierbaren Patienten erzeugt. Die meisten der Kanäle gleichen nach kurzer Zeit einem natürlichen Blutgefäß. Sie bekommen eine innere Auskleidung und werden von einem feinen Adernetz umsponnen.

Die *laserinduzierte Thermotherapie* (LITT) ist ein Verfahren, bei dem die Energie eines Festkörperlasers durch einen Lichtwellenleiter zum Kern eines Tumors geführt wird. Der Tumor wird dadurch zerstört. Auf gleiche Weise wird auch die gutartige Vergrößerung der Prostata behandelt. Bei der *photodynamischen Therapie* wird dem Patienten ein Farbstoff als Photosensibilisator eingespritzt, der sich z. B. innerhalb von 48 Stunden bevorzugt in Tumorzellen anreichert. Seine Fluoreszenzeigenschaften bei Anregung mit UV-Licht ermöglichen das Auffinden schwer erkennbarer Tumore. Zur Therapie wird wegen der großen Eindringtiefe im Gewebe rotes Laserlicht verwendet. Die Laserlichtabsorption im Tumorgewebe, die durch den Farbstoff selektiv verstärkt wird, führt zu nichtthermischen phototoxischen Prozessen mit anschließender Tumorzerstörung.

Zur Zeit befinden sich etwa 3000 Lasergeräte in deutschen Kliniken und Arztpraxen. Der Weltmarkt für Medizinlaser beträgt rund 1 Mrd. USD.

b) Lichtstrahlung ($\lambda = 0,4 \ldots 0,75$ µm)

Lichtstrahlungsquellen sind Glüh- und Gasentladungslampen sowie Laser jeweils ohne oder mit Filter. Licht wird bereits an der Körperoberfläche vollständig absorbiert bzw. reflektiert. Anwendungsgebiete sind die optische Inspektion der Augen und von Körperhöhlen (*Endoskopie*).

Ein Endoskop (vgl. Abb. 2.28) enthält zwei Glasfaserbündel (zur Beleuchtung und zur Bildübertragung). Das Bündel für die Bildübertragung besteht aus etwa $2 \cdot 10^5$ Fasern von je 50 µm Durchmesser, die zur Vermeidung von Nebenschlüssen in eine Substanz mit passendem Brechungsindex eingebettet sind. Jede einzelne Glasfaser nimmt objektivseitig den Lichtfluß eines Objektpunkts auf und leitet ihn zur Okularseite weiter. Die Anordnung der Faserenden am Okular stimmt mit der am Objektiv genau überein. Dadurch entsteht ein Punktrasterbild, das alle Feinheiten des Objekts wiedergibt. Endoskope sind etwa 1 m lang und haben einen Außendurchmesser von ca. 1 cm; das Faserbündel zur Bildübertragung hat einen

Abb. 2.28. Querschnitt durch ein Endoskop. *P* Prisma, *Ob* Objektiv, *GB* Glasfasern zur Bildübertragung, *GL* Glasfasern zur Lichtübertragung, *Ok* Okular

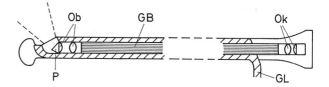

Durchmesser von ca. 5 mm. Das übertragene Bild kann mit einer Fernseheinrichtung aufgenommen werden (Endotelevision).

Endoskope dienen zur Untersuchung der Speiseröhre (Ösosphagoskopie), des Magens (Gastroskopie), des Dünndarms (Enteroskopie), des Zwölffingerdarms (Bulboskopie), des Dickdarms (Coloskopie), der Blase (Cystoskopie) und der Gebärmutter (Hysteroskopie). Neben der visuellen Beobachtung ist mit Endoskopen auch die gezielte Entnahme von Gewebe, die Entfernung von Fremdkörpern, die Abtragung von Gewebe und Stillung von Blutungen mittels HF-Koagulation und die lokale Injektion von Medikamenten möglich.

Eine moderne Methode zur Frühdiagnose von Hautkrebs ist die quantitative Erfassung der Lichtreflexion an der Haut. Eine Videokamera bildet die Hautoberfläche ab und gibt die Bilddaten an einen Diagnose-Computer (Danaos, Diagnostic und Neural Analysis of Skin Cancer), der durch Vergleich mit bekannten Mustern bereits im Frühstadium zwischen gut- und bösartigen Hautveränderungen unterscheiden kann. Damit wird eine Haut-Reihenuntersuchung als Vorsorgemaßnahme möglich.

c) UV-Strahlung ($\lambda = 10^{-2} \ldots 0,4\ \mu m$)

Als UV-Strahlungsquellen dienen Gasentladungslampen und Excimerlaser ($\lambda = 0,2 \ldots 0,4\ \mu m$). UV-Strahlung dringt nur wenig in den Körper ein. Ihre biologische Wirkung umfaßt zwei Stufen: (1) die Absorption eines UV-Quants und die Anregung des absorbierenden Moleküls: $A + hf \rightarrow A^*$. (2) Eine photochemische Reaktion des angeregten Moleküls unter Bildung von Dimeren: $A^* + B \rightarrow (AB)^*$. Anwendungsgebiete sind die UV-Entkeimung von Klimaanlagen in Krankenhäusern, die UV-Desinfektion von Trinkwasser und die UV-Luftentkeimung in Operationssälen. Excimerlaser werden u.a. für die Gefäßrekanalisierung, d.h. für die Abtragung von Plaqueschichten in Gefäßen, eingesetzt.

2.2.1.3
Röntgenstrahlung ($\lambda = 10^{-3} \ldots 10\ nm$)

Die Strahlung wird durch Röntgenröhren erzeugt, in denen ein Elektronenstrahl mit hoher Energie auf eine Anode (Antikathode) trifft (vgl. Abb. 2.29). Ein Teil der Röntgenstrahlung (nämlich die *Röntgenbremsstrahlung*) entsteht durch kontinuierliche Abbremsung der Elektronen im elektrischen Feld zwischen den Elektronenschalen der Atome und ein zweiter Teil (die *charakteristische Strahlung*) durch diskontinuierlichen Energieverlust der Elektronen bei der Anregung der innersten Elektronenschalen der Atome in der Anode (vgl. Abb. 2.30).

Abb. 2.29. Schema einer Röntgenröhre.
K Kathode, *A* Anode (Antikathode),
U$_a$ Anodenspannung, *ES* Elektronenstrahl,
RS Röntgenstrahl, *F* Röntgenstrahlenfenster,
G evakuierte Glas- oder Metallröhre

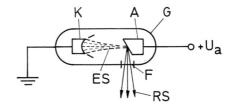

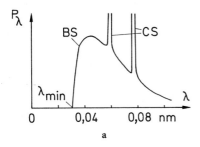

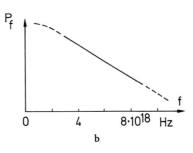

Abb. 2.30. a Spektrale Röntgenstrahlleistung P_λ in Abhängigkeit von der Wellenlänge λ. *BS* Bremsstrahlung, *CS* charakteristische Strahlung, λ_{min} kurzwellige Grenze des Bremsspektrums; **b** spektrale Röntgenstrahlleistung P_f in Abhängigkeit von der Frequenz f für einen Teil des Bremsspektrums (ohne charakteristische Strahlung)

Die Breite des Bremsspektrums (BS) ist eine Folge der Energieübertragung durch Mehrfachstöße der auf die Anode treffenden Elektronen. Die kurzwellige Grenze (Kante) λ_{min} ergibt sich aus der Übertragung der gesamten Elektronenenergie eU_a in einem Einzelstoß. Daraus folgt

$$eU_a = h f_{max} = \frac{hc}{\lambda_{min}} \tag{2.19}$$

oder

$$\frac{\lambda_{min}}{\mu m} = \frac{1{,}24}{U_a/V} \tag{2.20}$$

(Gesetz von Duane und Hunt).

Zwischen P_f und P_λ besteht die Beziehung

$$P_f \Delta f = P_\lambda \Delta \lambda. \tag{2.21}$$

Für die spektrale Röntgenstrahlleistung P_f gilt angenähert:

$$P_f = a I_a Z (f_{max} - f), \tag{2.22}$$

wobei a eine Konstante und Z die Ordnungszahl des Anodenmaterials ist. Daraus folgt für die gesamte abgegebene Strahlungsleistung P_R:

$$P_R = \int_0^{f_{max}} P_f \, df = \frac{a}{2} I_a Z f^2_{max}. \tag{2.23}$$

Mit $f_\text{max} = eU_a/h$ wird

$$P_R = C\,U_a^2\,I_a\,Z.\tag{2.24}$$

Die Anodenspannung U_a beträgt etwa 10 kV bis einige MV; die Größenordnung von I_a ist 10 mA. Die Anode besteht aus thermisch hochbelastbarem Material mit hoher Ordnungszahl Z (z.B. W, Ta, Mo). Unter der *Härte der Röntgenstrahlung* versteht man die mittlere Energie der Röntgenquanten. Der *Wirkungsgrad einer Röntgenröhre* ist

$$\eta = \frac{P_R}{U_a I_a} = C\,U_a\,Z\;(<1\%).\tag{2.25}$$

Die *Güte einer Röntgenröhre* ist definiert durch

$$G = P_R/A_R\tag{2.26}$$

(A_R effektive Brennfleckfläche = Projektion des Brennflecks in die Richtung der Röntgenstrahlachse).

Um die zulässige Anodentemperatur einzuhalten, wird die Anode mit Strahlungs-, Umlauf- oder Siedekühlung betrieben. Eine weitere Möglichkeit ist die Verwendung einer tellerförmigen Drehanode mit zehnfach höherer zulässiger Anodenverlustleistung im Vergleich zur ruhenden Anode.

Die Schwächung der Röntgenstrahlung im Gewebe erfolgt nach einer e-Funktion durch Absorption (Koeffizient μ, vgl. Abb. 2.31) und Streuung (Koeffizient σ). In Abb. 2.31 bedeuten die Abkürzungen *Ph* Photoeffekt ($A + hf \to A^+ + e$); *C* Compton-Effekt ($A + hf \to A^* + hf'$) und *P* Paarbildung ($hf \to e^+ + e^-$).

Der Absorptionskoeffizient μ ist der Gewebedichte ϱ proportional; daher erhält man eine geringere Absorption in Fett- und Muskelgewebe (Bestandteile u.a. C, H, O) und eine starke Absorption in den Knochen (Bestandteil u.a. Ca).

Röntgendiagnostik

Das Prinzip der Röntgendiagnostik besteht in der Erzeugung von kontrastreichen Schattenbildern bei der Röntgendurchstrahlung von Knochen und weichem Gewebe.

Abb. 2.31. Der Absorptionskoeffizient μ für Röntgenstrahlen als Funktion der Wellenlänge λ. Angegeben sind auch die Anteile an der Absorption, hervorgerufen durch den Photoeffekt (*Ph*), den Compton-Effekt (*C*) und die Paarbildung (*P*)

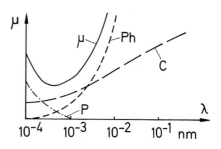

a) Röntgenographie

Abbildung 2.32 zeigt das Schema einer Bildverstärker-Fernsehkette für die Röntgenographie. In Abb. 2.33 sind zwei Bauformen von Röntgenbildverstärkern dargestellt. Die Röhre nach Abb. 2.33a enthält eine Photokathode und zwei Leuchtschirme. Der von der Röntgenstrahlung angeregte erste Leuchtschirm S_1 wirft sein Licht auf die angrenzende Photokathode PK. Deren Elektronenbild wird durch die Linse L auf den zweiten Leuchtschirm S_2 projiziert. Die Kanalplatte für die Bildverstärkung in Abb. 2.33b enthält eine große Anzahl von parallelen Mikrokanälen, die mit einer Widerstandsschicht ausgekleidet sind. Die Kanäle haben einen Durchmesser von 25 bis 50 µm, einen Kanalmittenabstand von 30 bis 50 µm und einen Wandwiderstand von 10^7 bis 10^8 Ohm. Zwischen beiden Seiten der Kanalplatte liegt eine Spannung von 1 bis 2 kV. Eindringende Röntgenquanten lösen an den Kanalwänden Sekundärelektronen aus, die zum Kanalende hin beschleunigt werden. Durch fortwährende Stöße auf die Kanalwände werden die Sekundärelektronen lawinenartig vermehrt. Die Stromverstärkung beträgt etwa 10^3.

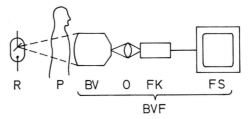

Abb. 2.32. Schema einer Bildverstärker-Fernsehkette für die Röntgenograpie. R Röntgenröhre, P Patient, BV Bildverstärker, O Optik, FK Fernsehkamera, FS Fernseh-Sichtgerät, BVF Bildverstärker-Fernsehkette

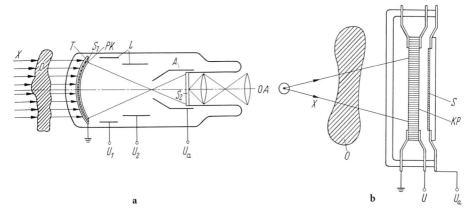

Abb. 2.33. a Aufbau eines Röntgenbildverstärkers mit elektronenoptischem Linsensystem. X Röntgenstrahlung, O Objekt (Patient), T transparente Metallschicht, S_1 erster Leuchtschirm, der das Röntgenbild in ein optisches Bild umsetzt; PK Photokathode, die das optische Bild in ein Photoelektronenbild umwandelt; L Elektronenlinse, A Anode, S_2 zweiter Leuchtschirm, OA optisches Abbildungssystem; **b** Aufbau eines Röntgenbildverstärkers mit Kanalplatte. X Röntgenstrahlung, O Objekt, KP Kanalplatte zur Verstärkung von Elektronenbildern, S Leuchtschirm, U Betriebsspannung der Kanalplatte, U_a Beschleunigungsspannung für die Elektronen

Neben Bildverstärkern werden für die Erzeugung eines Röntgenbilds auch Verstärkerfolien verwendet. Sie enthalten eine Leuchtstoffschicht, in der ein großer Teil der Röntgenstrahlung in sichtbares Licht umgewandelt wird (vgl. Abb. 2.34). Als Leuchtstoffsubstanzen dienen z.B. $CaWO_4$ (blau), LaOBr : Tb (blau), La_2O_2S : Tb (grün) und Gd_2O_2S : Tb (grün).

Zur Belichtung wird der beidseitig mit einer hochauflösenden Silberhalogenidemulsion beschichtete Röntgenfilm zwischen zwei fluoreszierende Verstärkerfolien gelegt (Sandwich-Prinzip). Diese bewirken 97 % der Filmschwärzung, der Rest stammt direkt von der Röntgenstrahlung. Der Film wird naßchemisch entwickelt.

Neuerdings gibt es auch wiederverwendbare Speicherfolien, die das Röntgenbild über Stunden latent speichern und bei Bestrahlung mit rotem Licht als Lumineszenbild sichtbar werden lassen. Bei Abtastung mit einem Laserstrahl wird das Bildsignal punktweise abgefragt und in ein digitalisierbares elektrisches Signal umgesetzt (Digitale Lumineszenz-Radiographie, DLR). In vernetzten radiologischen Klinikabteilungen dient das Verfahren zur Übertragung und Archivierung von Röntgenbildern.

Durch Verstärker- und Speicherfolien wird die notwendige Röntgenstrahlungsdosis um den Faktor 10 bis 20 und durch Einsatz von Röntgenbildverstärkern nochmals um einen Faktor 5 bis 10 reduziert (vgl. Abb. 2.35).

Abb. 2.34. Aufbau einer Verstärkerfolie für Röntgenstrahlung. *1* antistatische Schutzschicht aus transparentem Kunstharz (10...15 μm), *2* Röntgenleuchtstoff in transparentem Kunststoff (100...500 μm), *3* Reflexionsschicht (10...30 μm), *4* antistatischer Polyesterfilm (250 μm)

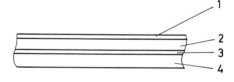

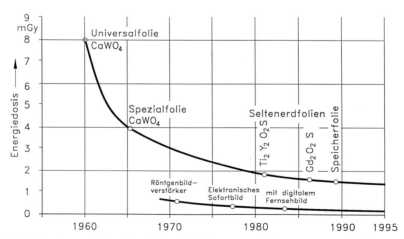

Abb. 2.35. Reduzierung der Strahlenbelastung bei Röntgenaufnahmen seit 1960 durch Einsatz verbesserter Verstärker- und Speicherfolien sowie von Röntgenbildverstärkern

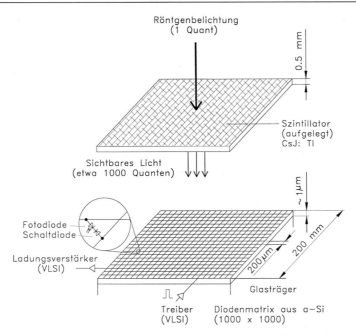

Abb. 2.36. Aufbau eines flachen Röntgenbild-Matrixdetektors mit Szintillationsschicht und Photodiodenmatrix

Im Stadium der Entwicklung und ersten Erprobung befindet sich ein flacher Röntgenbild-Matrixdetektor (Abb. 2.36). Er besteht aus einer etwa 0,5 mm dicken, 20×20 cm^2 großen Szintillatorschicht aus CsJ (Tl), die das Röntgenlicht in sichtbares Licht umwandelt. Darunter liegt auf einem Glasträger eine etwa 1 µm dicke Schicht aus amorphem Silizium (a-Si), in die eine Matrix von z.B. 1000×1000 Photodioden zusammen mit einer gleichen Anzahl von Schaltdioden eindiffundiert ist. Die Schaltdioden erlauben die Adressierung jedes einzelnen Bildelements. Der Detektor liefert ein Sofortbild mit hoher Orts- und Kontrastauflösung.

b) Angiographie

Einfache Angiographie

Unter Angiographie versteht man die Abbildung von Blutgefäßen durch Röntgenstrahlen nach Einspritzung eines Kontrastmittels in die Blutbahn. Einen besseren Bildkontrast ergibt die Subtraktionsangiographie.

Subtraktionsangiographie

Dabei werden zwei Röntgenaufnahmen, die vor und nach Einspritzung des Kontrastmittels gewonnen wurden, elektronisch voneinander subtrahiert (vgl.

Abb. 2.37). Dadurch werden deckungsgleiche Bildanteile eliminiert und die mit Kontrastmittel gefüllten Gefäße hervorgehoben. Die gewonnenen Videosignale werden logarithmiert, weil das Subtraktionsbild gleiche Schwärzungsdifferenzen, die in hellen bzw. dunklen Bereichen des Bildes liegen, auch gleich groß wiedergeben soll.

Digitale Subtraktionsangiographie (DSA)

Die digitale Verarbeitung des Subtraktionsbilds (vgl. Abb. 2.38) bietet u. a. die Möglichkeit der Bildspeicherung, Bilddatenreduktion, Bildfehlerkorrektur und Merkmalsextraktion. Bei der digitalen Funktionsangiographie werden die dynamischen Dichteänderungen jedes Bildelements (Pixels) ausgewertet. Damit läßt sich die Blutstromstärke und Blutstromverteilung in den Gefäßen erfassen.

c) Röntgenbild-Kontrastharmonisierung

Prinzip: Verbessern der Detailerkennbarkeit von Röntgenbildern durch Reduzieren der störenden Kontraste von groben Strukturen mittels eines Ortsfrequenz-Hochpasses bei gleichzeitiger Erhaltung der Detailkontraste (vgl. Abb. 2.39).

Abb. 2.37. Blockdiagramm eines Systems zur Angiographie. *1* Leeraufnahme, *2* Füllungsaufnahme, *3* Fernsehkameras, *4* logarithmische Verstärker, *5* Differenzverstärker, *6* Fernseh-Einheit, *7* Sichtgerät, *8* Beleuchtung

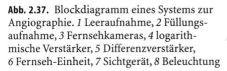
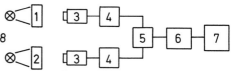

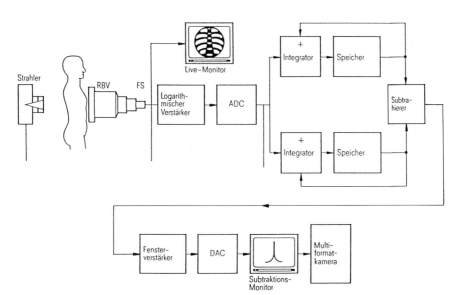

Abb. 2.38. Anordnung für die digitale Subtraktionsangiographie

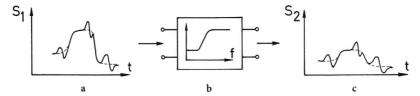

Abb. 2.39 a–c. Verfahren der Röntgenbild-Kontrastharmonisierung. **a** Signalverlauf einer Röntgenbildzeile. **b** Ortsfrequenz-Hochpaß. **c** Signalverlauf einer Röntgenbildzeile nach Reduzierung der Signalanteile für grobe Strukturen durch den Ortsfrequenz-Hochpaß

d) Röntgen-Densitometrie

Prinzip: Rasche Injektion eines Röntgenkontrastmittels (als Indikator) in den Kreislauf und Messung der Konzentrations-Zeit-Kurve des Indikators weiter stromabwärts. Daraus lassen sich wichtige Kreislaufgrößen, wie das Herzzeitvolumen, die mittlere Zirkulationszeit, das Blutvolumen zwischen Injektions- und Meßort sowie das Kurzschluß- bzw. Rückströmvolumen bei Herzfehlern erfassen (Angiokardio-Densitometrie).

Je nach dem Verfahren, wie das am Bildverstärkerausgang erzeugte Röntgenbild ausgewertet wird, unterscheidet man zwischen *Cine-, Video-* und *Leuchtschirm-Densitometrie* (vgl. Abb. 2.40). Dabei handelt es sich um die photometrische Auswertung eines Röntgenfilms mit Bildfrequenzen von 50 bis 200 s^{-1} (Cine-D.), um die Abtastung und Auswertung des Röntgenbilds mit einer Fernsehkamera (Abtastintervall 20 ms, entsprechend 50 Meßwerten je Sekunde; Video-D.) oder um die kontinuierliche Photometrie von Leuchtschirm-Bildpunkten mittels SEV (Leuchtschirm-D.).

Abb. 2.40. Auswertung eines Röntgenbilds durch Cine- (*CD*), Video- (*VD*) und Leuchtschirm-Densitometrie (*LD*). *R* Röntgenröhre, *P* Patient, *B* Bildverstärker, *M* Monitor, *FSK* Fernsehkamera, *F* Filmkamera, *PR* Projektor, *PF* Projektionsfläche, *BS* Bandspeicher, *BA* Bildauswertung, *LS* Leuchtschirm

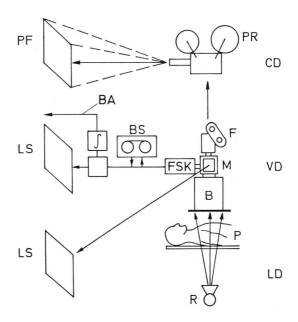

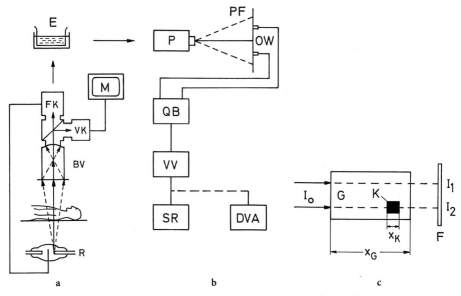

Abb. 2.41 a–c. Verfahren der Cine-Densitometrie. **a** radiographischer Teil. *R* Röntgenröhre, *BV* Bildverstärker, *FK* Filmkamera, *VK* Videokamera, *M* Monitor, *E* Entwickler. **b** densitometrischer Teil. *P* Projektor, *PF* Projektionsfläche, *OW* optoelektronische Wandler, *QB* Quotientenbildner, *VV* Verstärker, *SR* Schreiber, *DVA* Datenverarbeitungsanlage; **c** Schema zur Bestimmung der Röntgenstrahlschwächung im Gewebe ohne (*G*) und mit Kontrastmittel (*K*). $I_{0,1,2}$ Röntgenstrahlintensitäten, *F* Film

Cine-Densitometrie. Abbildung 2.41 veranschaulicht das Verfahren der Cine-Densitometrie. Für annähernd monochromatische Röntgenstrahlung gilt nach Abb. 2.41c:

$$I_1 = I_0 \exp(-\mu_G x_G), \tag{2.27}$$

$$I_2 = I_0 \exp[-\mu_G(x_G - x_K) - \mu_K x_K] = I_0 \exp[-\mu_G x_G - (\mu_K - \mu_G) x_K]. \tag{2.28}$$

($I_{0,1,2}$ Intensitäten der Röntgenstrahlung). Die Schwärzung *S* eines belichteten Films ist

$$S = \gamma[\log(I\,t) - \log H] \tag{2.29}$$

(*t* Belichtungszeit; *γ* Gradation des Films; *H* Konstante). Damit wird:

$$S_1 = \log\left(\frac{I_0\,t}{H}\right)^\gamma - \gamma(\log \varepsilon)\,\mu_G x_G, \tag{2.30}$$

$$S_2 = \log\left(\frac{I_0\,t}{H}\right)^\gamma - \gamma \log e\,[\mu_G x_G + (\mu_K - \mu_G)\,x_K]. \tag{2.31}$$

Die Differenz der Schwärzungen ist daher:

$$S_1 - S_2 = \mu_K x_K\,\gamma \log e - \mu_G x_K\,\gamma \log e = a\,c_k - b. \tag{2.32}$$

(*a*, *b* Konstanten; c_k Konzentration des Kontrastmittels = proportional zu μ_K). Der geschwärzte Film schwächt die vom Projektor erzeugte Beleuchtungsstärke E_0 gemäß: $E = E_0 \cdot 10^{-s}$; der Differenz der Schwärzungen $(S_1 - S_2)$ entspricht daher der Quotient der Beleuchtungsstärken E_2/E_1 (vgl. Abb. 2.42).

Video-Densitometrie. Darunter versteht man die Registrierung der zeitlichen Änderung der mittleren Helligkeit in einem ausgewählten Bereich des Röntgenbilds (Fenstertechnik). Der Fenstergenerator markiert auf dem Sichtgerät ein nach Größe und Lage einstellbares „elektronisches Fenster". Der zeitliche Signalverlauf im Fenster wird von einem Integrator ausgewertet (vgl. Abb. 2.43). Ein Beispiel ist die Registrierung der Bewegung eines Teils des Herzrands. Das Integral über das Signal im Fenster ändert sich periodisch entsprechend der Verschiebung des Herzrands (*Elektrokymographie*).

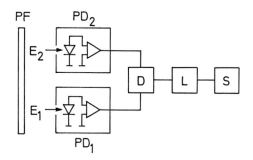

Abb. 2.42. Densitometrische Meßanordnung mit digitaler Quotientenbildung. *PF* Projektionsfläche, $PD_{1,2}$ Photodioden, *D* Dividierer, *L* Logarithmierer, *S* Schreiber

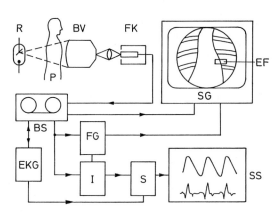

Abb. 2.43. Anordnung zur Video-Densitometrie. *R* Röntgenröhre, *P* Patient, *PV* Bildverstärker, *FK* Fernsehkamera, *SG* Sichtgerät, *EF* elektronisches Fenster, *BS* Bandspeicher, *EKG* EKG-Gerät, *FG* Fenstergenerator, *I* Integrator, *S* Schreiber, *SS* Schreibstreifen

e) Röntgentomographie

Sie ist eine Schnittbilddarstellung von Körperebenen durch Abtastung mit einem feinen Röntgenstrahl und Computerauswertung der gemessenen Röntgenstrahlschwächung für jede Strahlposition (Hounsfield, 1972; vgl. Abb. 2.44).

Die Abtastung erfolgt unter verschiedenen Winkeln $\alpha = 0 \ldots 180°$. Für jeden Winkel α werden durch Parallelverschieben des Röntgenstrahls z. B. 100 Meßwerte

Abb. 2.44. Schnittbilderzeugung von Körperebenen durch Abtastung mit einem feinen Röntgenstrahl (Röntgentomographie). *R* Röntgenröhre (z. B. 100 kV, 30 mA), *D* Detektor mit Photomultiplier, *S* Röntgenstrahl, *K* Körper

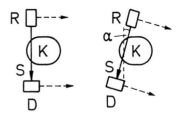

aufgenommen. Dann wird der Winkel für die nächste Abtastung um 2° geändert. Die Abtastzeit beträgt 20 s, mit Mehrfach-Scannern etwa 5 s. Abbildung 2.45 zeigt, wie sich durch eine stark absorbierende Stelle M im Körper K eine mittlere Schwächung (S_1, S_2) der Röntgenstrahlung für die Strahlrichtungen 1 und 2 (Detektorsignal = Eingangssignal für den Computer) ergibt. A ist das Absorptionssignal, das durch Summierung von S_1, S_2 usw. entsteht.

Für das Detektorsignal gilt:

$$I(x, \varphi) = I_0 \exp\left[-\int \mu(x, y)\, dy\right];$$
(2.33)

und damit

$$\ln \frac{I_0}{I(x, \varphi)} = \int \mu(x, y)\, dy.$$
(2.34)

(I_0, I Meßgrößen; μ gesuchte Größe).

Die Lösung der Integralgleichung (2.34) mittels Fourier-Transformation ergibt eine der durchstrahlten Objektschicht entsprechende Matrix von Schwächungskoeffizienten, die in ein Bildsignal umgewandelt wird. Ein Teil der Bildberechnung kann bereits während des Meßvorgangs durchgeführt werden (vgl. Abb. 2.46).

Die Röntgenröhre liefert keine monochromatische Strahlung, sondern ein breites Strahlungsspektrum (vgl. Abb. 2.30a), das sich im Objekt mit der Schichtdicke ändert. Langwellige Spektralanteile werden dabei stärker geschwächt als kurzwellige (Aufhärtungseffekt). Durch Vorfiltern der Strahlung kann dieser Effekt in gewissen Grenzen (vgl. Abb. 2.47) und durch eine rechnerische Aufhärtungs-

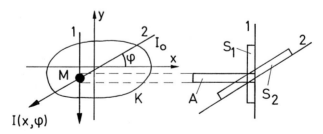

Abb. 2.45. Überlagerung der mittleren Schwächungssignale S_1 und S_2, hervorgerufen durch eine stark absorbierende Stelle im Körper für zwei Strahlrichtungen *1* und *2*. Die örtliche Verteilung der Absorptionssignalwerte A wird durch einen Computer berechnet

Abb. 2.46. Blockdiagramm eines Computertomographen. *HV* Hochspannungsquelle, *R* Röntgenröhre, *K* Kopf des Patienten, *D* Detektor, *AD* Analog-Digital-Wandler, *C* Computer, *DA* Digital-Analog-Wandler, *BS* Bildschirm, *KA* Fernsehkamera zur Bildaufnahme

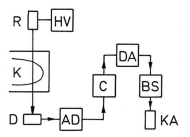

Abb. 2.47. Röntgenstrahlungsintensität *I* ohne (*o*) und mit Filter (*m*) in Abhängigkeit von der Röntgenquantenenergie *E*

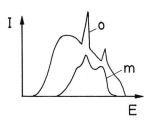

Abb. 2.48. Ersatz der Schwächungskurve für Röntgenstrahlung im Gewebe durch eine Gerade zur Aufhärtungskorrektur

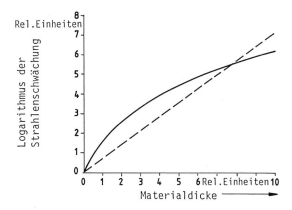

korrektur weiter stark reduziert werden. Bei dieser Korrektur wird die Kurve der Strahlenschwächung in Abhängigkeit von der Schichtdicke durch eine Gerade ersetzt (vgl. Abb. 2.48).

Durch diese Maßnahmen läßt sich der Schwächungskoeffizient mit einer Genauigkeit von 0,5 bis 1% bestimmen, was zur genauen Darstellung von weichem Gewebe ausreicht. Die Schwächungswerte werden gewöhnlich nicht als Absolutwerte, sondern als relative Abweichung vom Schwächungskoeffizienten μ_w des Wassers (CT-Zahl Z_{CT}) angegeben:

$$Z_{CT} = [(\mu - \mu_w)/\mu_w] \cdot 10^3\text{‰};$$

(2.35)

($Z_{CT} = -1000\text{‰}$ für Luft und $+1000\text{‰}$ für kompakte Knochen; weiches Gewebe; $Z_{CT} = -200$ bis $+200\text{‰}$, vgl. Abb. 2.49).

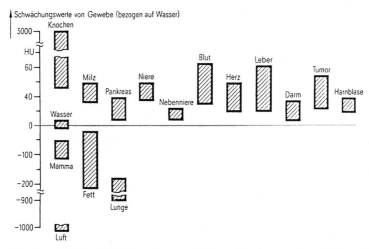

Abb. 2.49. Wertebereich der CT-Zahlen für verschiedene Gewebearten bzw. Körpersubstanzen. Aus dem Überlappen der Bereiche folgt, daß sich aus den CT-Zahlen nicht eindeutig auf die Gewebeart schließen läßt

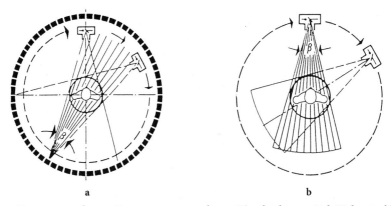

Abb. 2.50. Bauarten moderner Computertomographen. **a** Ringdetektorgerät, **b** Fächerstrahlgerät

Zur Verringerung der Aufnahmezeit auf wenige Sekunden sind moderne Computertomographen mit Vielfachdetektoren ausgerüstet. Das Ringdetektorgerät (Abb. 2.50 a) enthält einen feststehenden Kranz von Detektoren und eine Röntgenröhre. Diese erzeugt ein Röntgenstrahlenbündel, das den gesamten Patientenquerschnitt erfaßt. Eine Aufnahme erfordert nur eine Drehbewegung der Röntgenröhre. Das Fächerstrahlgerät (Abb. 2.50b) hat ein gemeinsam mit der Röntgenröhre um den Patienten rotierendes Vielfach-Detektorsystem. Neueste Geräteentwicklungen mit maximal fünf feststehenden Röntgenröhren benötigen für eine Aufnahme keinerlei Drehbewegung mehr.

Röntgentherapie

Die Wirkungen der Röntgenstrahlung im Körper sind im wesentlichen das Aufbrechen von chemischen Verbindungen, die Anregung und Ionisierung von Atomen und Molekülen, die Bildung von Wasserstoffperoxid (H_2O_2) und von Radikalen (z. B. HO_2) mit starker Oxidationswirkung sowie eine starke lokale Erwärmung. Die biologischen Folgen sind u.a. Genmutationen, Zerstörung der Zellkerne (Treffertheorie), Koagulation von Zelleiweiß, Verhinderung der Zellteilung und Veränderungen der osmotischen Eigenschaften der Zellen.

Sehr strahlenempfindlich sind Lymphgewebe und Lymphdrüsen, Leukozyten, Ei- und Samenzellen, Knochenmark und innere sekretorische Drüsen; weniger empfindlich: Schleimhäute; relativ unempfindlich: Muskeln, Knochen und Nervenzellen.

Maligne Zellen (Tumore, Karzinome) sind strahlenempfindlicher als gesunde Zellen. Darauf beruhen die Kontakttherapie (Röhrenspannung 10 bis 50 kV), Oberflächentherapie (bis 200 kV) und Tiefentherapie (bis 300 kV). Bei der Tiefentherapie benutzt man zur Vermeidung von Hautschäden das Prinzip der Pendelbestrahlung.

2.2.1.4
γ-Strahlung ($\gamma < 10^{-3}$ nm)

Als Strahlenquellen dienen radioaktive Isotope (vgl. Tabelle 9). Sie werden in der γ-Diagnostik als Indikatoren für die Funktionsprüfung (*Pharmakokinetik*) und Abbildung von Organen (*Szintigraphie, Radiographie*) sowie in der γ-Therapie (*Radiotherapie*) zur Bestrahlung von malignem Gewebe eingesetzt.

Für die γ-Diagnostik liegt die optimale γ-Strahlenenergie geeigneter Radionuklide zwischen 100 und 200 keV, weil die Strahlung dann einerseits im Gewebe nur wenig absorbiert wird und andererseits gut nachweisbar ist. Die Nuklide sollen keine α- und β-Strahlung aussenden und eine Halbwertszeit von 1 h bis 1 d haben.

Wenn ein Radionuklid ein kurzlebiges Tochterprodukt eines langlebigen Mutternuklids ist, kann es mit Hilfe eines Generators direkt beim Anwender gewonnen werden. Auf diese Weise wird z.B. in einem Mo-99/Tc-99m-Generator das in der Nuklearmedizin besonders häufig verwendete Technecium 99m gewonnen (vgl. Abb. 2.51 a). Die Mo-Atome wandeln sich dabei unter Aussendung je eines

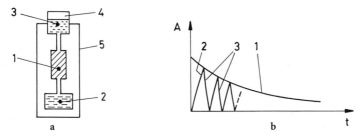

Abb. 2.51. a Schema eines Mo-99/Tc-99m-Generators. *1* Generatorsäule mit Radionuklidfüllung, *2* Lösungsmittel, *3* Technecium-Lösung, *4* Vakuum. **b** Aktivitätskurven des Mo-99 (*1*) und Tc-99m (*2*). Nach Erreichen des Gleichgewichts wird das Tc jeweils ausgewaschen (*3*)

Tabelle 9. Daten einiger wichtiger Radionuklide (β- und γ-Strahler)

Nuklid	T_h	$E_{\beta\,max}$ keV	E_γ keV	Zerfall	Anwendungsbeispiele
^{123}J	13 d	–	159		Schilddrüse, Niere, Fettstoffwechsel
^{131}J	8,05 d	330	364	β^-	Schilddrüse, Leber, Niere, Gehirn
^{125}J	60 d	–	27	EE	Thyroxin, Ratiotherapie
^{99m}Tc	6 h	–	141	IÜ	Lungen- und Nierendiagnostik Radiokardiographie, Messung der Blutfülle
^{201}Tl	73 h	–	135	EE	Herzinfarkt, Durchblutungsstörungen
^{113m}In	100 m	–	393	IÜ	
^{51}Cr	27,8 d	–	320	EE	
^{133}Xe	5,3 d	347	81	β^-	Lungenfunktionsdiagnostik
^{198}Au	2,7 d	962	412	β^-	Leber, Lymphsystem
^{75}Se	120 d	–	136	EE	Bauchspeicheldrüse
^{59}Fe	45 d	273	1095	β^-	Eisenstoffwechsel
^{85}Sr	64 d	–	514	EE	Knochen
^{32}P	14,3 d	710	695	β^-	Radiotherapie von Knochenmark, Leber, Milz
^{60}Co	5,2 a	–	1170	β^- ⎫	
^{137}Cs	33 a	–	660	β^- ⎬	Radiotherapie
^{226}Ra	1620 a	–	2450	⎭	

T_h Halbwertszeit; $E_{\beta\,max}$ maximale Energie der β-Teilchen; E_γ Energie der γ-Strahlung; β^- (β-Zerfall): $n \rightarrow p + \beta^- + \bar{\nu}$; EE (Elektroneneinfang): Ein Proton im Kern nimmt ein Elektron aus der Elektronenhülle auf; $p + \beta^- \rightarrow n + \nu$; IÜ (isomerer Übergang): Übergang des angeregten Kerns in den Grundzustand erfolgt mit meßbarer Halbwertszeit (metastabiles Nuklid, m). $\bar{\nu}$ Antineutrino, ν Neutrino

β-Teilchens in Tc-Atome um. Das erzeugte Tc-99m wird mit einem geeigneten Lösungsmittel periodisch ausgewaschen („abgemolken") (vgl. Abb. 2.51 b).

γ-Diagnostik

Sie ist Bestandteil der Nuklearmedizin. Wird ein radioaktives Isotop in den Organismus gebracht, so nimmt es wie die nichtradioaktiven Isotope des gleichen Elements an allen Transport-, Stoffwechsel- und Ausscheidungsvorgängen teil. Das Isotop dient wegen seiner Strahlung als Indikator oder Tracer, dessen Weg und Konzentration im Organismus verfolgt werden können (erstmals Untersuchung an Pflanzen durch G. von Hevesy, 1913). Das Isotop durchläuft im Organismus ein oder mehrere Kompartments (Kammern), reichert sich dort vorübergehend an (absolute Isotopenmenge = Pool) und wird schließlich wieder ausgeschieden. Durch Messung an Gewebeproben (z. B. Blut, Harnstoff) oder von außen werden der zeitliche Aktivitätsverlauf oder die räumliche Aktivitätsverteilung in den Kompartments ermittelt. Daraus erhält man Informationen über die Funktionsfähigkeit und das aktive Volumen der Kompartments sowie über Fluß- und Austauschraten zwischen den Kompartments (vgl. Abb. 2.52). Abbildung 2.53 zeigt die Aufnahme der räumlichen Aktivitätsverteilung in einem Kompartment, d. h. die Aufnahme eines Szintigramms mit einem Scanner bzw. mit einer Szintillationskamera (γ-Kamera).

Abb. 2.52. Schematische Darstellung von zwei Kompartments K_1 und K_2 im Körper mit Angabe der Tracer-Flußrichtung und des zeitlichen Verlaufs der Aktivität A in den Kompartments. E, A Tracer-Eingang bzw. -Ausgang, D Detektoren

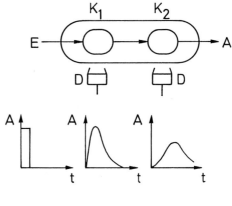

Abb. 2.53 a, b. Aufnahme eines Szintigramms mit einem bewegten Detektor (Scanner) D **a** bzw. mit einer Szintillationskamera (γ-Kamera) K **b**

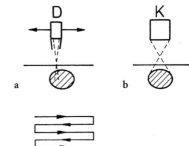

Abb. 2.54. a Schema eines Szintillationszählers zur Aufnahme von Szintigrammen an der Körperoberfläche; **b** Bohrloch-Szintillationszähler zur Messung der Aktivität einer biologischen Probe. *SEV* Sekundärelektronen-Vervielfacher, *Sz* Szintillator, *P* Probe, *K* Kollimator, *SF* erfaßtes Strahlungsfeld

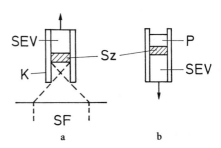

Nach Abb. 2.54 besteht ein Szintillationszähler aus einem Szintillatorkristall (NaJ(Tl), Zns(Ag) oder organischen Stoffen wie Anthrazen) und einem Sekundärelektronenvervielfacher (SEV). Die einfallenden γ-Quanten regen die Aktivatoratome des Szintillators zur Emission von Lichtimpulsen an. Diese lösen an der Photokathode des SEV Elektronenstromimpulse aus. Die Amplitude des Lichtimpulses ist der absorbierten Quantenenergie proportional (γ-Spektroskopie).

Abbildung 2.55 a zeigt Aufbau und Funktionsschema einer *Szintillationskamera* (*γ-Kamera, Anger-Kamera*). Sie erfaßt das gesamte Strahlungsfeld ohne Abtastung. Die γ-Strahlung tritt durch einen Parallelloch-Kollimator (Lochanzahl z.B. 39000, Lochlänge 30 mm, Lochdurchmesser 1,6 mm, Abstand der Lochränder = Septendicke 0,25 mm) und trifft auf einen Szintillatorkristall mit einem Durchmesser von 20 bis 30 cm und einer Dicke von 6 bis 12 mm. Der Szintillator kann aus einem

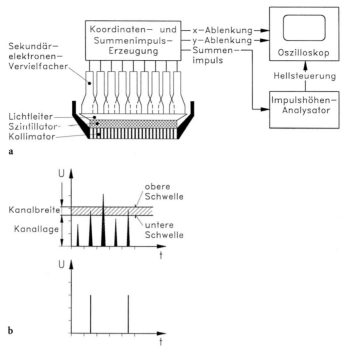

Abb. 2.55. a Aufbau und Funktionsschema einer Kamera; **b** Energiefenster des Impulshöhenanalysators

großflächigen Einkristall (z.B. NaJ) oder aus zahlreichen gegeneinander abgeschirmten Einkristallen bestehen. Die Kristalloberfläche wird so dicht wie möglich von Photomultipliern PM (Anzahl je nach Fläche: 19...96) abgedeckt. Szintillationsorte im Kristall werden mit Hilfe einer Dekodiermatrix (Widerstandsmatrix nach *Anger* mit abstandsproportionalen Widerständen oder Verzögerungsleitungs-Matrix nach *Tanaka* mit abstandsabhängigen Laufzeiten) aus den PM-Ausgangsimpulsamplituden ermittelt und auf einem Bildschirm markiert. Die PM-Ausgangsamplituden sind auch proportional zur Energie der γ-Strahlung. Eine Division der Impulsamplituden durch die Amplitude des Summenimpulses (Z-Impulses) eliminiert den Energieeinfluß. Die Z-Impulse werden einem Impulshöhenanalysator (zwei parallelen Analysatoren mit unterschiedlicher Schwelle in Antikoinzidenzschaltung) zugeführt. Dieser erfaßt in einem Energiefenster nur die charakteristische Gammaenergie eines bestimmten Nuklids und unterdrückt die niederenergetische Compton-Strahlung (Abb. 2.55b). Damit ist auch die energetische Trennung zweier Strahler bei Doppelnuklidstudien möglich. Die Ausgangsimpulse des Impulshöhenanalysators tasten den Bildschirm hell. Das so entstehende Bildpunktraster hat eine Helligkeitsverteilung, die der Gammaaktivitätsverteilung im Bildfeld entspricht. Das Abbildungsverfahren eignet sich für Gammaquanten im Energiebereich von 100...600 keV.

Die Szintigramme können fortlaufend – bei kardiologischen Untersuchungen synchronisiert mit dem EKG – in Form von Bildserien in einem Computer abgespeichert werden. Damit sind zum Beispiel die Aufnahme von Funktionskurven in „regions of interest" (ROI) und planimetrische Volumenmessungen von Organen möglich.

Für die Beurteilung von Gammakameras sind einige Kenngrößen von Bedeutung. Dazu zählen die Empfindlichkeit (Zahl der nachgewiesenen durch Zahl der ausgesandten Gammaquanten), die Energieauflösung (Halbwertsbreite eines Impulses durch Quantenenergie in Prozent), die Ortsauflösung (z.B. 1,8 mm), die Homogenität (Konstanz der Empfindlichkeit über der Szintillatorfläche), Linearität und Zeitauflösung (z.B. 200000 Impulse/s). Moderne Gammakameras enthalten Mikroprozessoren für die Homogenitäts- und Energiekorrektur.

Eine andere Aufnahmeeinrichtung, das *Autofluoroskop nach Bender*, enthält anstelle eines großflächigen Kristalls ein Mosaik von mehreren 100 (z.B. 294) gegenseitig abgeschirmten NaJ-Szintillationskristallen, die in Zeilen und Spalten angeordnet sind. Hinter den Detektorkristallen befindet sich eine große Anzahl (z.B. 35) Photomultiplier, Verstärker und Diskriminatoren. Solche Systeme haben eine große Empfindlichkeit, eine gute Zeitauflösung (z.B. 425000 Impulse/s) und einen großen ausnutzbaren Energiebereich bis 1,2 MeV), aber ein kleines Auflösungsvermögen (3 mm gegenüber 1,8 mm bei der Anger-Kamera).

Die Szintigraphie liefert im Vergleich zur Röntgendiagnostik grobere Bilder, die durch Computer-Bildauswertung verbessert werden können.

γ-Therapie

Die energiereiche γ-Strahlung radioaktiver Isotope (z.B. Co-60, Cs-137, Folgeprodukte von Ra-226) wird angewendet, um Zellen von Tumoren und Karzinomen zu zerstören. Die γ-Strahlung erzeugt im Gewebe durch den Photo- und Compton-Effekt energiereiche Sekundärelektronen, welche die Strahlenwirkung auslösen. Die Schwächung der γ-Strahlung im Gewebe wird durch die Halbwertschichtdicke d_H wiedergegeben, bei der die γ-Intensität jeweils auf die Hälfte des Ausgangswerts sinkt (vgl. Abb. 2.56).

Man unterscheidet die Kontakttherapie mit umschlossenen radioaktiven Proben, die in Körperhöhlen eingeführt oder implantiert werden; die selektive Kontakttherapie mit offenen inkorporierten Isotopen, die von bestimmten Gewebearten bevorzugt aufgenommen werden (z.B. J-131 von der Schilddrüse oder P-32 von bestimmten Gehirntumoren); die infiltrative Therapie (Infiltration von Isotopen in Gewebe und Knochen) sowie die Bestrahlungstherapie mit extrakorporaler Strahlenquelle (Abstand zwischen Quelle und Körper 5 bis 50 cm).

Abb. 2.56. Verlauf der Halbwertschichtdicke d_H für γ-Strahlung in Wasser in Abhängigkeit von der γ-Quantenenergie $E_γ$

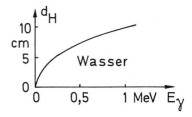

2.2.2
Teilchenstrahlung

2.2.2.1
β-Strahlung (Elektronenstrahlen)

Elektronenstrahlen werden in der Medizin und Biologie zur elektronenoptischen Abbildung von dünnen Gewebeproben (*Elektronenmikroskopie*) und zur Bestrahlung von Krebsgewebe (*β-Strahlentherapie*) eingesetzt.

a) Elektronenmikroskopie

Durchstrahlungs-Elektronenmikroskope:

Ein Elektronenmikroskop (vgl. Abb. 2.57) ist das elekronenoptische Analogon des Lichtmikroskops. Es entsprechen einander: Lichtquelle und Elektronenkanone (bestehend aus Kathode K, Wehnelt-Elektrode W sowie Beschleunigungs- und Fokussierelektrode A), Lichtstrahl und fein gebündelter Elektronenstrahl (40 bis 200 keV), Lichtlinsen und elektrische bzw. magnetische Elektronenlinsen (O, P) sowie Beobachter und Leuchtschirm bzw. Photoschicht S.

Die Abb. 2.58 zeigt den Aufbau der Elektronenkanone und die Abb. 2.59 die grundsätzliche Wirkung einer elektrischen bzw. magnetischen Elektronenlinse auf den Elektronenstrahl in einem Elektronenmikroskop. Durch den Einfluß des inhomogenen elektrischen bzw. magnetischen Linsenfelds werden die von einem beliebigen Gegenstandspunkt A ausgehenden Elektronenstrahlen auf jeweils einen Bildpunkt B fokussiert.

Beim Abbildungsvorgang durchdringen die Strahlelektronen das (biologische) Objekt G, das als 10 bis 100 nm dicke Schicht auf einem Objektträger unmittelbar vor dem Objektiv O angeordnet ist (vgl. Abb. 2.57). Der Durchmesser der bestrahlten Fläche beträgt 1...30 µm. Im Objekt werden die eindringenden Elektronen unterschiedlich stark gestreut. Die Streuung hängt von der Objektdichte, Objektdicke und Strahlspannung ab. Dadurch entsteht der Bildkontrast. Durch Schrägbedampfung oder Imprägnierung des Objekts mit Schwermetallsalzen kann der Kontrast verbessert werden. Mit einem Teil der gestreuten und von der Objektivblende durchgelassenen Elektronen entwirft das Objektiv O ein vergrößertes Zwischenbild Z, das von dem Projektiv P weiter zum Bild B vergrößert wird. Die Gesamtvergrößerung ist gleich dem Produkt der Vergrößerungen der Einzellinsen:

$$V_E = V_1\, V_2\, V_3 \dots \tag{2.36}$$

$V_{E\max} = \text{bis } 5 \cdot 10^5.$

Für das Auflösungsvermögen gilt:

$$\delta_E = \delta_A / V_E \tag{2.37}$$

($\delta_A = 0{,}2$ mm = Auflösungsvermögen des menschlichen Auges in deutlicher Sehweite = 25 cm). $\delta_{E\min} = 0{,}2$ nm (Lichtmikroskop: $\delta_{L\min} \approx 200$ nm).

Abb. 2.57a, b. Aufbau eines Elektronen-
mikroskops **a** mit elektrischen und
b mit magnetischen Elektronenlinsen.
K Kathode, *W* Wehnelt-Elektrode,
A Beschleunigungs- und Fokus-
sierelektrode, U_a Elektronenbeschleu-
nigungsspannung, *G* Objekt,
O erste Elektronenlinse (Objektiv),
P zweite Elektronenlinse (Projektiv),
E im Objekt gestreute Elektronen,
Z Zwischenbild, *S* Leuchtschirm,
B sichtbares Bild des durchstrahlten
Objektbereichs, *M* Kondensorlinse

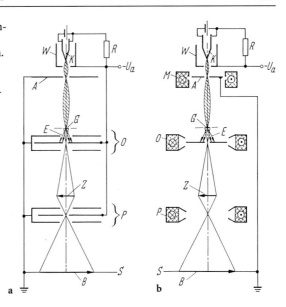

Abb. 2.58. Aufbau der Elektronenkanone eines Elektronen-
mikroskops. *H* Heizwendel, *W* Wehneltelektrode, *A* Beschleunigungselektrode. Dargestellt sind auch einzelne
Äquipotentiallinien (*AL*) und Elektronenbahnen (*EB*)

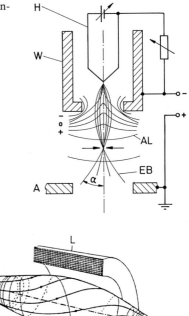

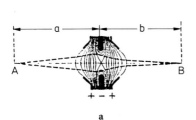

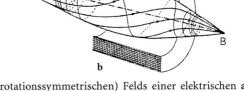

Abb. 2.59a, b. Wirkung des inhomogenen (rotationssymmetrischen) Felds einer elektrischen **a**
bzw. magnetischen **b** Elektronenlinse auf einen Elektronenstrahl. Ein Gegenstandspunkt *A* wird
auf einen Bildpunkt *B* abgebildet

Abb. 2.60. Beugung von Elektronenstrahlen (*ES*) an den Spalten einer Blende (*Bl*). φ Beugungswinkel, λ Elektronenwellenlänge, $B_{0,1}$ Beugungsmaximum nullter bzw. erster Ordnung

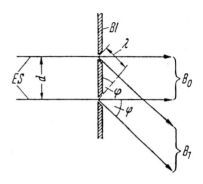

Die Grenze des Auflösungsvermögens ist durch Beugungserscheinungen bestimmt. Zwei Strukturelemente (z.B. zwei Spalten in einer Blende mit einem Spaltabstand d, vgl. Abb. 2.60) ergeben bei Elektronenbestrahlung Beugungsmaxima, deren Lage durch die Interferenzbeziehung

$$n \cdot \lambda = d \sin \varphi \tag{2.38}$$

festgelegt wird ($n = 0, 1, 2..$, λ = Materiewellenlänge der Elektronen, φ = Beugungswinkel). Eine Abbildung ist nur möglich, wenn vom Objekt (nach der Abbeschen Bedingung) mindestens die Beugungsmaxima nullter und erster Ordnung ($n = 0$ bzw. 1) in das Mikroskop gelangen. Da der Beugungswinkel φ nicht größer werden kann als die Apertur α_0 des vom Objekt durchgelassenen Strahlenkegels, wird mit $n = 1$

$$d = \delta_E = \frac{\lambda}{\sin \alpha_0}, \tag{2.39}$$

wobei

$$\lambda = \frac{h}{mv} = \frac{h}{\sqrt{2em \, U_a}} \tag{2.40}$$

oder

$$\frac{\lambda}{nm} = \frac{1,25}{\sqrt{U_a/V}} \ . \tag{2.40a}$$

Für das moderne Mikroskop Elmiskop 102 (vgl. Tabelle 10) ist $U_a = 20 \dots 125$ kV, $V_{E\max} = 5 \cdot 10^5$ und $\delta_E = 0,3$ nm.

Tabelle 10. Technische Daten einiger moderner Elektronenmikroskope

Bezeichnung	U_a/kV	V_E	δ_E/nm
Elmiskop 102 (SIEMENS)	20–125	$2 \cdot 10^2 - 5 \cdot 10^5$	0,3
EM 10 (ZEISS)	40–100	$10^2 - 2 \cdot 10^5$	0,5
JEM-6A (JAPAN ELECTRONICS LAB.)	50–100	$6 \cdot 10^2 - 2 \cdot 10^5$	0,8

Rasterelektronenmikroskop

Ein solches Mikroskop erzeugt einen feinen Elektronenstrahl (Durchmesser ≈ 10 nm), der einen kleinen Bereich der zu untersuchenden biologischen Probe zeilenweise abtastet (vgl. Abb. 2.61). Für die Probenanalyse werden die ausgelösten Sekundärelektronen und die charakteristische Röntgenstrahlung erfaßt. Die Sekundärelektronen (Austrittstiefe < 10 nm) werden mit einem Detektor erfaßt und ergeben ein Videosignal, das die Reliefstruktur der Probenoberfläche beschreibt. Mit einem Röntgendetektor, dessen Ausgangsimpulshöhen der jeweiligen Röntgenquantenenergie streng proportional sind, und einem Vielkanalanalysator wird das Röntgenspektrum der Probe aufgenommen. Um für ein bestimmtes chemisches Element der Probe ein Konzentrationsverteilungsbild zu erhalten, wird aus dem Spektrum mit Hilfe eines elektronischen Diskriminierungsverfahrens die für das betreffende Element charakteristische Spektrallinie erfaßt und für die Bilddarstellung benutzt.

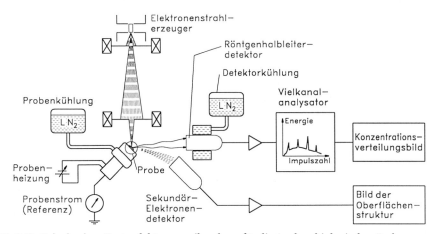

Abb. 2.61. Prinzip eines Rasterelektronenmikroskops für die Analyse biologischer Proben

Für dieses Abbildungsverfahren müßte die biologische Probe ein Festkörper sein und eine für den Ladungsabfluß ausreichende elektrische Leitfähigkeit haben. Eine Trocknung der Probe ist nicht sinnvoll, weil durch die damit verbundenen Ionendislokationen die Analyse wasserlöslicher Substanzen im Gewebe verfälscht wird. Einen Ausweg bietet das Gefrieren der Probe mit flüssigem Stickstoff, wodurch in Oberflächennähe die gelösten Gewebebestandteile im subzellulären Bereich fixiert werden. Durch Gefrierätzung, d.h. kurzzeitige Erwärmung der Probe auf −100 °C, wird infolge der Wasserverdampfung bis zu einer Ätztiefe von einigen 10 nm eine für die mikroanalytische Beobachtung geeignete Oberflächenstruktur erzeugt. Falls die tiefgekühlte Probe elektrisch nicht genügend leitfähig ist, kann sie im Vakuum mit Kohlenstoff (kein Einfluß auf das Röntgenemissionsspektrum) oder Metallen (z.B. Au, Pt) bedampft werden.

b) β-Strahlentherapie

Für die β-Strahlentherapie gibt es zwei Gruppen von Strahlenquellen: Teilchen-beschleuniger als Quellen variabler Strahlenenergie (Linearbeschleuniger, Beta-tron, Mikrotron, Elektronen-Synchrotron) sowie radioaktive β-Strahler als Quellen konstanter Strahlenenergie.

Linearbeschleuniger

Die Abb. 2.62 a zeigt schematisch den Aufbau eines Linearbeschleunigers. Er enthält eine Elektronenkanone (EK) und eine Verzögerungsleitung (VL), in der mit einem HF-Generator (HF) eine elektromagnetische Wanderwelle erzeugt wird. Die Wanderwelle bündelt die Strahlelektronen zu einzelnen Ladungspaketen und beschleunigt diese unter relativistischer Massenzunahme auf nahezu Lichtgeschwindigkeit. Die Abb. 2.62 b zeigt schematisch die Richtung der elektrischen Feldvektoren der Wanderwelle längs der Verzögerungsleitung zusammen mit einzelnen Elektronen-paketen. Am Ausgang des Beschleunigers wird der aus 2...25 MeV-Elektronenim-pulsen bestehende β-Strahl mit einem Magneten (M) zum Patiententisch umge-lenkt. Mit Hilfe eines hinter dem Magneten angeordneten Targets können für die Bestrahlung auch harte Röntgenstrahlen erzeugt werden. Das Bestrahlungsfeld hat eine Fläche von $2 \times 2 ... 40 \times 40 \ cm^2$.

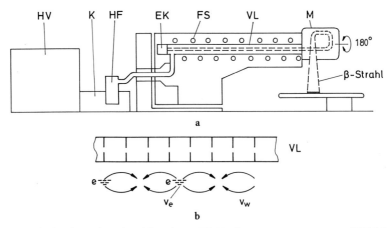

Abb. 2.62. a Prinzip eines Linearbeschleunigers. *HV* Hochspannungsversorgung, *K* Kühlung, *HF* *HF*-Generator, *EK* Elektronenkanone, *VL* Verzögerungsleitung, *FS* Fokussierspule, *M* Umlenk-magnet. **b** Verzögerungsleitung (*VL*) mit Darstellung der augenblicklichen Richtungen der elek-trischen Feldvektoren der Wanderwelle. *e* Elektronenbündel, v_e Geschwindigkeit der Elekronen-bündel, v_w Geschwindigkeit der Wanderwelle. Es gilt: $v_w > v_e$

Betatron

Das von Slepian (1922) entwickelte Betatron ist ähnlich wie ein Transformator auf-gebaut (vgl. Abb. 2.63). Es enthält eine Erregerwicklung (S) in einem Eisenjoch (M) mit Eisenkern (K). Anstelle der Sekundärwicklung enthält das Gerät eine zwischen

Abb. 2.63. Schnitt durch ein Betatron. *S* Erregerwicklung, *M* Elektromagnet, *K* Magnetkern, *PS* Polschuhe, *V* Vakuumkammer, *ES* Elektronenstrahl, *B* magnetische Induktion

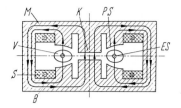

Abb. 2.64a–c. Zeitlicher Verlauf der magnetischen Induktion $B(t)$ (**a**), der Elektronenstromimpulse I_e (**b**) und der Elektronenenergie E, bezogen auf den Maximalwert $E_{k\,max}$ (**c**)

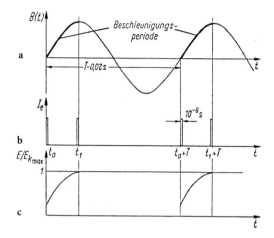

Magnetpolschuhen (PS) liegende ringförmige Vakuumkammer (V), in der einzelne Elektronenpakete auf einer Kreisbahn umlaufen. Bei Speisung der Erregerwicklung (S) mit 50 Hz-Netzstrom entsteht im Eisen ein magnetisches 50 Hz-Wechselfeld der Induktion $B(t)$, deren zeitliche Schwankungen nach dem Induktionsgesetz in der Vakuumkammer (V) eine elektrische Umlaufspannung erzeugen (vgl. Abb. 2.64). Durch periodisches Ein- und Ausschleusen von Elektronenpaketen am Beginn ($t_0 + nT$, n ganze Zahl, T Periodendauer) bzw. Ende ($t_1 + nT$) einer jeden Beschleunigungsperiode (ansteigende Viertelperiode von $B(t)$) werden die Elektronenpakete auf einige 100 MeV beschleunigt. Die Endenergie ist dem Elektronenbahnradius und dem Scheitelwert der magnetischen Induktion proportional.

Mikrotron

Das von Veksler (1944) angegebene Mikrotron ist ein mit HF-Energie gespeister Kreisbahn-Elektronenbeschleuniger (vgl. Abb. 2.65). Bei jedem Durchgang durch einen Resonator (R) werden die in einem Magnetfeld auf Kreisbahnen umlaufenden Elektronenpakete um den Energiebetrag von 511 keV beschleunigt. Dies entspricht nach der Einstein-Beziehung $E = mc^2$ einem relativistischen Massenzuwachs, der gleich der Elektronenruhemasse m_0 ist. Dadurch bleiben die Elektronenpakete im Takt mit der HF-Spannung, bis sie nach Erreichen ihres Endbahnradius durch einen Ablenkimpuls ausgeschleust werden. Als HF-Energiequelle dient häufig ein Magnetron, das bei einigen GHz eine Impulsleistung von 1 bis 2 MW abgibt.

Abb. 2.65. Schema eines Mikrotrons, *HF* HF-Energiequelle (Magnetron), *R* Resonator, *B* magnetische Induktion, *M* Umlenkmagnet

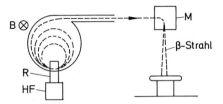

Elektronensynchrotron

Dies ist ein Kreisbahn-Elektronenbeschleuniger mit konstantem Bahnradius und HF-Beschleunigungselektroden, die am Umfang einer ringförmigen Vakuumkammer angeordnet sind (McMillan und Veksler 1945, vgl. Abb. 2.66). Die Zwischenräume zwischen den Elektroden bilden die Beschleunigungsspalte für Elektronenpakete, die in einem magnetischen Führungsfeld mit nahezu Lichtgeschwindigkeit auf dem Sollkreis mit dem Radius R_s umlaufen, wobei die relativistische Elektronenmasse zunimmt. Die erreichbare Endenergie ist dem Produkt B R_s proportional. Wegen R_s = const. muß also die magnetische Induktion des Führungsfelds proportional zur Elektronenenergie ansteigen.

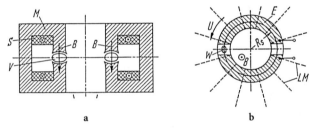

Abb. 2.66. a Schnitt durch ein Elektronensynchrotron. *S* Erregerwicklung für das magnetische Führungsfeld der Induktion *B*, *M* Magnet, *V* Vakuumkammer. **b** Vakuumkammer mit *HF*-Elektroden (schraffiert), *LM* Lage der Elektromagnete, *E* Elektronenbahn, *W* Elektronenpaket in einem der beiden Beschleunigungsspalte (nicht schraffiert)

Radionuklide

Neben den beschriebenen Bestrahlungsgeräten werden in der β-Strahlentherapie auch geeignete Radionuklide eingesetzt. Einige β- und γ-strahlende Isotope sind in Tabelle 9 (S. 120) zu finden. Zur Bestrahlung begrenzter Gewebebereiche werden kleine Behälter mit Radionuklidfüllung vorübergehend implantiert. Das Füllen des Behälters kann auch nach der Fixierung im Gewebe erfolgen (Nachladetechnik).

Im Gewebe werden die Elektronen absorbiert, wobei Sekundärelektronen und Röntgenbremsstrahlung entstehen (vgl. Abb. 2.67). Je nach Eindringtiefe der Elektronen unterscheidet man die Oberflächen- ($E_\beta = 1 \dots 5$ MeV, $R =$ bis 2 cm), Halbtiefen- ($E_\beta = 6 \dots 20$ MeV, $R = 2 \dots 8$ cm) und Tiefentherapie ($E_\beta = 25 \dots 40$ MeV, $R = 10 \dots 20$ cm).

Abb. 2.67. Reichweite R von β-Strahlen (Elektronen) in Wasser als Funktion der β-Teilchenenergie E_β. B biologischer Bereich

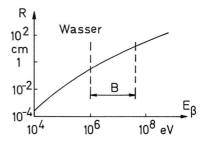

2.2.2.2
Neutronenstrahlung

Für die Neutronenstrahlentherapie werden die Neutronen mit Hilfe von Kernreaktionen erzeugt. Beispiele sind die Reaktionen:

$$\,^9_4\mathrm{Be}\,(\alpha,\,n)\,^{12}_6\mathrm{C}, \qquad \,^9_4\mathrm{Be}\,(\gamma,\,n)\,^8_4\mathrm{Be}, \qquad \,^3_1\mathrm{H}\,(D,\,n)\,^4_2\mathrm{He}.$$

Die erste Reaktion ist z. B. eine α, n-Reaktion, bei der durch den Beschuß der Berylliumatome mit α-Teilchen Neutronen (n) entstehen. Als α-Strahler eignen sich die Isotope Am-241, Pu-239 und Po-210. Ein direkter Neutronenstrahler ist das Cf-252, das α-Teilchen und Neuronen emittiert. Eine weitere Neutronenquelle ist der Neutronenkonverter, in dem U-235-Atome mit thermischen Reaktor-Spaltneutronen reagieren:

$$\,^{235}_{92}U + n\,(A) \rightarrow\,^{234}_{92}U + 2n\,(B) + \gamma \tag{2.41}$$

(A thermische Reaktorneutronen mit etwa 0,03 eV, B schnelle 2 MeV-Neutronen zur Bestrahlung). Die Abb. 2.68 zeigt die Neutronenspektren der α, n-Reaktion, des Cf-252 und der Neutronen aus dem Konverter.

Ein Beispiel für den Einsatz von Neutronenstrahlen in der Medizin ist die *Neutroneneinfangtherapie:* In einem Tumor wird das Isotop B-10 angereichert und mit Neutronen bestrahlt. Dabei findet die Kernreaktion B-10 (n, α) Li-7 statt. Die erzeugten α-Teilchen mit einer Reichweite von 0,01 mm zerstören die Tumorzellen. Ein weiteres Beispiel ist die *Neutronenaktivierungsanalyse:* Die Ganzkörperbestrahlung mit Neutronen führt zu n, γ-Reaktionen mit einzelnen chemischen Elementen im Körper wie N, Na, Cl, P oder Ca. Die Intensitätsverteilung der erzeugten γ-Strahlung wird mit einer γ-Kamera erfaßt (γ-Szintigraphie) und beschreibt die Verteilung der Elemente im Körpergewebe.

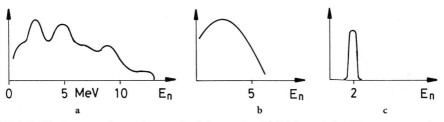

Abb. 2.68. Neutronenspektren der α, n-Reaktion **a**, des Cf-252 **b** und der Neutronen aus dem Konverter **c**

2.2.2.3
Positronenstrahlung

Die Positronenstrahlung entsteht, wenn sich im Atomkern eines geeigneten Radionuklids (X) ein Proton in ein Neutron umwandelt, wobei vom Kern ein Positron (e^+) und ein Neutrino (ν) abgestrahlt wird:

$$\begin{matrix} A \\ Z \end{matrix}X \rightarrow \begin{matrix} A \\ Z-1 \end{matrix}X + e^+ + \nu \tag{2.42}$$

(A = Massenzahl, Z = Ordnungszahl des Radionuklids). Abbildung 2.69 zeigt die typische Energieverteilung der so erzeugten Positronen. In Tabelle 11 sind die Eigenschaften in der biomedizinischen Technik häufig benutzter Positronenstrahler angegeben. Solche Strahler werden mit sogenannten Baby-Zyklotrons direkt in der Klinik hergestellt. Die dazu erforderlichen Kernreaktionen (vgl. Tabelle 11) werden dadurch ausgelöst, daß 17 MeV-Protonen bzw. 10 MeV-Deuteronen mit einer Stromstärke von 50 μA auf ein Targetmaterial auftreffen.

Das *Zyklotron* (Lawrence, 1930), dessen Aufbau Abb. 2.70 zeigt, ist ein Ionen-Spiralbahn-Beschleuniger mit zwei HF-Elektroden in einem konstanten magnetischen Führungsfeld. Zwischen zwei Polschuhen eines Elektromagneten befindet sich eine Vakuumkammer, die (in ihrer Mitte) eine Ionenquelle sowie zwei große, an hochfrequenter Wechselspannung liegende halbdosenförmige Elektroden

Abb. 2.69. Typische Energieverteilung von Positronen

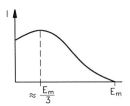

Tabelle 11. Eigenschaften von Positronenstrahlern, die in der biomedizinischen Technik häufig benutzt werden

Positronen-Emitter mit Folgeprodukt:	Halbwertszeit [min]	Maximalenergie der Positronen [keV]	Maximale Reichweite [mm]	Mittlere Reichweite [mm]	Kern-reaktionen
$^{11}C \rightarrow {}^{11}B$	20.4	960	5.0	0.3	$^{10}B\,(d,n)^{11}C$ $^{11}B\,(p,n)^{11}C$
$^{13}N \rightarrow {}^{13}C$	9.9	1198	5.4	1.4	$^{12}C\,(d,n)^{13}N$ $^{16}O\,(p,\alpha)^{13}N$
$^{15}O \rightarrow {}^{15}N$	2.9	1732	8.2	1.5	$^{14}N\,(d,n)^{15}O$ $^{15}N\,(p,n)^{15}O$
$^{18}F \rightarrow {}^{18}O$	109.7	633	2.4	0.2	$^{18}O\,(p,n)^{18}F$ $^{20}Ne\,(d,\alpha)^{18}O$
$^{68}Ga \rightarrow {}^{68}Zn$	68.0	1890	9.1	1.9	
$^{82}Rb \rightarrow {}^{82}Kr$	1.3	3350	15.6	2.6	

Abb. 2.70 a, b. Aufbau des Zyklotrons. **a** Elektromagnet mit
Vakuumkammer, **b** Vakuumkammer mit HF-Beschleunigungselektroden (Dees) und Ionenbahn. M = Elektromagnet,
S = Erregerspulen, P = Polschuhe, D = HF-Elektroden (Dees),
V = Vakuumkammer, Q = Ionenquelle, A = Ablenkelektrode
(zum Ausschleusen der Ionen), IS = Ionenstrahl, L = Saugleitung
der Vakuumpumpe

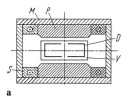

a

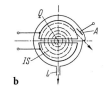

b

(Dees) enthält. Innerhalb dieser (hohlen) Elektroden durchläuft jedes Ion vom
magnetischen Führungsfeld erzwungene halbkreisförmige Bahnen und durchquert
dabei jedesmal den Spalt zwischen den HF-Elektroden. Geschieht dies phasenrich-
tig im Takt der Hochfrequenzschwingung, so finden die Ionen im Spalt ständig ein
Beschleunigungsfeld vor. Die Geschwindigkeit der Ionen wird dadurch stufenweise
erhöht. Bei konstanter Ionenmasse steigt der Bahnradius R proportional mit der
Ionengeschwindigkeit v an. Als Ionenbahn ergibt sich daher eine Spirale, die aus
aneinandergefügten Halbkreisen mit wachsenden Radien besteht.

Mit wachsendem Bahnradius gelangen die Ionen an den Rand der HF-Elektroden und werden dort durch eine Ablenkelektrode mit Hilfe eines Spannungsimpulses aus der Vakuumkammer ausgeschleust.

Nach Injektion eines Positronenstrahlers (z. B. C-11) in den Kreislauf kommt es
beim Zusammentreffen eines Positrons (e^+) mit einem Elektron (e^-) im Körpergewebe zur Emission von zwei Gammaquanten (γ):

$$e^+ + e^- \rightarrow 2\gamma. \tag{2.42a}$$

Nach der Einstein-Beziehung $E = m\,c^2$ hat jedes der beiden Gammaquanten eine
Energie von 511 keV. Die beiden Gammaquanten werden vom jeweiligen Ort ihrer
Entstehung wegen des Impulssatzes in entgegengesetzter Richtung abgestrahlt. Sie
können mit einem den Körper umgebenden Szintillationsdetektorring oder Gantry
erfaßt werden. Als Detektoren eignen sich die in Tabelle 12 angegebenen Szintilla-
toren.

Der Ort der Gammaquantenentstehung liegt jeweils auf der Verbindungslinie
zwischen zwei von Gammaquanten getroffenen Detektoren (vgl. Abb. 2.71). Bewegt
man zwei in Koinzidenz geschaltete Detektoren in einer Schichtebene in einer Richtung, so ergibt die gemessene Koinzidenz-Impulszählrate in Abhängigkeit von der
Detektorposition die Projektion der Gammaaktivitätsverteilung in der Schicht auf
den Bewegungsvektor. Aus Projektionen bei vielen verschiedenen Winkeln läßt sich
ein Aktivitätsschnittbild errechnen (*Positronenemissions-Tomographie*, PET;

Tabelle 12. Eigenschaften verschiedener Szintillationskristalle. Die schattierten Werte mit Punkt bedeuten Vorteile und ohne Punkt Nachteile gegenüber BGO

Szintillatoren	NaJ(Tl)	BGO	LSO	GSO	BaF$_2$	CsF
Peak-Wellenlänge [nm]	410	480	420	440	220/310	390
Abklingzeit [ns]	230 •	300	42 •	60 •	0.6/620	5 •
Emissionsintensität [%]	100 •	15	75 •	23 •	4/20	6
Brechungsindex	1.85 •	2.15	1.82 •	1.9 •	1.495 •	1.48 •
Dichte [g/cm³]	3.67	7.13	7.4	6.71	4.89	4.64
Kernladungszahl (eff.)	51	75	66	59	54	52
Strahlungslänge [cm] (511 keV)	2.56	1.12	1.14	1.48	2.03	2.56
Energieauflösung [%] (^{137}Cs, 662 4keV)	7 •	20	12 •	14 •	10 •	30
Zeitauflösung [ns]	2 •	5–10	0,5 •	1–2 •	0.2 •	0.7 •
hygroskopisch?	ja	nein	nein	nein	nein	ja (sehr)
mechanisch stabil?	nein	ja	ja	(nein)	ja	ja
Chemische Formel	NaJ(Tl)	Be$_4$Ge$_3$O$_{12}$	Lu$_{2(1-x)}$Ce$_{2x}$ (SiO$_4$)O	Gd$_2$SiO$_5$:Ce	BaF$_2$	CsF

vgl. Abb. 2.72). Dazu ist in einem Detektorring jeder Detektor fächerartig mit gegenüberliegenden Detektoren in Koinzidenz geschaltet. Eine Koinzidenz-schaltung gibt nur dann einen Ausgangsimpuls ab, wenn beide Detektoren gleichzeitig den Einfall eines Gammaquants registrieren. Aus den Projektionen der einzelnen Fächer wird das Bild durch gefilterte Rückprojektion rekonstruiert. Bei N Detektoren entstehen N Projektionen. Der Winkel zwischen benachbarten Projektionsrichtungen ist $2\pi/N$. Bei der Rückprojektion wird jeder Profilmeßpunkt gleichmäßig über die Bildebene zurückprojiziert und gleichzeitig die 1/r-Abnahme der Intensität der Rückprojektionslinien durch Filterung kompensiert. Zur gleichzeitigen Erfassung mehrerer Gewebeschichten können hintereinander liegende Detektorringsysteme (Ringweite 30 bzw. 50 cm für Kopf oder Körperuntersuchungen) verwendet werden. Bleiabschirmungen zwischen den Detektorringen bestimmen die Schichtdicken. Das räumliche Auflösungsvermögen (Größenordnung 2 mm) wird durch die Detektorenbreite bestimmt. Für ein artefaktfreies Bild muß nach dem Abtasttheorem das Abtastintervall kleiner oder gleich dem halben kleinsten Abstand zweier noch aufzulösender Bildelemente sein. Durch mechanische Wobbelbewegung des Detektorsystems wird diese Bedingung erfüllt.

Eine Modifikation des PET ist das Flugzeit-PET oder Time of Flight PET (TOF-PET). Es erfaßt neben der Koinzidenz-Information auch die Flugzeitdifferenz $\Delta t = 2\,\Delta x/c$ der Gammaquanten (Δx = Abstand des Zerfallsorts vom Mittelpunkt zwischen zwei Detektoren). Einer Zeitauflösung von 0,3 ns entspricht eine Ortsauflösung $\Delta x = 4,5$ cm. Die TOF-Information ermöglicht es, die Rückprojektion auf den

Abb. 2.71. Prinzip der Signal-
gewinnung (oben)
und PET-Detektorring

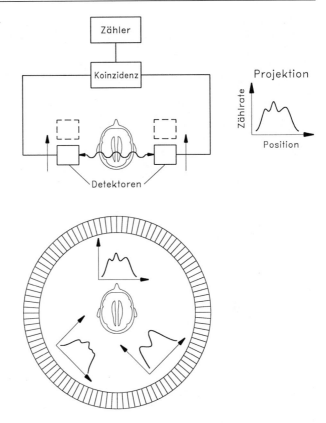

durch die Flugzeitdifferenz gemessenen Teilbereich der Bildfläche zu beschränken. Dadurch wird das Signal-Rausch-Verhältnis verbessert.

2.2.2.4
Biologische Strahlenwirkungen

Das Eindringen elektromagnetischer oder Teilchenstrahlung in Gewebe stellt einen Energietransport dar. Die aufgenommene Energie je Masseneinheit wird als Dosis bezeichnet. Je nach Strahlenart unterscheidet man zwischen lockerer (Elektronen, Photonen) und dichter Energieübertragung (Protonen, Neutronen und schwerere Teilchen). Im ersten Fall ist die Eindringtiefe bei einer bestimmten Teilchen- oder Quantenenergie groß, im zweiten Fall gering (vgl. Tabelle 13).

Die Abb. 2.73 veranschaulicht die Strahlenwirkung auf DNS-Doppelmolekül-stränge und auf Zellen. Bei DNS-Schäden sind Einstrang-Brüche (Elektronen-, Röntgen- und γ-Strahlung) reparabel, Doppelstrang-Brüche (Protonen, Neutronen, α-Teilchen) dagegen nicht. Bei Zellen bewirkt Strahlung ein Aufbrechen von Molekülen, Veränderungen an Aminosäuren und Enzymen sowie die Bildung von H_2O_2, das ein starkes Zellgift ist. Je mehr Sauerstoff eine Zelle enthält, desto mehr H_2O_2 kann entstehen. Man bezeichnet dies als Sauerstoff-Verstärkungseffekt.

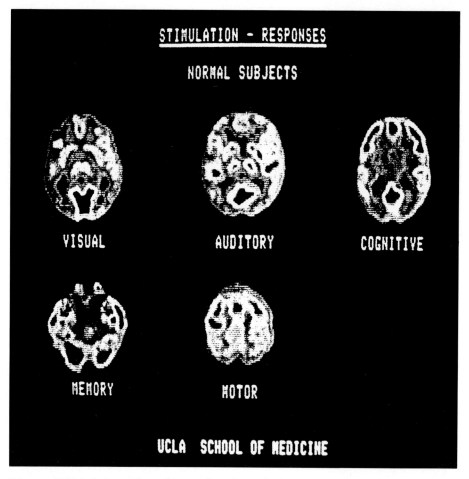

Abb. 2.72. PET-Aufnahmen des Gehirns während verschiedener Reize bzw. Aufgaben. Die hellen Hirnregionen geben die Stellen mit hohem Glukosestoffwechsel an. Es wird die γ–Aktivität einer mit F-18 markierten Glukoseverbindung erfaßt. Aus dem oxidativen Abbau von Glukose deckt das Gehirn seinen Energiebedarf. (M. E. Phelps, UCLA, Los Angeles, USA)

2.2.2.5
Radiometrische Größen und Einheiten

Wie bereits erwähnt wird durch Strahlung an das Gewebe ein bestimmter Energiebetrag, die sogenannte integrale Energiedosis W_D, übertragen:

$$W_D = W_{in} - W_{ex} + W_Q \,. \tag{2.43}$$

W_{in}, W_{ex} sind jeweils die Summen der Energiebeträge (ohne Ruheenergiewerte) aller ionisierenden Teilchen und Photonen, die in das bestrahlte Volumen ein- bzw. austreten. W_Q ist die Summe der Reaktions- und Umwandlungsenergiebeträge aller Kern- und Elementarteilchenprozesse, die im bestrahlten Volumen stattfinden. Die

Tabelle 13. Strahlenwirkungen auf Materie bzw. Gewebe

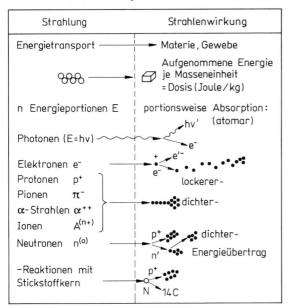

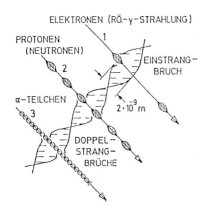

DNS-MOLEKÜL-BRÜCHE DURCH STRAHLUNG

<<>: ATOMARER "STRAHLENSCHADEN"
EINSTRANG-BRUCH: REPARIERBAR
DOPPELSTRANG-BRUCH: IRREPARABEL

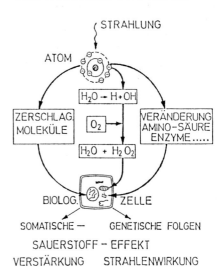

STRAHLENWIRKUNG AUF ZELLEN

SOMATISCHE — GENETISCHE FOLGEN
SAUERSTOFF - EFFEKT
VERSTÄRKUNG STRAHLENWIRKUNG

Abb. 2.73. Strahlenwirkung auf DNS-Doppelmolekülstränge **a** und auf Zellen **b**

Energiedosis W_D kann z. B. durch Anregung und Ionisierung oder durch Änderung der Molekülbindungsenergie übertragen werden.

Die *Energiedosis D* ist

$$D = \frac{dW_D}{dm} = \frac{dW_D}{\varrho\, dV}\,. \tag{2.44}$$

Die Einheit von D ist 1 Gy (Gray) = 1 J/kg (früher: 1 rd = 0,01 Gy).

Die *Äquivalentdosis H* ist

$$H = qD. \tag{2.45}$$

Darin bedeuten D die Energiedosis im Gewebe und q einen Bewertungsfaktor, der gleich dem Produkt aus einem Qualitätsfaktor Q und einem Faktor N ist. Für harte Röntgen- und γ-Strahlung ist $Q = 1$, für Bestrahlung des Gewebes von außen ist $N = 1$. Beim Zusammenwirken mehrerer Strahlenarten ist $H = \Sigma H_i$. Die Einheit von H ist 1 Sv (Sievert) = 1 J/kg (früher: 1 rem = 0,01 Sv).

Ein weiterer Dosiswert ist die *Kerma K* (*k*inetic *e*nergy *r*eleased in *ma*terial):

$$K = \frac{dW_K}{dm} = \frac{dW_K}{\varrho\, dV}\,. \tag{2.46}$$

Darin bedeutet dW_K die Summe der Anfangswerte der kinetischen Energien aller geladenen Teilchen, die von direkt ionisierender Strahlung im Volumenelement dV freigesetzt werden.

Diese Dosiswerte ergeben, bezogen auf die Einwirkzeit, die *Energiedosis-*, *Äquivalentdosis-* und *Kermaleistung*:

$$\dot{D} = \frac{dD}{dt}, \quad \dot{H} = \frac{dH}{dt}, \quad \dot{K} = \frac{dK}{dt}\,. \tag{2.47}$$

Die Einheit von $\dot{D}$, $\dot{H}$ und $\dot{K}$ ist 1 Gy/s = 1 W/kg.

Für die *Ionendosis* gilt:

$$J = \frac{dQ}{dM_L} = \frac{dQ}{\varrho_L dV}\,. \tag{2.48}$$

Darin ist dQ der Betrag der elektrischen Ladung der Ionen *eines* Vorzeichens, die in einem Luftvolumenelement dV mit der Dichte ϱ_L durch ionisierende Strahlung gebildet werden (vgl. Abb. 2.74). Die Einheit von J ist 1 C/kg (früher: 1 R (Röntgen) = 2,58 · 10⁻⁴ C/kg).

Aus Gl. (2.48) folgt für die *Ionendosisleistung*:

$$\dot{J} = \frac{dJ}{dt}\,. \tag{2.49}$$

Die Einheit von $\dot{J}$ ist 1 A/kg (früher: R/s).

Einige weitere radiometrische Größen sind die Kenndosisleistung (für Röntgen- und γ-Strahlung) = Betrag von $\dot{J}$ in der Achse des Strahlenbündels im Abstand von

Abb. 2.74. Abhängigkeit der Ionendosis J für verschiedene Teilchenstrahlen von der Eindringtiefe R der Strahlung in Gewebe. RS = 200 kV-Röntgenstrahlung, ^2H = 190 MeV-Deuteronen, β = 16 MeV-β-Strahlung

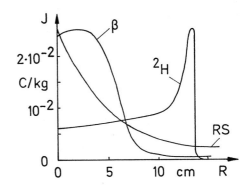

Abb. 2.75. Isodosiskurven für Photonenstrahlen in Wasser bzw. Gewebe

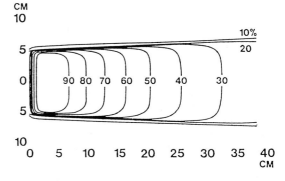

1 m vor der Strahlenquelle bei einer bestrahlten Fläche von 200 cm²; die Gewebeoberflächendosis, Herddosis und Isodosenfläche bzw. -kurve (vgl. Abb. 2.75) sowie das Flächendosisprodukt zur Beurteilung der Strahlenbelastung ($G = \int J\,dA$) ferner die Toleranzdosisleistung (zur Vermeidung von Strahlenschäden): $2,5 \cdot 10^{-6}$ C/kg je Woche.

2.2.3
Ultraschall

2.2.3.1
Schallfeldgrößen

In Tabelle 14 sind die verschiedenen Schallfrequenzen und -wellenlängen der einzelnen Schallbereiche angegeben.

Die *Schwingungsgleichung* für eine ebene Schallwelle lautet:

$$a = A \sin \omega \left(t - \frac{x}{c_s} \right). \tag{2.50}$$

(A Schwingungsamplitude der Teilchen im Schallfeld = 0,01 bis 2 μm; $\omega = 2\pi f$, f Schallfrequenz; c_s Schallgeschwindigkeit).

Tabelle 14. Die verschiedenen Schallbereiche

Schallbereich	Frequenz	Wellenlänge in Luft/Wasser
Infraschall	bis 16 Hz	21 m/93 m
Hörschall	16 Hz ... 16 kHz	21 m ... 21 mm/93 ... 0,093 m
Ultraschall	16 kHz ... 1 GHz	21 mm ... 0,34 µm/93 mm ... 1,5 µm
Ultraschall in der Medizin	1 ... 15 MHz	340 µm ... 22,7 µm/1,5 mm ... 0,1 mm

Als *Schallschnelle* bezeichnet man die Größe

$$v = \frac{da}{dt} = \omega A \cos \omega \left(t - \frac{x}{c_s} \right). \tag{2.51}$$

Wegen

$$\varrho \, d^2a/dt^2 = - \, dp/dx \tag{2.52}$$

gilt für den *Schallwechseldruck:*

$$p = \int \omega^2 A \varrho \sin \omega \left(t - \frac{x}{c_s} \right) dx = \omega A \varrho c_s \cos \omega \left(t - \frac{x}{c_s} \right). \tag{2.53}$$

(ϱ Dichte des Mediums; p Schallwechseldruck).

Die *Schallwechseldruck-Amplitude* ist demnach

$$p_0 = \omega A \varrho c_s = v_0 \varrho c_s. \tag{2.54}$$

Der *Schallwellenwiderstand* (Schallimpedanz) ist definiert als

$$Z_s = R_s + jX_s = \frac{p}{v} = \varrho c_s \, ; \tag{2.55}$$

R_s Schallwiderstand ($= Z_s$ bei Phasengleichheit von ϱ und c_s).

Die *Schallenergiedichte* beträgt

$$E = E_k + E_p = 2 \left(\tfrac{1}{2} \varrho v^2 \right) = \varrho A^2 \omega^2 \cos^2 \omega \left(t - \frac{x}{c_s} \right). \tag{2.56}$$

(Bei einer fortschreitenden elastischen Welle ist wie bei einer elastischen Schwingung $\bar{E}_k = \bar{E}_p$; $\bar{E}_k = \bar{E}_p$ = mittlere kinetische bzw. potentielle Energie).

Aus Gl. (2.56) folgt für die *Schalldichte* (mittlere Schallenergiedichte):

$$E_m = \tfrac{1}{2} \varrho A^2 \omega^2 \tag{2.57}$$

und für die *Schallstärke* (Schallintensität):

$$J = E_m c_s = \tfrac{1}{2} Z_s A^2 \omega^2 \, ; \tag{2.58}$$

die *Schalleistung* ist dann

$$P_s = JA. \tag{2.59}$$

(A Schallfeldquerschnitt).

Die *Schallabsorption* erfolgt nach der Beziehung:

$$A = A_0 e^{-\alpha s} \tag{2.60}$$

oder wegen $J \sim A^2$ (Gl. (2.58)):

$$J = J_0 e^{-2\alpha s}. \tag{2.61}$$

Die *Halbwertstiefe* ($J = J_0/2$) ist:

$$h = \frac{\ln 2}{2\alpha} = \frac{0{,}346}{\alpha} \tag{2.62}$$

und das *Dämpfungsmaß*:

$$\alpha_0/dB = 10 \log \frac{J_0}{J} = 8{,}68 \ \alpha s. \tag{2.63}$$

Für die *Schallreflexion* (an Grenzflächen) gilt

$$r = \frac{E_r}{E_e} = \frac{J_r}{J_e} = \frac{(Z_1 - Z_2)^2}{(Z_1 + Z_2)^2} \tag{2.64}$$

und für die *Schallbrechung*:

$$n = \frac{c_{s1}}{c_{s2}} = \frac{\sin \alpha_1}{\sin \alpha_2}. \tag{2.65}$$

(α Schallabsorptionskoeffizient; s Schallweg; r Reflexionskoeffizient; n Brechungsindex für Schallwellen: vgl. Tabelle 15).
   Die *Einheiten* der Schallfeldgrößen sind:

A in m; v in m/s; p in N/m^2; Z_s in Ws^2/m^4 (= kg/m^{2}s); E in Ws/m^3; J in W/m^2; P_s in W; α in 1/m.

Tabelle 15. Werte einiger Schallfeldgrößen für organische Substanzen sowie für Luft und Stahl

Substanz	ϱ g/cm^3	c_s m/s	Z_s kg/m^{2}s	2α m^{-1} 1 MHz	r (gegen Wasser)	h cm 1 MHz
Wasser	1	1496	$1{,}49 \cdot 10^6$	0,17	0	410
Blut	1	1560	$1{,}56 \cdot 10^6$	–	0,007	–
Gehirn	1,02	1530	$1{,}5 \cdot 10^6$	19	0,029	3,6
Fett	0,93	1476	$1{,}37 \cdot 10^6$	9	0,042	7,7
Muskel	1,06	1568	$1{,}66 \cdot 10^6$	26	0,054	2,7
Knochen	1,85	3360	$6{,}2 \cdot 10^6$	310	0,614	0,23
Luft	$1{,}3 \cdot 10^{-3}$	340	$4 \cdot 10^3$	–	0,999	1,1
Stahl	7,7	5000	$39 \cdot 10^6$	–	–	–

Die Werte der Schallintenstität für Hör- und Ultraschall betragen in W/cm^2:

Hörschwelle (bei 1 kHz):	10^{-16}
Unterhaltung:	10^{-10}
Orchester:	10^{-5}
Schmerzgrenze (1 kHz):	10^{-4}
US-Diagnostik:	10^{-3}
US-Therapie: bis einige	100

2.2.3.2
Ultraschallerzeugung

Zur Ultraschallerzeugung dienen elektro- und (seltener) magnetostriktive Wandler. Unter Elektro- bzw. Magnetostriktion versteht man die Erzeugung periodischer Volumenänderungen eines Festkörpers durch Drehen der Dipole in einem elektrischen bzw. magnetischen Wechselfeld. Für elektrostriktive Wandler wird als Wandlermaterial bevorzugt gesinterte Piezokeramik verwendet. Diese gehört zur Gruppe der Ferroelektrika mit der allgemeinen Struktur ABO$_3$, wobei für A bzw. B beispielsweise Pb, Zr oder Ti einzusetzen sind. Typische Vertreter dieser Materialgruppe sind BaTiO$_3$ und Pb(Zr,Ti)O$_3$, auch PZT-Keramik genannt.

Ferroelektrische Werkstoffe enthalten Domänen gleicher elektrischer Polarisationsrichtung. Sie lassen sich durch Ausrichten der Elementardipole in einem starken elektrischen Feld polarisieren und in einem zeitlich abnehmenden elektrischen Wechselfeld oder durch Temperaturerhöhung depolarisieren. Beim Umpolarisieren tritt ein Hysteresis-Effekt auf, d.h. die elektrische Flußdichte D durchläuft in Abhängigkeit von der elektrischen Feldstärke E eine Hysteresisschleife. Die relative Dielektrizitätskonstante solcher Stoffe steigt zunächst mit der Temperatur an und fällt nach Überschreiten der Curie-Temperatur ϑ_c (270...350 °C) steil ab (vgl. Abb. 2.76).

Abb. 2.76 a–d. Eigenschaften ferroelektrischer Werkstoffe. **a** Domänen gleicher elektrischer Polarisierung, **b** Ausrichtung der Dipole bei der Polarisation, **c** Hysteresisschleife, **d** Temperaturabhängigkeit der relativen Dielektrizitätskonstanten ε_r

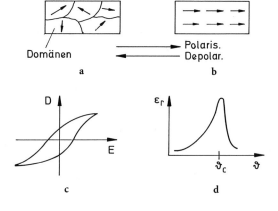

Die Abb. 2.77 zeigt verschiedene Bauformen von elektrostriktiven Ultraschallwandlern. Für die erzeugte Ultraschallfrequenz gilt:

$$f = \frac{k}{l} \quad \text{bzw.} \quad f = \frac{k'}{d} \, . \tag{2.66}$$

Für $f = 1 \ldots 10$ MHz ist $d = 10 \ldots 1$ mm.

In Abb. 2.78 sind der Aufbau eines Ultraschallkopfs (a) und die berechnete Abstrahlungs-Charakteristik eines kreisförmigen ebenen US-Kopfs für $D/\lambda = 10$ (D Schallkopfdurchmesser; λ US-Wellenlänge) (b) dargestellt. Für die Nahfeldlänge x_0 und den Aperturwinkel α in Abb. 2.78 gilt:

$$x_0 = \frac{D^2 - \lambda^2}{4\lambda} \approx \frac{D^2}{4\lambda} \tag{2.67}$$

und

$$\sin \alpha = 1{,}22 \, \frac{\lambda}{D} \, . \tag{2.68}$$

Für die meisten medizinischen Anwendungen hat die erzeugte US-Strahlung eine Frequenz von $1 \ldots 10$ MHz (häufig $2 \ldots 3$ MHz), die Wellenlänge λ für Weichgewebe beträgt $1{,}5 \ldots 0{,}15$ mm, die Impulsdauer ≈ 1 μs und die Impulsfolgefrequenz $1 \ldots 2$ kHz. Die Leistungsdichte ist für die Diagnostik < 100 mW/cm^2 und für die Therapie bis einige 100 W/cm^2.

Abb. 2.77. Bauformen von Ultraschallwandlern

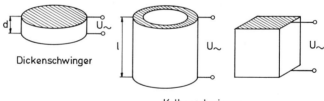

Dickenschwinger

Kolbenschwinger

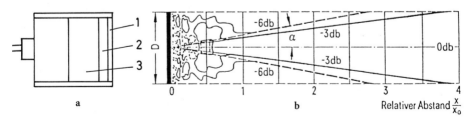

Abb. 2.78. **a** Aufbau eines Ultraschallkopfs. *1* Deckschicht, *2* PZT-Keramik, *3* Dämpfungskörper. **b** Strahlungs-Charakteristik eines kreisförmigen ebenen US-Kopfs für $D/\lambda = 10$ (D US-Kopfdurchmesser, λ US-Wellenlänge)

2.2.3.3
Ultraschall-Wechselwirkung mit Gewebe

Mit Gewebe tritt der Ultraschall auf dreierlei Weise in Wechselwirkung, nämlich durch Schallabsorption, -reflexion und -brechung.

a) Dämpfung

Für das Dämpfungsmaß α_0 folgt aus Gl. (2.62) und (2.63):

$$\alpha_0/dB = 3 \text{ s/h.} \tag{2.69}$$

Bei der häufig benutzten Frequenz $f = 2$ MHz ist $h \approx 1,5$ cm (Mittelwert für Körpergewebe). Damit wird $\alpha_0/dB \approx 2$ s/cm. Im Weichgewebe ist im Frequenzbereich von 0,2 bis 100 MHz α proportional zu f und daher

$$\alpha_0/dB = Kfs \text{ oder } \alpha_0/(fs) = K \approx \text{const.} \tag{2.70}$$

Der Zusammenhang nach Gl. (2.70) ist für verschiedene Weichgewebearten in Abb. 2.79 dargestellt und recht gut erfüllt. Die Folge ist, daß beim Durchgang von Ultraschallimpulsen durch Gewebe sich das Impulsspektrum bzw. die Impulsform ändern. Die Abb. 2.80 zeigt den Verlauf des Dämpfungsmaßes α_0 in Abhängigkeit von der Eindringtiefe s der Strahlung bei 2 MHz. Hohe α_0-Werte haben die Knochen und geringe Werte die Körperflüssigkeiten. Eine zusätzliche Schwächung ergibt sich durch die Strahlendivergenz (optische Verdünnung).

b) Reflexion

Im Weichgewebe ist wegen der geringen Schallimpedanzdifferenzen ($Z_1 \approx Z_2$) die Schallreflexion je Gewebegrenzfläche gering ($r \leq 1\%$). Dies erfordert einerseits eine hohe Empfängerempfindlichkeit, andererseits ist die gleichzeitige Darstellung mehrerer hintereinander liegender Grenzflächen möglich.

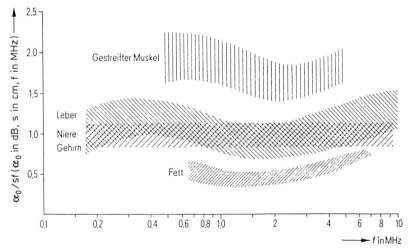

Abb. 2.79. Verlauf von $\alpha_0/(fs)$ nach Gl. (2.70) in Abhängigkeit von der Ultraschallfrequenz f

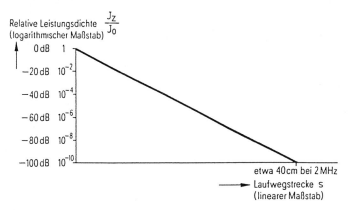

Abb. 2.80. Verlauf des Dämpfungsmaßes α_0 als Funktion der Eindringtiefe s der US-Strahlung

c) Brechung

Im Weichgewebe findet wegen $n \approx 1$ praktisch keine Brechung der Ultraschallwellen statt.

2.2.3.4
Ultraschalldiagnostik

Sie beruht auf der Abbildung innerer Gewebestrukturen von ruhenden oder bewegten Körperschichten bzw. Organen durch Reflexion von Ultraschallimpulsen an Grenzflächen mit sprunghafter Änderung des Schallwellenwiderstands. Die Ultraschallechos beschreiben die akustische Struktur des bestrahlten Objekts. Die verwendeten Ultraschallimpulse haben eine Schallfrequenz von 2 bis 5 MHz (Kompromiß zwischen Auflösungsvermögen und Absorption, die beide linear mit der Schallfrequenz ansteigen), eine Impulsfrequenz von etwa 1 kHz und eine Schallintensität < 50 mW/cm^2.

Man unterscheidet zwischen *A-*, *B-* und *M*-Abtastung (*A* amplitude mode; *B* brightness mode; *M* motion mode scan).

A-Abtastung (A-scan)

Darunter versteht man die Messung des Abstands benachbarter reflektierender Grenzflächen im Körper aus dem Laufzeitunterschied der reflektierten US-Impulse (vgl. Abb. 2.81). Der Schallkopf sendet z.B. in jeder Millisekunde einen US-Impuls von etwa 1 μs Dauer aus. Die reflektierten Signale werden in den Impulspausen vom Schallkopf aufgenommen und auf einem Oszillographen dargestellt. Zum Dämpfungsausgleich kann man die Impulsverstärkung exponentiell mit der Impulslaufzeit ansteigen lassen. Wegen $\alpha \neq$ const und $c_s \neq$ const ist eine Auswertung der Echohöhen nicht möglich. Streusignale aus einzelnen Gewebebereichen werden durch einen Amplitudendiskriminator unterdrückt.

Abb. 2.81. Anordnung zur *A*-Abtastung mittels Ultraschall (*A*-Scan). *K* Körper, *S* Schallkopf, *1, 2, 3* reflek-
tierende Grenzflächen, *T* Taktgeber, *I* Impulsgenerator,
Z Zeitablenkung, *V* Verstärker

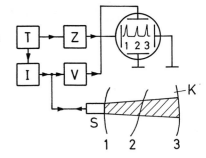

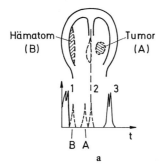

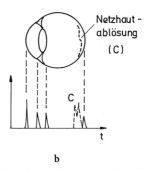

Abb. 2.82. a Signale bei der US-Echoencephalographie (Leksell 1954). *1, 2, 3* Initial-, Mittel- und
Endecho. US-Frequenz 1…4 MHz (häufig 2 MHz). **b** Signale bei der US-Ophthalmographie
(Mundt und Hughes 1956). US-Frequenz 6 … 18 MHz

Anwendungen dieses Verfahrens sind u. a. die *US-Echoencephalographie* mit
einem Schallkopf oberhalb des rechten oder linken Ohrs zum Lokalisieren von
Hirntumoren oder -blutungen (Abb. 2.82a); die *US-Ophthalmographie* mit Auf-
setzen eines Schallkopfs auf das anästhesierte Auge zum Auffinden von Netzhaut-
ablösungen, Tumoren, Glaskörpertrübungen und Femdkörpereinschlüssen
(Abb. 2.82b); ferner die *US-Echographie* in der Geburtshilfe, um Lage und Kopf-
durchmesser des Kindes zu bestimmen und die Plazenta zu lokalisieren.

M-Abtastung (M-Scan)

Sie dient zur Abbildung der Bewegung innerer Organe, z. B. der Herzwände oder
Herzklappen (*Echokardiographie*; vgl. Abb. 2.83). Dazu wird ein ruhender gepulster
A-Abtaststrahl verwendet und die zeitliche Verschiebung der reflektierten Impulse
auf einem Bildschirm oder Schreiberstreifen registriert (zeitliche Auflösung
1000 Impulse/s, räumliche Auflösung ca. 1 mm). Interessierende Grenzlinien
werden auf dem Tableau eines x-y-Koordinatenlesers (Digitizers) von Hand mit
einem Abtaststift (elektronischen Schreibgriffel) nachgefahren und in einem
Digitalrechner weiterverarbeitet (halbautomatische Abtastverfahren) oder mittels
Photosensoren bzw. Videokamera aufgenommen und digitalisiert dem Rechner
zugeführt (vollautomatische Abtastverfahren).

Abb. 2.83. Prinzip der M-Abtastung mittels Ultraschall (M-Scan). *US* Ultraschallkopf, *A*, *B*, *A*- bzw. *B*-Scan, *t* Zeit

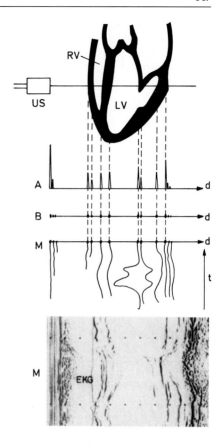

Anwendungsbeispiele sind in der *US-Kardiographie* die Bestimmung der isovolumetrischen Kontraktionsdauer, der Füllungs- und Austreibungsdauer der linken Herzkammer, die Messung der zeitlichen Änderung des Kammerdurchmessers sowie der Septum- und Hinterwanddicke, ferner die Diagnostik von Stenosen der Herzklappen und von Vorhoftumoren.

Als Meßbeispiel zeigt Abb. 2.84 nebeneinander drei US-Kardiogramme des linken Vorhofs bei Mitralstenose (Einengung des Blutpfads an der Mitralklappe) verschiedenen Grades. Die angegebenen Werte in mm/s sind die Geschwindigkeitswerte der Blutströmung in der Entleerungsphase des linken Vorhofs (normaler Mittelwert 125 mm/s). Eine kleinere Geschwindigkeit bedeutet einen höheren Stenosegrad.

B-Abtastung (B-Scan)

Der US-Strahl wird längs einer Linie über die Körperoberfläche geführt. Dazu dient entweder ein rotierender US-Kopf in der Brennlinie eines parabolischen Schall-

Abb. 2.84. US-Echokardiogramme (zweite Spur) des linken Vorhofs bei Mitralstenose verschiedenen Grades

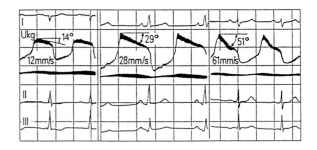

Abb. 2.85. Anordnung zur B-Abtastung mittels Ultraschall (B-Scan). *K* Körper, *US* Ultraschallstrahl, *R* Reflektor, *W* Wasserfüllung, *F* Folie, *A* Antrieb, *Y* y-Ablenkung, *H* Helltastung, *T* Taktgeber, *I* Impulsgenerator, *Z* Zeitablenkung

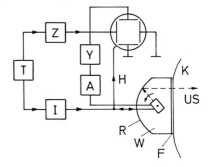

reflektors (Ein-Element-Scanner; vgl. Abb. 2.85) oder eine Reihe feststehender US-Köpfe, die sequentiell angesteuert werden (Multi-Element-Scanner). Die Bewegung des Schallstrahls wird mit der y-Ablenkung eines Oszillographen synchronisiert. Die x-Ablenkung entspricht wie bei der A-Abtastung der Schichttiefe, aus der die reflektierten US-Impulse kommen. Diese Impulse dienen zur Helltastung des Elektronenstrahls. Auf dem Bildschirm entsteht so ein Echtzeit-Ultraschall-Schnittbild (Ultraschalltomogramm) der durchstrahlten Körperschicht (Realtime-US-Scanner). Neueste Geräte haben automatische Bilderfassung und digitale Bildverarbeitung.

Die Abb. 2.86 zeigt die verschiedenen Möglichkeiten der Abtastung mit einem US-Strahl. Beim oft verwendeten *Compound-Scan*, einer speziellen Form der B-Abtastung, wird ein Schallkopf mit der Hand über die Körperoberfläche geführt und gleichzeitig geschwenkt. Dadurch wird das bestrahlte Gewebe unter verschiedenen Richtungen abgetastet. Man kann auf diese Weise erreichen, daß durch den Schallschatten keine Informationen verlorengehen.

Ultraschall-Holographie

Bei diesem erstmals von Sokolov (1935) angewendeten Abbildungsverfahren werden mit zwei US-Köpfen T (Abb. 2.87) unter Wasser eine Referenz-US-Welle US_1 und eine Nutz-US-Welle US_2 erzeugt, welche die Bildinformation (z. B. nach Durchstrahlung eines Arms) enthält. Die Interferenz von US_1 und US_2 führt zu örtlich modulierten Auslenkungen $A_z(x, y)$ der Wasseroberfläche, die der US_2-Druckamplitudenverteilung $P(x, y)$ proportional sind. Das Interferenzmuster (Hologramm) wird mit einem Laserstrahl abgebildet und auf einem Monitor dargestellt. Etwa 3 % des Laserlichts werden dabei reflektiert und gebeugt.

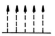

Linear-   Bogen-   Sektor-   Kreis-   Radial-Scan   Compound-
Parallel- Konvergent   Divergent-   Scan

Abb. 2.86. Abtastarten für einen US-Strahl

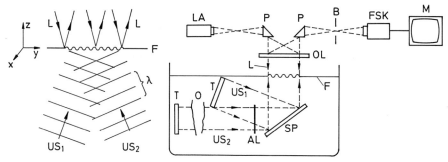

Abb. 2.87. Prinzip der *US*-Holographie. *US₁* Referenz-US-Welle, *US₂* Nutz-US-Welle mit Bildinformation, *F* Wasseroberfläche, *T* US-Kopf, *O* Objekt, *AL* akustische Linse, *SP* Spiegel, *L* Lichtstrahl, *OL* optische Linse, *P* Prisma, *LA* Laser, *B* Blende, *FSK* Fernsehkamera, *M* Monitor

Auflösungsvermögen

Das Auflösungsvermögen A der US-Abtastung ist der Reziprokwert des minimalen auflösbaren Abstands zweier Punkte.

Auflösung in Strahlrichtung. An zwei Grenzflächen 1 und 2 (vgl. Abb. 2.88) reflektierte Impulse werden getrennt, wenn

$$t_I c_s \leqslant 2L \tag{2.71}$$

oder

$$L \geqslant \tfrac{1}{2} t_I c_s. \tag{2.72}$$

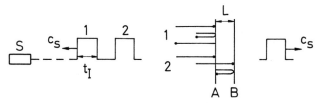

Abb. 2.88. Reflexion von zwei Ultraschallimpulsen *1* und *2* an zwei Grenzflächen *A* und *B* im Abstand *L*. t_I Impulsdauer, c_s Schallgeschwindigkeit, ⟶ räumliche Impulsbreiten, *S* Schallkopf

Damit wird

$$A = \frac{1}{L} \leqslant \frac{2}{t_I c_s} .$$ (2.73)

(c_s Schallgeschwindigkeit; t_I Impulsdauer = (2...3) T; T Periodendauer).

Bei 2,5 MHz beträgt z. B. $L = 0,7$ mm und bei 15 MHz $L = 0,1$ mm. Die Auflösung steigt also mit der Frequenz an.

Auflösung quer zur Strahlrichtung. Sie ist von der Keulenbreite b des Schallkopfs abhängig. Diese ist im Fernfeld proportional zu λ/D (λ Wellenlänge; D Durchmesser des Schallkopfs). Für den Öffnungswinkel (Apertur) des Schallstrahls gilt (vgl. Abb. 2.89):

$$\sin \frac{\varphi}{2} = 1,22 \frac{\lambda}{D} .$$ (2.74)

Je kleiner λ (je höher f), desto größer ist die Querauflösung des Strahls.

Ultraschall-Blutflußmessung

Laufzeitverfahren. Die Schallimpulse von zwei Schallköpfen 1 und 2 (vgl. Abb. 2.90) haben unterschiedliche Laufzeiten t_1 und t_2, weil die Impulse die Blutbahn in bzw. gegen die Blutstromrichtung durchlaufen. Es ist

$$t_1 = \frac{l}{c_s + v \cos \alpha}, \quad t_2 = \frac{l}{c_s - v \cos \alpha} .$$ (2.75)

$$\Delta t = t_2 - t_1 = \frac{l(c_s + v \cos \alpha) - l(c_s - v \cos \alpha)}{(c_s - v \cos \alpha)(c_s + v \cos \alpha)} \approx \frac{2lv}{c_s^2} \cos \alpha .$$ (2.76)

Wegen $\Delta t \approx 10^{-10}$ s ist die Meßgenauigkeit gering.

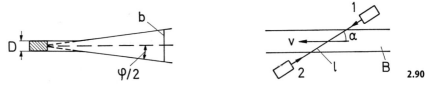

2.89 $\varphi/2$ **B**   2.90

Abb. 2.89. Keulenbreite b und Apertur φ eines Ultraschallstrahls

Abb. 2.90. Prinzip der Ultraschall-Blutflußmessung nach dem Laufzeitverfahren. *B* Blutbahn, *v* Blutströmungsgeschwindigkeit, *l* Abstand zwischen den Ultraschallköpfen *1* und *2*

Doppler-Verfahren (US-Doppler-Sonographie, UDS). Die Blutbahn wird mit Ultraschall durchstrahlt (vgl. Abb. 2.91). Die von den bewegten Blutpartikeln reflektierte US-Welle zeigt eine Doppler-Frequenzverschiebung. Ein auf die US-Quelle zubewegtes Blutpartikel verursacht bei der ankommenden Welle eine Frequenzerhöhung

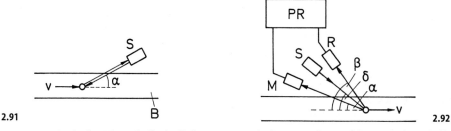

2.91

B

2.92

Abb. 2.91. Prinzip der Ultraschall-Blutflußmessung nach dem Doppler-Verfahren. S Ultraschallkopf, B Blutbahn, v Blutströmungsgeschwindigkeit

Abb. 2.92. Prinzip der Stereo-Doppler-Sonometrie. S Sendekopf, M Meßkopf und R Referenzkopf für Ultraschall, PR Prozeßrechner, v Blutströmungsgeschwindigkeit

$$f' = f_s(1 + (v/c_s)\cos\alpha) \tag{2.77}$$

und bei der reflektierten Welle eine weitere Frequenzerhöhung

$$f'' = f'/(1 - (v/c_s)\cos\alpha). \tag{2.78}$$

Die Empfangsfrequenz $f_e = f''$ ist daher

$$f_e = f_s \frac{1 + (v/c_s)\cos\alpha}{1 - (v/c_s)\cos\alpha}; \tag{2.79}$$

mit $v \ll c_s$ ergibt eine Reihenentwicklung:

$$f_e \approx f_s\left(1 + 2\frac{v}{c_s}\cos\alpha\right) \tag{2.80}$$

und damit eine Frequenzverschiebung:

$$\Delta f = f_e - f_s = 2f_s\frac{v}{c_s}\cos\alpha. \tag{2.81}$$

Wegen des Strömungsprofils $(0 < v < v_{max})$ erhält man als Doppler-Signal ein Frequenzspektrum. Bei einer US-Frequenz von $f_s \approx 5$ MHz liegt das Doppler-Signal im Hörfrequenzbereich.

Anwendungsbeispiele sind die Bestimmung der mittleren Geschwindigkeit v und Richtung der Blutströmung in Gefäßen (v nimmt im Bereich einer Stenose zu) sowie die Bestimmung der fetalen Herzfrequenz.

Stereo-Doppler-Sonometrie. Zur Bestimmung des Meßwinkels α werden drei US-Köpfe verwendet: ein Sendekopf S (Winkel δ), ein Meßkopf M (α) und ein Referenzkopf $R(\beta)$ (vgl. Abb. 2.92). M und R erzeugen je ein Doppler-Signal Δf_m bzw. Δf_r. Mit $\gamma = \beta - \alpha$ gilt

$$\alpha = \arctan\frac{\cos\gamma - \Delta f_r/\Delta f_m}{\sin\gamma}. \tag{2.82}$$

Ein Prozeßrechner (PR) bestimmt fortlaufend α und v.

Doppler-Bildverfahren. Darunter versteht man die Anwendung des US-Doppler-Effekts am strömenden Blut zur Abbildung von Blutgefäßen mittels *B*-Scan. Das Doppler-Signal wird einem *f/U*-Wandler zugeführt, der einen Oszillographen hellsteuert.

2.2.3.5
Ultraschalltherapie

Therapeutisch wird der Ultraschall zur Zerstörung von Blasen-, Harnleiter- und Nierensteinen; zur Zahnsteinentfernung und Zahnbearbeitung mittels Schleifmittel; zur Feinzerstäubung inhalierbarer flüssiger Substanzen (US-Aerosol-Zerstäubung); zur Mikromassage (um das Gewebe zu erwärmen und besser zu durchbluten) und in der US-Chirurgie zur Ausführung von Gewebeschnitten mit US-Sonden hoher Leistung (100 bis 1000 W/cm^2) verwendet.

Ultraschall-Steinzertrümmerung (US-Lithotripsie)

Nieren-, Harnleiter und Gallensteine

Etwa 2 bis 3 % der Bevölkerung leiden an Harnsteinen, die an der Nierenschleimhaut heranwachsen, sich ablösen und in Niere, Harnleiter oder Blase wandern (Abb. 2.93). Die Harnsteine bestehen zu 25 % aus organischen Substanzen, die übrigen Bestandteile bilden Mineralsalze. Die hauptsächlich aus Cholesterin bestehenden Gallensteine sind meist größer und weicher als Harnsteine. Beide Steingruppen können durch *extrakorporale Stoßwellen-Lithotripsie* (*ESWL*) zerstört und beseitigt werden. Dabei liegt der Patient in einem Wasserbecken und empfängt elektrohydraulische Ultraschall-Stoßwellen, welche den jeweiligen anvisierten Stein zertrümmern (Abb. 2.94). Neuerdings wird zur Energieübertragung ein mit Wasser gefüllter Kunststoffbalg über eine Gelzwischenschicht luftblasenfrei an den Körper des Patienten gepreßt. Zum Orten des Steins (auch Konkrement genannt) dienen zwei sich kreuzende Röntgen- oder Ultraschallstrahlen. Die Stoßwellen werden mit Hilfe von zwei Elektroden, an die ein Hochspannungsimpuls angelegt wird, mit einem elektrostriktiven Wandler im

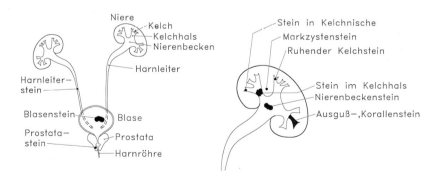

Abb. 2.93. Orte der Steinbildung im harnleitenden System

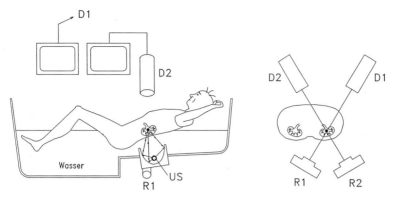

Abb. 2.94. Schema der Apparatur zur extrakorporalen Stoßwellen-Lithotripsie. $R_{1,2}$ Röntgenröhren, $D_{1,2}$ Detektoren

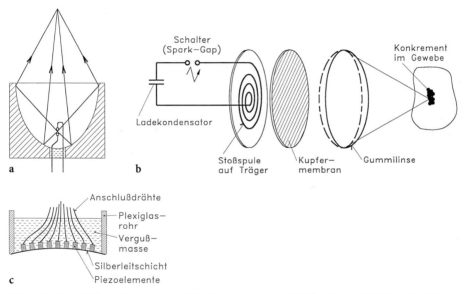

Abb. 2.95. Verschiedene Formen von US-Generatoren. *a* US-Wandler mit Ellipsoidreflektor; *b* elektromagnetischer Wandler mit Stoßspule und Kupfermembran; *c* Array von Piezoelementen

Brennpunkt eines die US-Wellen auf den Stein fokussierenden Ellipsoidreflektors (Abb. 2.95a) oder mit einem fokussierenden Array von mosaikartig angeordneten kleinen Wandlern (Abb. 2.95c) erzeugt. Auch ein elektromagnetischer Wandler ist geeignet, bei dem das impulsartig eingeschaltete Magnetfeld einer Flachspule in einer davor liegenden Kupfermembran Wirbelströme erzeugt, welche die Membran auslenken und dadurch eine Ultraschall-Stoßwelle auslösen (Abb. 2.95b).

Um Gewebeschäden zu vermeiden, sollen die Stoßwellen möglichst unipolare Druckimpulse mit steiler Anstiegsflanke erzeugen. Die Anzahl der applizierten Stoßwellen ist von der Steinart und Steingröße abhängig. Bei einer Behandlungsdauer von etwa 20 min werden rund 1000 Stoßwellenimpulse appliziert. Steine geringerer Härte erfordern mehr Stoßwellen. Eine mögliche Begleiterscheinung der Stoßwellenapplikation ist die Bildung von Kavitationen (Hohlräumen), deren Zusammenfallen sekundäre Stoßwellen erzeugt. Die Anzahl der Nierenstein-Patienten in Deutschland beträgt ca. 400 000.

Mit ESWL können auch Gallensteine zerkleinert und entfernt werden. Die Größe der Steine liegt zwischen 1 und 7 cm (Mittel 2,2 cm) und ihre mittlere Anzahl pro Patient bei 3,4. Wegen der geringeren Härte der Gallensteine sind zum Zerschlagen 1500 bis 2300 Stoßwellenimpulse erforderlich.

Ein spezielles Verfahren zur Zertrümmerung von Nierensteinen ist die *perkutane Nephrolitholapaxie:* Dabei wird ein Punktionskanal in das Nierenbecken schrittweise auf etwa 8 mm dilatiert. Durch diesen Kanal lassen sich kleine Steine direkt mit einer Zange herausholen. Größere Steine werden vorher mit US-Impulsen zerkleinert. Das Punktionsziel kann unter Röntgenbeobachtung oder mittels einer γ-Strahlmethode (Abb. 2.96) angepeilt werden. Bei der γ-Methode wird eine schwach radioaktive Punktquelle (z.B. 1 mCi Tc-99m) an der Spitze eines Ureterkatheters im Nierenbecken fixiert. Mit Hilfe eines γ-Strahlendetektors in einem Kollimatorrohr kann diese Punktquelle anvisiert und die Punktionsnadel exakt zu diesem Punkt geführt werden.

Eine neuartige Methode zur Beseitigung von Harnleiter- und Nierensteinen ist die intrakorporale *laserinduzierte Stoßwellen-Lithotripsie* (LISL). Durch einen 0,4 bis 0,6 mm dicken Quarzfaser-Lichtwellenleiter werden 8 ns breite Lichtimpulse eines Nd-YAG-Lasers geschickt und am Leiterausgang optisch fokussiert. Im Fokus verdampft ein Teil der Körperflüssigkeit und bildet eine kleine plasmagefüllte Blase, die sich zunächst ausdehnt und durch Abkühlung wieder zusammenzieht. Dieses Pulsieren der Plasmablase erzeugt Stoßwellen, die innerhalb von 20 s bis 5 min Harnsteine völlig zertrümmern.

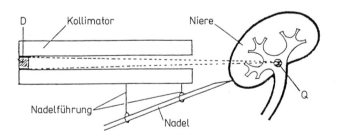

Abb. 2.96. γ-Strahlen-Peilmethode zur Führung der Punktionsnadel in das Nierenbecken. Q radioaktive Punktquelle, D Detektor

Blasensteine

Ein Cystoskop (Harnleiterkatheter, 3,5 mm Ø, vgl. Abb. 2.97) mit eingebautem US-Kopf wird durch Lokalanaesthesie durch die Harnröhre in die mit Spülflüssigkeit gefüllte Blase eingeführt und der Harnstein (2 bis 3 cm Ø) anvisiert. Der US-Kopf wird mit einer HF-Leistung von einigen 10 W und etwa 20 kHz gespeist. Durch die

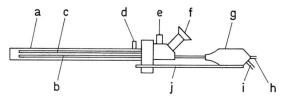

Abb. 2.97. Aufbau eines Cystoskops zur Ultraschall-Harnsteinzertrümmerung (Ultraschall-Lithotripsie). *a* Cystoskopschaft, *b* Ultraschallsonde, *c* Endoskop, *d* Wasserzulauf, *e* Verschluß, *f* Beleuchtung (Glasfaserleitung), *g* Ultraschallwandler, *h* Absauganschluß, *i* HF-Zuführung, *j* Führungsschiene

US-Energie (Schwingungsamplitude etwa 30 µm) wird der Harnstein angebohrt und zerbrochen. Die anfallenden Steinreste werden durch den Cystoskopschaft innerhalb von 10 bis 60 min abgesaugt. Es können alle Steinsorten zertrümmert werden.

Elektrohydraulische Harnsteinzertrümmerung: Die Anordnung besteht aus einer Unterwasser-Funkenstrecke (vgl. Abb. 2.98) mit Impulsgenerator, der Impulse von einigen Ws und einigen µs Dauer erzeugt. Bei Funkenüberschlag verdampft das Wasser unter hohem Druck. Dadurch entsteht eine US-Stoßwelle, die sich im Wasser ausbreitet. Die Funkenstrecke kann entweder an der Spitze eines in die Blase eingeführten Cystoskops oder außerhalb des Körpers angeordnet sein. Im zweiten Fall (Abb. 2.98) wird die Stoßwelle in einer wassergefüllten Druckkammer erzeugt, auf eine Membran übertragen und von dort durch einen Harnleiterkatheter in die Blase geführt. Der Mindestabstand der Funkenstrecke von der Blasenwand beträgt 5 bis 10 mm. Um eine stille Entladung zu vermeiden, wird die Blase dauernd gespült.

Abb. 2.98. Extrakorporale Druckkammer zur Erzeugung von Ultraschall-Stoßwellen für die Harnsteinzertrümmerung. *1* Hochspannungselektrode, *2* Gegenelektrode, *3* Entladungsimpuls, *4* Ultraschallimpuls hoher Amplitude, *5* Membran, *6* Harnleiterkatheter, *7* Metalldraht (0,6 mm Ø; 1,5 mm lang), *8* Wasserfüllung, *9* Impulsgenerator (z. B. 7,5 kV, 50 Hz)

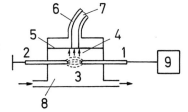

Ultraschall-Diathermie

Ein Schallkopf sendet eine 870 kHz-US-Welle (Wellenlänge 1,7 mm) bei einer Leistung von maximal 20 W durch eine Hautölschicht in die bestrahlte Geweberegion, wo die Schallenergie in Wärme umgesetzt wird. Die Halbwertschichtdicke beträgt bei Fett, Muskeln und Knochen 77, 27 bzw. 2 mm. Die erzeugte Temperaturverteilung ist in Abb. 2.15e, S. 95) dargestellt. Die US-Bestrahlung fördert die Durchblutung, wirkt schmerzstillend und durch die Mikromassage krampflösend.

Ultraschallchirurgie

Ultraschall hoher Leistungsdichte ($10\ldots200$ W/cm^2) und relativ niedriger Frequenz ($20\ldots40$ kHz) wird in der Chirurgie zum Trennen, Fügen oder Oberflächenbehandeln von Gewebe eingesetzt (Abb. 2.99). Das Ultraschall-Chirurgiegerät besteht aus einem HF-Generator mit angeschlossenem US-Wandler und Applikator, der ein speziell gestaltetes Arbeitssegment (Säge, Skalpell, Meißel, Spatel) enthält. Wandler und Applikator bilden ein Handinstrument (Abb. 2.100).

Abb. 2.99. Anwendungsbereiche des Ultraschalls

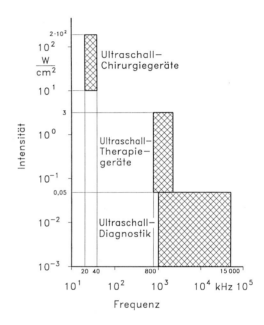

Abb. 2.100. Schema eines Ultraschallkopfs für die Ultraschallchirurgie. *1* Schalleiter, *2* Quarzkristall

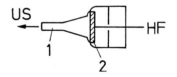

Anwendungen der US-Chirurgie sind zum Beispiel:

- In der Neurochirurgie die operative Entfernung von Tumoren durch US-Zerstörung der Zellmembranen und Absaugen der Tumorfragmente (US-Aspiration).
- Die US-Osteotomie, also das Trennen von Knochengewebe. Dabei dringt eine US-Säge mit hochfrequentem Mikrohub unter geringem mechanischen Druck in das Knochengewebe ein. Durch Handbewegung der Säge werden die Sägezahnlücken ausgeräumt.

– Die US-Lockerung (thermoplastische Erweichung) des Knochenzements (PMMA) beim Auswechseln von Hüftgelenkprothesen. Die geringe Wärmeleitfähigkeit von PMMA (0,19 W/m K) verhindert dabei eine zu starke (schädliche) Knochenerwärmung.

Ultraschall-Vernebelung

Abbildung 101 zeigt das Schema eines Ultraschallverneblers. Die verwendete US-Frequenz beträgt 3 MHz, die Leistung bis einige cm^3/min und der Tröpfchendurchmesser 0,5 bis 5 µm.

Abb. 2.101. Aufbau eines Ultraschallverneblers. *1* Ultraschallkopf, *2* Wasserankopplung, *3* Glasplatte, von der aus die Flüssigkeit zerstäubt wird; *4* Pumpe, *5* Vorratsbehälter (Wasser ohne oder mit Medikament), *6* Luftstrom, *7* zerstäubtes Aerosol

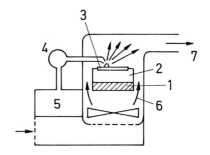

Für den häufigsten Tröpfchendurchmesser bei US-Vernebelung gilt die Beziehung:

$$D = 0,73 \sqrt[3]{\frac{\sigma}{\varrho \cdot f_a^2}} \qquad (2.83)$$

(σ Oberflächenspannung, ϱ Dichte der zerstäubten Flüssigkeit, f_a Anregungsfrequenz). Solche Geräte werden u.a. für die Inhalationstherapie und für die Luftbefeuchtung bei künstlicher Beatmung angewandt.

Abb. 2.102. Schädlichkeitsbereich von Ultraschall im Intensitäts-Wirkdauer-Diagramm

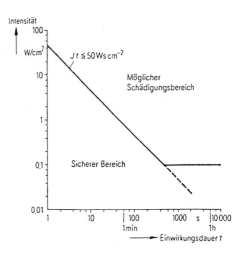

Schädlichkeitsgrenzen des Ultraschalls

Die schädliche Wirkung des Ultraschalls hängt von der Leistungsdichte (Intensität) und Einwirkdauer, aber nicht von der Frequenz ab (vgl. Abb. 2.102). Im Diagnostikbereich von $1 \ldots 40 \, \mathrm{mW/cm^2}$ treten keine erkennbaren Schäden und bis $100 \, \mathrm{mW/cm^2}$ keine Schäden der DNA auf. Ab $1 \, \mathrm{W/cm^2}$ werden Zellen sofort oder verzögert zerstört und abgetötet. Ab $1{,}5 \, \mathrm{W/cm^2}$ kommt es zur DNA-Fragmentierung, Hemmung oder Aktivierung von Enzymen sowie zu mechanischen, thermischen und daraus resultierenden chemischen Schäden. Wegen solcher Gefahren muß bei Therapiegeräten die Umgebung des Bestrahlungsfelds abgeschirmt werden.

KAPITEL 3

Der Organismus als Energie- oder Signalwandler

In diesem Abschnitt wird der Organismus nach Abb. 3.1 als ein biologisches System aufgefaßt, das einen endogenen (inneren) oder exogenen (äußeren), elektrischen oder nichtelektrischen Reiz unter Zuhilfenahme seines Nervensystems mit einer bestimmten elektrischen oder nichtelektrischen Reaktion beantwortet. Alle Antworten – gleichgültig ob elektrisch oder nichtelektrisch – werden dabei von elektrischen Vorgängen im Nervensystem begleitet.

Abb. 3.1. Der Organismus als Energie-bzw. Signalwandler, der endogene und exogene Reize mit einer bestimmten Reaktion beantwortet

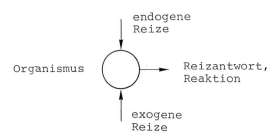

Die endogenen Reize können natürlicher Art sein (physische oder psychische Reize wie Geschwulst, Wut) oder durch implantierte Reizgeneratoren (z.B. Herzschrittmacher) hervorgerufen werden. Die exogenen Reize lassen sich in die beiden Gruppen: nichtelektrische Reize (optische, akustische, mechanische, thermische, chemische, pharmakologische Reize; Verunreinigungen in Luft, Wasser und Nahrungsmitteln) und elektrische Reize (Gleichstrom, Wechselstrom, elektrische und magnetische Gleich- und Wechselfelder, atmosphärische Ionen, Atmospherics) unterteilen.

Durch die Unterscheidung zwischen elektrischen und nichtelektrischen Reizen bzw. Reizantworten ergeben sich vier Reiz-Antwort-Kombinationen.

3.1
Elektrischer Reiz und elektrische Antwort

Bei der elektrischen Reizung von Nervenfasern oder Neuronen des Organismus werden vom Reizort Aktionspotentialwellen ausgelöst, die an anderen Stellen des Nervensystems das Aktivitätsmuster der Neuronen verändern. Diese Änderungen sind als elektrisches Antwortsignal registrierbar.

Bei Reizung mit elektrischem Strom hängt die Reizwirkung von der Stromstärke, dem zeitlichen Stromverlauf und der Stromrichtung ab. Unterhalb der

Schwellenstromstärke ist ein elektrischer Reiz wirkungslos, weil er keine Depolarisation hervorruft. Ein Reizstrom bestimmter Stärke (I_R) muß eine gewisse Mindestzeit (t_R) fließen, d.h. es ist eine Mindestladung $Q_R = I_R t_R$ erforderlich, um die Nervenmembran zu depolarisieren. Dabei muß die Reizdauer klein gegenüber der Zeitkonstanten der Membranaufladung sein. Die Erregung hängt auch von der Anstiegsgeschwindigkeit dI_R/dt des Reizstroms ab. Bei zu kleinem dI_R/dt entsteht keine Erregung („Einschleichen des Reizes"). Die Nervenmembran zeigt in diesem Fall *Akkommodation*.

Für die Stromrichtung gilt: Der Reizstrom muß eine Komponente haben, welche die Membran senkrecht von innen nach außen durchdringt. Eine Erregung kann daher nach Abb. 3.2 nur von der negativen Reizelektrode (Kathode) ausgehen, weil die negative Ladung dieser Elektrode die positive Ladung an der Außenseite der Membran und damit das Membranpotential abbaut (*Depolarisation*), während die positive Ladung der Anode das Membranpotential erhöht (*Hyperpolarisation*). Eine Aktionspotentialwelle wird von der negativen Elektrode dann ausgelöst, wenn der Reizstrom die Schwelle erreicht, bei der das Membranpotential um 15 bis 20 mV auf 50 bis 55 mV absinkt (*Kritisches Schwellenpotential U_{kr}*).

Bei Reizung des Nervensystems mit *Rechteckimpulsen* wird das jeweilige, zur Erregung führende I_R/t_R-Wertepaar durch die Reizzeit-Stromstärke-Kurve (Abb. 3.3) beschrieben. Es gilt die Beziehung (Weiss-Hoorwegsches Reizgesetz):

$$(I_R - I_{Rh}) t_R = C. \tag{3.1}$$

(I_{Rh} Rheobase = minimaler, bei genügend langer Reizzeit (Nutzzeit) t_R zur Erregung führender Reizstrom; C Konstante). Die erforderliche Mindestreizdauer für doppelte Rheobase bezeichnet man als Chronaxie t_{Ch}. Für menschliche Nerven und Muskeln ist $t_{Ch} = 0,1 \ldots 1$ ms.

Reizung des Nervensystems mit *Gleichstrom* ändert die Erregbarkeit der Membran (diese wird an der Kathode höher und an der Anode niedriger) und verschiebt

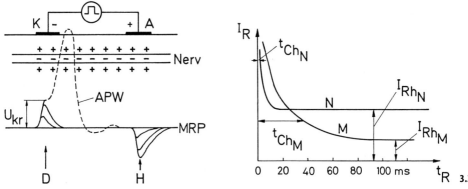

3.2   D   H   0   20   40   60   80   100 ms t_R **3.3**

Abb. 3.2. Entstehung einer Aktionspotentialwelle (APW) an der negativen Reizelektrode (Kathode K) infolge der Depolarisation (D) der gereizten Nervenfaser. An der Anode (A) tritt Hyperpolarisation (H) auf. MRP Membranruhepotential, U_{kr} kritisches Schwellenpotential

Abb. 3.3. Reizzeit-Stromstärke-Kurve für die Reizung des Nervensystems mit Rechteckimpulsen. I_R Reizstromstärke, t_R Reizzeit, t_{Ch} Chronaxie, I_{Rh} Rheobase, M Muskel, N Nerv

das Kritische Potential (nach weniger negativen Werten an der Kathode und nach negativeren an der Anode). Eine Erregung wird dabei – abgesehen von wenigen rhythmischen Entladungsimpulsen in einzelnen Fällen – nicht ausgelöst.

Bei Reizung mit *sinusförmigen Wechselströmen* existiert ein Maximum der Reizempfindlichkeit (Minimum der Schwellenstromstärke) im Bereich von 10 bis 100 Hz, weil bei niedrigen Frequenzen die Anstiegssteilheit des Stroms und bei hohen Frequenzen die Dauer einer Halbwelle für die Erregung zu klein werden (vgl. Abb. 3.4).

Abb. 3.4. Empfindlichkeit e_r des Nervensystems in Abhängigkeit von der Frequenz bei Reizung mit sinusförmigem Wechselstrom

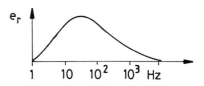

Elektrisch evozierte Potentiale (EEP)

Die Untersuchung *elektrisch evozierter Potentiale* (EEP) durch elektrische Impulsreizung an einer Stelle des Nervensystems und Ableitung der elektrischen Antwort an einer davon entfernten Stelle an der Körperoberfläche (z. B. am Gehirn) oder von einzelnen Neuronen (mittels eingestochener Mikroelektroden) dient zur Funktionsprüfung des Nervensystems und zur Messung der Nervenleitungsgeschwindigkeit aus der Latenzzeit (von einigen ms bis über 100 ms) des Antwortsignals (vgl. Abb. 3.5). Zur Unterdrückung der Spontanaktivität und Hervorhebung des Antwortsignals werden die Antworten von mehreren (10 bis 100) Reizimpulsen mit Hilfe eines Average Computers aufsummiert.

Ein Beispiel für die Auslösung von EEP (man spricht auch von SEP, d. h. somatosensorisch evozierten Potentialen) ist die Reizung von Nerven am Handgelenk mit Oberflächenelektroden und Rechteckimpulsen (Frequenz 1,5 Hz, Dauer 0,2 ms, Amplitude 8 ... 15 mA). Dadurch können mit subkutan plazierten Nadelelektroden am Nacken zervikale und mit Kopfelektroden hinter dem Ohr kortikale Reizantworten registriert werden. Zum Nachweis dient ein EMG-Verstärker mit einer Bandbreite von 0,5 ... 1000 Hz (kortikale SEP) bzw. 10 ... 1000 Hz (zervikale SEP). Die SEP-Signale haben Amplituden von einigen µV und Latenzzeiten von ca. 10 (Nacken-SEP) bzw. 20 ms (kortikales SEP) (vgl. Abb. 3.5 c). Beispiele von weiteren gemessenen Latenzzeiten: Ellbogen-Gehirn 22 ms, Knie-Gehirn 36 ms.

Die Messung der motorischen und sensorischen Nervenleitgeschwindigkeit dient zur Funktionsprüfung von peripheren Nerven. Da die Reizschwelle der motorischen Nervenfasern größer als die der sensiblen Fasern ist, lassen sich beide Fasergruppen durch jeweilige Einstellung der richtigen Reizamplitude selektiv erregen. Um bei Ableitung der Reizantwort von einem Muskel die neuromuskuläre Übertragungszeit auszuschließen, ermittelt man die motorische Nervenleitgeschwindigkeit v_M aus der Latenzzeitdifferenz Δt zwischen zwei verschiedenen

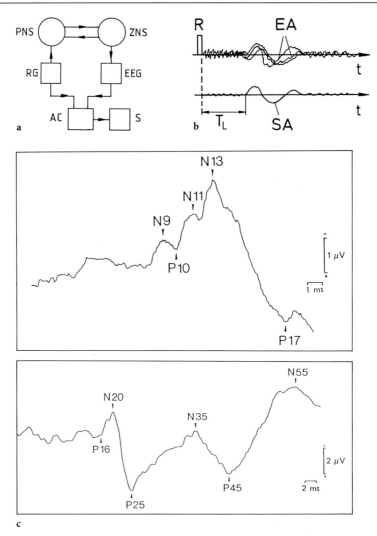

Abb. 3.5. a Anordnung zur Aufnahme elektrisch evozierter Potentiale (EEP). *PNS, ZNS* peripheres
bzw. zentrales Nervensystem. *RG* Reizgenerator, *EEG* EEG-Gerät, *AC* Average Computer, *S* Schreiber.
b Latenzzeit T_L eines Antwortsignals (unten), ermittelt aus der Überlagerung der Einzelantworten
auf einen Reiz *R* (oben). *EA* Einzelantworten, *SA* Summenantwort, *t* Zeit. **c** Typischer zeitlicher
Verlauf eines somatosensorisch evozierten zervikalen (oben) und kortikalen Antwortpotentials
(unten) bei elektrischer Reizung des Nervus medianus am Handgelenk

Reizorten mit dem Abstand Δx: $v_M = \Delta x / \Delta t$ (vgl. Abb. 3.6 a). Für die sensible
Nervenleitgeschwindigkeit v_S wird die Reizantwort direkt am Nerven gemessen, so
daß nur ein Reizort benötigt wird (Abb. 3.6 b). Am Meßort 2 ergibt sich z. B. $v_S =
(\Delta x_1 + \Delta x_2)/t_2$. Die Meßwerte liegen im Bereich von 45 bis 65 m/s und dienen zur
Diagnose von Faserverletzungen und -unterbrechungen. Sie sinken um etwa
2,4 m/s pro Grad Temperaturerniedrigung.

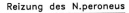

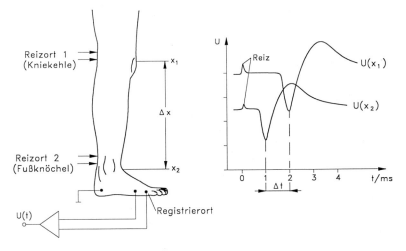

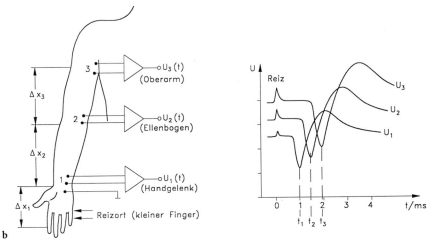

Abb. 3.6 a, b. Messung der motorischen (**a**) und sensorischen Nervenleitgeschwindigkeit (**b**) aus der Impulslaufzeit zwischen Reiz- und Registrierort

3.2
Elektrischer Reiz und nichtelektrische Antwort

Auch in diesem Fall führt der elektrische Reiz zu einer Erregung von Nervenzellen und -fasern. Diese leiten die Erregung an Effektoren (Muskel oder Drüsen) weiter und steuern deren nichtelektrische Funktion. Dies stellt das Antwortsignal dar (vgl. Abb. 3.7).

3.2.1
Elektrische Reizung des neuromuskulären Systems

3.2.1.1
Auslösung von Muskelzuckungen

Wird ein Muskel direkt (an den Muskelfasern) oder indirekt (durch einen Nervenimpuls) elektrisch gereizt, so antwortet er mit einer *Zuckung* (rasche Verkürzung mit nachfolgender Erschlaffung), die mit einem mechanoelektrischen Transducer registriert werden kann. Bei konstant gehaltener Muskellänge ändert der Reiz nur die Muskelkraft (*isometrische Kontraktion*; vgl. Abb. 3.8) und bei konstant gehaltener Muskelkraft nur die Muskellänge (*isotonische Kontraktion*). Die Muskeltätigkeit im Körper besteht gewöhnlich aus einer Kombination dieser Kontraktionsformen. Die Zuckung hat eine Latenzzeit $T_L = 1$ bis einige ms.

Die *einzelne* Muskelfaser reagiert nach der *Alles-oder-Nichts-Regel*, d.h. die Zuckungsamplitude der Einzelfaser ist von der Reizstromstärke unabhängig. Der *ganze* Muskel folgt dagegen dieser Regel nicht: Hier nimmt die Zuckungsamplitude mit wachsender Reizstärke bis zu einem Maximum zu, weil immer mehr (auch von der Reizstelle entfernter liegende) Muskelfasern erregt werden.

Seine größtmögliche Verkürzung erreicht ein Muskel nicht bei einer Einzelzuckung, sondern durch Überlagerung (Superposition) rasch aufeinander folgender Zuckungen. Bei der *Fusionsfrequenz* (bei Warmblütern 50 bis 100 Hz) gehen die Einzelkontraktionen in eine Dauerkontraktion (*Tetanus*) über.

Ein Muskel ist allgemein ein chemomechanischer Energiewandler mit einem Wirkungsgrad von etwa 20 %. Die Abb. 3.9 zeigt die einzelnen Strukturelemente eines Muskels (a), ein mechanisches Muskelmodell mit kontraktilen, elastischen und dämpfenden Elementen (b) sowie den Hystereseverlauf der Muskelspannung σ_m als Funktion der Muskellänge l (c). Die Dimensionen der Muskelstrukturen sind: Muskelfaser: $D = 10\ldots200$ µm, $l = 1$ mm $\ldots 10$ cm; Myosin-Filament: $D = 10$ nm, $l = 1,5$ µm; Aktin-Filament: $D = 5$ nm, $\lambda = 1,5$ µm; Z–Z-Abstand: 2,3 µm.

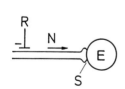

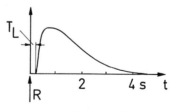

Abb. 3.7. Schema der Auslösung einer nichtelektrischen Antwort auf einen elektrischen Reiz, *R* Reizung, *N* Nervenimpulse, *S* Synapse, *E* Effektor (Muskel, Drüse)

Abb. 3.8. Verlauf der isometrischen Zuckung einer Skelettmuskelfaser nach einem elektrischen Reiz R. T_L Latenzzeit

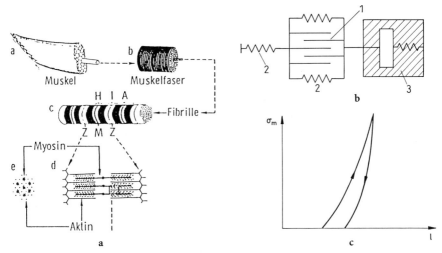

Abb. 3.9 a–c. Strukturelemente eines Muskels. **a**, mechanisches Muskelmodell **b** mit kontraktilen (1), elastischen (2) und dämpfenden Elementen (3) sowie Hystereseverlauf der Muskelspannung σ_m als Funktion der Muskellänge l **c**

3.2.1.2
Elektrische Herzmuskelreizung mit einem elektronischen Schrittmacher

a) Reizleitungsstörungen des Herzens

Der Herzmuskel kann als eine einzige motorische Einheit aufgefaßt werden. Beim gesunden Herz geht die automatische Muskelerregung vom Sinusknoten (dem natürlichen Schrittmacher des Herzens) über die Vorhöfe zum AV-Knoten und von dort über das HIS-Bündel, die Kammerschenkel und die Purkinje-Fasern zum Kammermyokard (s. Abschn. 1.1.2.2). Ist dieses Reizleitungssystem in lebensbedrohlicher Weise gestört, so kann die elektrische Herzerregung durch einen implantierten elektronischen Schrittmacher (Pacemaker) normalisiert werden.

Die wichtigsten Reizleitungsstörungen, die einen Herzschrittmacher erfordern, sind der AV-Block 2. Grades (intermittierendes Blockieren der Erregungsübertragung auf die Kammern), der AV-Block 3. Grades (vollständige Leitungsunterbrechung) und die Bradykardie der Vorhöfe oder Herzkammern (zu niedrige Herzfrequenz; Gegensatz: Tachykardie = zu hohe Herzfrequenz). Danach richten sich die einzusetzenden Schrittmacherarten.

b) Schrittmacherarten

Ein Schrittmacher besteht aus einem batteriebetriebenen Impulsgenerator mit Elektrodenanschluß und Reizelektrode. Der Impulsgenerator wird unter der Achsel oder Bauchdecke implantiert. Die Myokardreizung kann unipolar (Stromrückfluß durch das Körpergewebe; indifferente Elektrode = Metallfläche am Schrittmachergehäuse) oder bipolar (Strom-Hin- und Rückfluß durch eine Doppelleitung) erfolgen. Die Reizelektrode wird endokardial, d.h. an der inneren Oberfläche des Herzmuskels fixiert. Die Endokard-Reizleitung führt durch eine Halsvene und den rechten Vorhof in die rechte Herzkammer zur unteren Herzspitze und wird dort im Trabekelgeflecht (Fasernetz) verankert.

Nach Tabelle 16 sind mehrere Schrittmacherarten zu unterscheiden.

Tabelle 16. Prinzip und Anwendungen der verschiedenen Schrittmacherarten

Art	Prinzip	Anwendungen
kammergesteuerte SM: QRS-synchronisiert (Stand-by-SM)	Reiz = Antwort auf einen für die Reizung zu schwachen QRS-Impuls, der in den Reizpausen über die Reizelektrode empfangen wird	Sinus-Bradykardie mit Vorhofflimmern oder -flattern
QRS-inhibiert (Demand-SM)	Reizen mit konstanter Frequenz bei Aussetzen der QRS-Impulse, die über die Reizelektrode empfangen werden	intermittierender AV-Block
vorhofgesteuerte SM	Schrittmacher mit Vorhof-Detektorelektrode und Ventrikel-Reizelektrode; Detektor-P-Welle erzeugt nach Zeitverzögerung einen Reizimpuls; Ausbleiben der P-Wellen verursacht SM-Eigenimpulse	AV-Block 2. und 3. Grades, intermittierende Vorhof-Bradykardie
Festfrequenz-SM (asynchroner SM)	Reizung mit konstanter Frequenz unabhängig von der Herzaktivität; keine Gefahr der Interferenz mit körpereigenen Herzimpulsen (Parasystolie)	totaler dauernder AV-Block;
multiprogrammierbarer Zweikammer-SM	Signale je einer Vorhof- und Herzkammerelektrode bewirken die automatische Steuerung der Stimulation	Mehrzahl der klinisch bedeutsamen Reizleitungsstörungen
frequenzadaptive SM	mit ein oder mehreren Sensoren erfaßte physiologische Parameter steuern die Stimulationsfrequenz	Fehlen der natürlichen Vorhoferregung
multiphysiologische SM	das ständig mit einem Sensor gemessene Herzschlagvolumen bestimmt die Stimulationsfrequenz	ideale physiologische Regelung der Herzfrequenz

c) Aufbau und Daten von Schrittmachern

Ein Schrittmacher besteht aus den Komponenten: elektronische Schaltung, Energiequelle, Einkapselung, Elektrodenanschluß und Reizelektrode.

Elektronische Schaltung

Verwendet werden Schaltungen mit diskreten (einzeln prüfbaren) Bauelementen und gedruckten Leiterbahnen, Hybridschaltungen (Kombinationen von Dünnfilmelementen mit diskreten Dioden und Transistoren) und integrierte MOS-Schaltkreise. Abbildung 3.10 zeigt die Blockdiagramme der Schrittmacher von Tabelle 16.

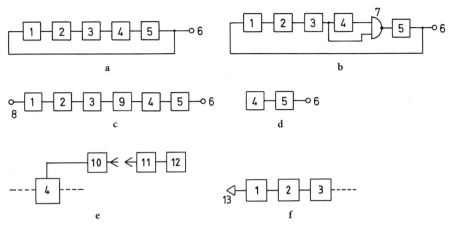

Abb. 3.10 a–f. Blockdiagramm der Schrittmacherarten nach Tabelle 16. **a** kammergesteuerter QRS-synchronisierter SM; **b** kammergesteuerter QRS-inhibierter SM; **c** vorhofgesteuerter synchronisierter SM; **d** Festfrequenz-SM; **e** programmierbarer SM; **f** sensorgesteuerter SM. *1* Verstärker, ($v \approx 500$), *2* Bandpaßfilter, *3* Erkennungs- und Triggereinheit (Trennung von Herz- und Störsignal), *4* astabiler Multivibrator als Impulsgeber (bestimmt Impulsfrequenz und -dauer), *5* Transistorschalter (gibt die Ladung eines Kondensators periodisch an die Reizelektrode *6* ab), *6* Reizelektrode, *7* Inhibierungstor (NAND-Gatter), *8* Vorhofelektrode, *9* Zeitverzögerungseinheit (etwa 150 ms) zur Simulation der Überleitungszeit $P-Q$. *10, 11* Telemetrie-Empfänger und -Sender. *12* Programmgeber, *13* Körpersensor

Die Abb. 3.11 zeigt das Blockdiagramm eines modernen multiprogrammierbaren, physiologisch angepaßten, in integrierter Schaltkreistechnik aufgebauten Zweikammer-Schrittmachers. Er detektiert simultan die elektrische Aktivität des rechten Vorhofs und des rechten Ventrikels und erzeugt entsprechend seinem Speicherprogramm physiologisch optimierte Reizimpulse. Er ermöglicht ferner die induktive telemetrische Echtzeitübertragung der Betriebs- und Reizparameter sowie des atrialen und ventrikulären EKGs von maximal 10 min Dauer. Die EKGs und ihre Frequenzhistogramme werden automatisch im Speicher des Implantats abgelegt und sind abrufbar. Das System mißt und überträgt auch die Werte von Strom, Spannung und Innenwiderstand der Batterie sowie der Reizamplituden.

Bei den frequenzadaptiven Schrittmachersystemen unterscheidet man zwischen den vorhofsynchronen und nicht vorhofsynchronen Systemen. Die nicht vorhofsynchronen Stimulationssysteme erfassen mit einem Sensor ein oder mehrere mit der Herzaktion zusammenhängende Körperparameter, welche die Stimulationsfrequenz steuern, nämlich: das QT-Intervall des EKG, die Atemfrequenz und/oder Atemtiefe, die Körperaktivität, den pH-Wert des Blutes, die Bluttemperatur, die Sauerstoffsättigung oder das Schlagvolumen. Ein Teil dieser Systeme befindet sich bereits in der klinischen Anwendung und ein Teil im Stadium der Erprobung. Die Abb. 3.12 zeigt als Beispiel das Blockdiagramm eines Schrittmachers mit zentralvenöser Bluttemperatursteuerung. Körperliche Aktivität führt nach einer individuellen Einstellzeit zu einem Anstieg der Körper- und damit Bluttemperatur, die im rechten Ventrikel mit einem in die Reizelektrodenzuleitung integrierten Thermistor gemessen wird. Die Zuordnung von Temperatur und

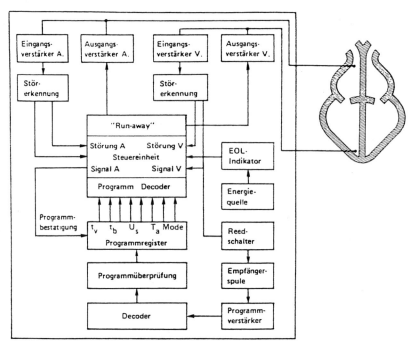

Abb. 3.11. Blockdiagramm eines modernen multiprogrammierbaren, physiologisch angepaßten Zweikammer-Schrittmachers nach Schaldach

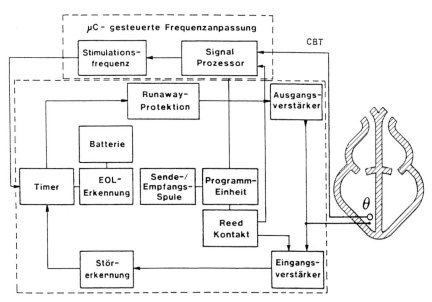

Abb. 3.12. Blockdiagramm eines Schrittmachers mit zentralvenöser Bluttemperatursteuerung der Reizfrequenz

Stimulationsfrequenz erfolgt über eine Kennlinie (vgl. Abb. 3.13), die durch einen programmierbaren Algorithmus individuell festgelegt wird. Der Schrittmacher kann telemetrisch die Patientendaten, die aktuelle Temperatur und Stimulationsfrequenz sowie das eingestellte Programm übertragen.

Abb. 3.13. Zusammenhang zwischen der zentralvenösen Bluttemperatur und der Stimulationsfrequenz eines frequenzadaptiven Schrittmachers

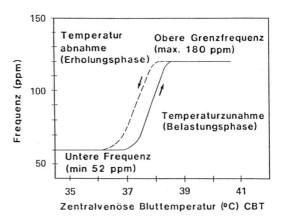

Die Impulsdaten eines Schrittmachers sind gewöhnlich: Frequenz 70 ... 120 min^{-1}, Amplitude 4 ... 6 V, 5 ... 15 mA, Dauer 0,5 ... 1 ms. Die mittlere elektrische Impulsleistung beträgt 160 μW.

Für die Unterscheidung der einzelnen Schrittmacherarten wurde ein Drei-Buchstaben-Code eingeführt: Der erste Buchstabe bezeichnet die Kammer, in der stimuliert wird (V Ventrikel, A Atrium, D Dual, also beide), der zweite Buchstabe die Kammer, in der die Herzeigenrhythmik überwacht wird (O keine Überwachung) und der dritte die Reaktion des Schrittmachers auf die Eigenaktion (I Inhibition, T Triggerung, D Dual, O keine Reaktion) (vgl. Abb. 3.14).

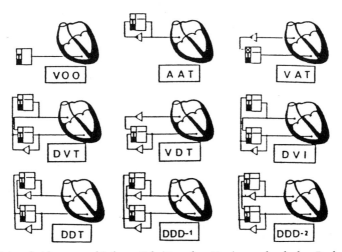

Abb. 3.14. Unterscheidung verschiedener Schrittmacher-Versionen durch den Buchstaben- und einen Schaltsymbol-Code (nach Irnich)

Energiequellen

Verwendet werden Zellen mit hoher Langzeit-Spannungskonstanz und Energiedichte, früher insbesondere Zink-Quecksilberoxid- und heute Lithium-Festkörper-
zellen (vgl. Tabelle 17). Die chemischen Reaktionen in einer Zn/HgO-Zelle sind:

$$Zn + 2OH^- \rightarrow ZnO + H_2O + 2e \text{ (Anode)}, \tag{3.2}$$

$$HgO + H_2O + 2e \rightarrow Hg + 2OH^- \text{ (Kathode)}; \tag{3.3}$$

für die Li/J-Zelle gilt:

$$2Li + J_2 \rightarrow 2LiJ \tag{3.4}$$

und für die Li/Ag$_2$CrO$_4$-Zelle:

$$2Li + Ag_2CrO_4 \rightarrow Li_2CrO_4 + 2Ag. \tag{3.5}$$

Radionuklidbatterien scheiden wegen der strengen Sicherheitsvorschriften aus.

Die Lebensdauer T_L der Batterien wird durch die gespeicherte Ladung Q_0
(= 1 bis 3,5 Ah) und durch die Summe aus mittlerem Reizstrom I_R (4 bis 20 µA),
Batterieleckstrom I_L (8 bis 15 µA) und Betriebsstrom I_B (2 bis 20 µA) bestimmt:

$$T_L = Q_0/(I_R + I_L + I_B). \tag{3.6}$$

Das Batterievolumen macht $\approx 80\%$ des SM-Volumens aus.

Die heute ausschließlich verwendeten Lithiumzellen zeichnen sich durch eine
hohe Kapazität, Spannung und Energiedichte aus. Dies verringert die SM-Masse auf
50...100 g. Die Reaktionsprodukte der Batterien sind feste Substanzen. Es treten
daher keine internen Kurzschlüsse und keine Gasentwicklung auf, so daß eine her-
metische Kapselung möglich ist. Wegen der geringen Selbstentladungsrate ($< 1\%/a$)
beträgt ihre Lebensdauer etwa 10 Jahre.

Tabelle 17. Eigenschaften von Batterien für Herzschrittmacher

Art	U V	Energiedichte Wh/dm³	Wh/kg	Lebensdauer Jahre	SM-Masse g
Zn/HgO	1,35	500	100	3...5	120...170
Li/J	2,8	300...600	100...200	5...15	50...100
Li/Ag$_2$CrO$_4$	3,1	800...900	250...350	5...15	50...100
Li/SiOCl$_2$	3,66	750	450	5...15	50...100

Einkapselung und Reizelektroden

Als Material für die Einkapselung dient Epoxidharz in Verbindung mit Titan oder
Stahllegierungen. Für die Elektrodenisolierung und -anschlußteile verwendet man
Silikonkautschuk und Polyäthylen. Die Reizelektroden bestehen aus Metallegierun-
gen (z. B. Pt–Ir) oder Tantaloxid (vgl. Abb. 3.15).

Die wirksame Elektrodenfläche beträgt 5 bis 15 mm². Nach der Implantation der Reizelektrode wird die individuelle Reizschwelle mit einem Analysator ermittelt und die Reizspannung auf einen etwas höheren Wert eingestellt.

Die Abb. 3.16 zeigt den Verlauf der Schwellenwerte für Reizspannung und Reizstrom (U_R, I_R) in Abhängigkeit vom wirksamen Radius r der Reizelektrode. Der Betrag der Elektrodenimpedanz ist 300…500 Ohm.

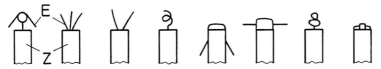

Abb. 3.15. Verschiedene Formen von Reizelektroden für Herzschrittmacher. E Elektrode, Z Zuleitung

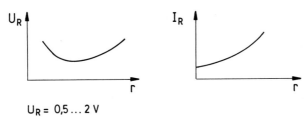

$U_R = 0,5…2 V$

Abb. 3.16. Schwellenwerte für Reizspannung (U_R)und Reizstrom (I_R) als Funktion des wirksamen Elektrodenradius r

d) Funktionsstörungen und Überwachung von Schrittmachern

SM-eigene Störungen sind: Batterieerschöpfung 90%, Rest: Elektrodendefekte, Dislokationen, Reizschwellenanstieg, medizinische Komplikationen, Elektronikdefekte (sehr selten). Das Erschöpfen der Batterie kann durch externe Kontrolle eines Reizparameters (Impulsfrequenz, -breite, -amplitude oder -form) rechtzeitig erkannt werden. Die Abb. 3.17 zeigt für einige Schrittmacher den Zusammenhang zwischen der Änderung der relativen Reizfrequenz und der Änderung der relativen Batteriespannung.

SM-fremde Störungen sind: Beeinflussungen durch industrielle HF-Anlagen, Sender, Mikrowellenöfen und Diathermiegeräte sowie elektrostatische Auf- und Entladungen. Die Reizelektrode mit ihren Zuleitungen kann dabei als Antenne wirken. Die wirksame Antennenfläche ist für unipolare SM größer als für bipolare.

Schutzmaßnahmen sind die Abschirmung des SM durch Metallgehäuse sowie die Verwendung von Eingangsfiltern und Schutzschaltungen zum Erkennen von Störsignalen (vgl. Abb. 3.18).

Die erste Schrittmacher-Implantation wurde von Elmquist und Senning 1958 durchgeführt. In der (alten) BRD gibt es zur Zeit 150000 SM-Träger und 15000 Implantationen/Jahr in 600 Zentren. 90% der SM sind VVI-Systeme (ventrikel-

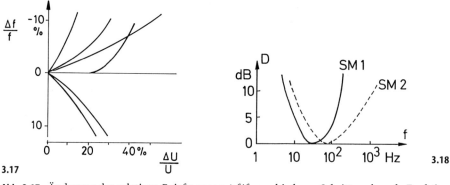

3.17

3.18

Abb. 3.17. Änderung der relativen Reizfrequenz $\Delta f/f$ verschiedener Schrittmacher als Funktion der Änderung der relativen Batteriespannung $\Delta U/U$

Abb. 3.18. Frequenzabhängigkeit der Dämpfung D von Eingangsfiltern für zwei Herzschrittmacher $SM\,1$ und $SM\,2$

stimulierende und -inhibierte Demand-Systeme). Praktisch alle SM sind multiprogrammierbar. In der Welt gibt es ca. 2 Mio. SM-Träger.

3.2.1.3
Herzmuskelreizung durch Elektroschock

Bei gestörter Erregungsausbreitung und -übertragung des Herzens können infolge von unkoordinierten Einzelkontraktionen im Myokard verschiedene Arten von Tachykardie (zu hohe Herzfrequenz) auftreten, die bei einer Schlagfrequenz von mehr als 180 min^{-1} lebensbedrohlich sind. Zu den Erscheinungsformen der Tachykardie gehören das Vorhofflattern und -flimmern, die paroxysmale (anfallartig auftretende) Tachykardie, die salvenartigen ventrikulären Extrasystolen sowie das Kammerflattern und -flimmern, das zum Kreislaufstillstand (Asystolie) führt. Diese Funktionsstörungen lassen sich durch einen auf den Thorax oder direkt am Herzen applizierten Elektroschock beheben, der eine augenblickliche Kontraktion aller (nicht gerade absolut refraktären) Muskelfasern bewirkt. Dadurch kann der Sinusknoten seine Kontrolle über die Herzaktion wieder zurückgewinnen.

Bei der Elektroschockbehandlung unterscheidet man zwischen Kardioversion und Defibrillation (erstmals: Zoll, 1926). In beiden Fällen wird mittels Körperelektroden durch Entladen eines Kondensators (von 10 bis 100 µF) ein Gleichstromimpuls extern oder bei offenem Thorax (intern) dem Herzen zugeführt. Bei externer (interner) Behandlung sind die Impulsdaten: $W = 60 \ldots 400$ Ws $(10 \ldots 60$ Ws$)$, $U_{max} = 1 \ldots 3$ kV $(0,4 \ldots 1$ kV$)$, $I_{max} = 20 \ldots 60$ A $(8 \ldots 20$ A$)$ und $t = 2,5 \ldots 12$ ms $(2,5 \ldots 12$ ms$)$.

a) Kardioversion (Synchron-Defibrillation)

Sie wird bei Vorhofflattern und -flimmern angewandt. Der Schock wird in dem Augenblick appliziert, wenn die Kammermuskulatur nicht refraktär ist. Bei automatischer R-zackengesteuerter Kardioversion wird der Schockimpuls (SI) $\Delta t =$ 20 ms nach der R-Zacke (vgl. Abb. 3.19) und bei der selteneren manuellen Anwendung nach der T-Welle des EKG ausgelöst. Die vulnerable Phase (VP) der Herzrhythmik, in der ein Teil der Kammermuskulatur refraktär ist und daher kein Schockimpuls kommen darf, liegt im Bereich der T-Welle.

b) Defibrillation

Sie wird bei Kammerflattern oder -flimmern unter künstlicher Beatmung vorgenommen. Um Hautverbrennungen zu vermeiden, werden großflächige Elektroden über der Gegend der Herzspitze und -basis angelegt. Die Impulse werden mit Elektrodentasten ausgelöst. Die zugeführte Energie ist z.B. in 15 Stufen zwischen 5 und 400 Ws wählbar. Für Erwachsene ist der Normalwert 230 Ws bei einem Körperwiderstand von etwa 50 Ohm. Nach z.B. 30 s werden die Elektroden automatisch entladen. Abbildung 3.20 zeigt die Prinzipschaltung eines Defibrillators mit dem Verlauf des Ausgangsspannungsimpulses $U(t)$ und der Schwellwertkurve $U(C)$.

Eine Neuentwicklung stellt der implantierbare Defibrillator dar (vgl. Abb. 3.21). Er hat zwei Elektroden zur intrakardialen EKG-Aufnahme und zwei große epikardiale Reizelektroden. Durch Signalanalyse des EKGs und der mechanischen Aktivität des Ventrikels wird ein Kammerflattern oder -flimmern erkannt und einige Sekunden später ein Elektroschock von 25 Ws ausgelöst. Diesem folgen – wenn notwendig – weitere 30 Ws-Impulse, bis das Herz normal schlägt und die Defibrillation automatisch stoppt.

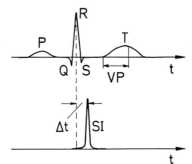

Abb. 3.19. Applikation eines Schockimpulses (*SI*) mit einer Zeitverzögerung Δt nach der *R*-Zacke bei der automatischen *R*-zackengesteuerten Kardioversion. *P, Q, R, S, T* Zacken des EKG, *VP* vulnerable Phase, *t* Zeit

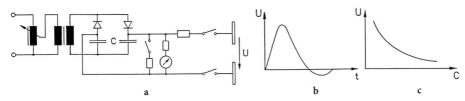

Abb. 3.20. a Prinzipschaltung eines Defibrillators; **b** Verlauf des Ausgangsspannungsimpulses $U(t)$; **c** Schwellwertkurve: zur Defibrillation erforderliche Spannung U in Abhängigkeit von der Kapazität C

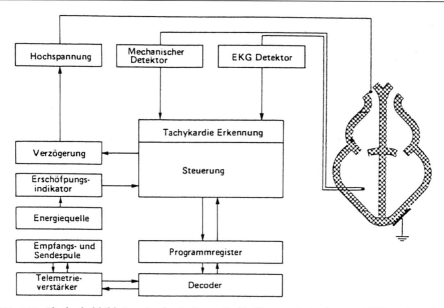

Abb. 3.21. Blockschaltbild eines implantierbaren Defibrillators mit Analyse von EKG- und mechanischen Signalen

3.2.1.4
Reizstromdiagnostik

Darunter versteht man die Funktionsprüfung des gesamten neuromuskulären Systems mit Hilfe von elektrischen Reizimpulsen variabler Stromstärke I und Impulsdauer t. Ort und Ausmaß der Schädigung des Nervensystems ergeben sich aus dem Schwellenstrom-Nutzzeit-Diagramm (*I/t*-Kurve) mit den charakteristischen Werten Rheobase I_{Rh}, Chronaxie t_{Ch} und Akkommodabilität α ($\alpha = I_D/I_{Rh}$ bei $t = 1$ s; vgl. Abb. 3.22). In Abb. 3.22 bedeutet die Kurve 1: *I/t*-Kurve bei Reizung von normalen Muskelfasern mit Rechteckimpulsen unterschiedlicher Höhe und Dauer; 2: *I/t*-Kurve bei entsprechender Reizung mit Dreieckimpulsen; 3: *I/t*-Kurve bei Reizung von denervierten (degenerierenden, gelähmten) Muskelfasern mit Dreieckimpulsen unterschiedlicher Höhe und Dauer.

Ein neu entwickeltes Verfahren der Reizstromdiagnostik ist die *magnetische transkranielle Nervenstimulation*: Durch eine mit Stromimpulsen gespeiste, über dem Kopf angeordnete Luftspule werden im Gehirn Spannungs- und Reizstromimpulse induziert (vgl. Abb. 3.23). Die vom Gehirn nach jedem Reizimpuls ausgehende Erregung führt an anderen Stellen des Nervensystems zu registrierbaren Antwortsignalen. Die Erfassung dieses Signals im Nacken ergibt die zentrale motorische Leitungszeit (CMCT; central motor conduction time, 10...20 ms) und die Aufnahme des Signals an der Hand die periphere motorische Leitungszeit (PMCT, 50...100 ms), die beide von diagnostischer Bedeutung sind.

Abb. 3.22. Schwellenstrom-Nutzzeit-Diagramm (*I/t*-Kurve) für die Funktionsprüfung des Nervensystems (Reizstromdiagnostik). I_{Rh} Rheobase, t_{Ch} Chronaxie. Erklärung s. Text

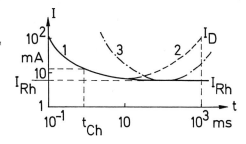

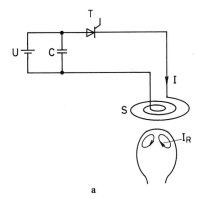

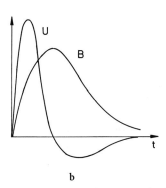

a

b

Abb. 3.23. a Anordnung zur magnetischen transkraniellen Nervenstimulation. *U* Gleichspannungsquelle, *C* Ladekondensator, *T* Thyristorschalter, *S* Reizspule, I_R Reizstrom, **b** Zeitlicher Verlauf der magnetischen Induktion *B* und der induzierten Spannung *U* im Gehirn während eines Reizimpulses

3.2.1.5
Reizstromtherapie

Die Reizung des Körpergewebes mit elektrischen Impulsen bewirkt neben Veränderungen im Ionenmilieu (s. Abschn. 2.1.2) das Auslösen von Zuckungen oder Dauerkontraktionen der Muskulatur. Dadurch lassen sich bei zahlreichen Erkrankungen des neuromuskulären Systems therapeutische Verbesserungen erzielen. Man unterscheidet die folgenden Behandlungsmethoden.

a) Behandlung nicht denervierter Skelettmuskeln (Faradisation)

Die Reizung der Muskulatur erfolgt hier direkt oder über Motoneuronen mit kurzen Dreieck- oder Rechteckimpulsen zur Erzeugung von Dauerkontraktionen (Tetanus). Therapeutisch besonders wirksam ist dabei der sogenannte Schwellstrom (aus Rechteckimpulsen variierender Höhe; vgl. Abb. 3.24). Dabei ist $t_1 = 0,5\ldots5$ ms ($f_1 = 40\ldots100$ Hz) und $t_2 = 1$ s.

Abb. 3.24. Verlauf des Schwell-
stroms zur Behandlung
nicht denervierter Skelett-
muskeln (Faradisation).
$t_{1,2}$ Impuls- bzw. Pausendauern

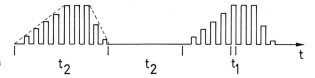

t_2 t_2 t_1

b) Behandlung total denervierter Skelettmuskeln

In diesem Fall können die gelähmten (denervierten) Muskelpartien direkt selektiv
mit langen Dreieck- (1) oder Exponentialimpulsen gereizt werden (vgl. Abb. 3.25),
weil bei ihnen die Akkommodabilität nach Kurve (3) vermindert ist. Die normale
Muskulatur bleibt unbeeinflußt, weil ihre Reizschwelle (2) höher liegt.

Abb. 3.25. Selektive Reizung gelähmter (denervierter)
Muskelpartien (Kurve *3*) mit langen Dreieckimpulsen
(Kurve *1*). Die normale Muskulatur (Kurve *2*) bleibt
unbeeinflußt. *I* Reizstromstärke, *t* Zeit

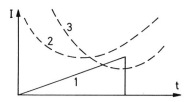

c) Reizung zum Verbessern der Durchblutung und zur Schmerzbehandlung

Bei solchen Behandlungen verwendet man sogenannte diadynamische Stromformen (verschiedene Kombinationen von Sinushalbwellen mit Gleichstrom; vgl.
Abb. 3.26), Träbertsche Ströme (Rechteckimpulse konstanter Amplitude; Impuls-

Abb. 3.26. Diadynamische Stromformen

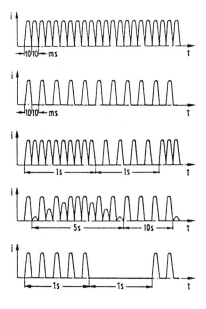

dauer 2 ms, Impulsfolgefrequenz ca. 140 Hz), Interferenzströme (zwei sich im Körper kreuzende Wechselstromfelder unterschiedlicher Frequenz, erzeugt mit unmoduliertem Sinuswechselstrom) sowie Kombinationen von Reizströmen mit Ultraschall. Die Abb. 3.27 zeigt das Blockdiagramm eines Reizstrom-diagnostik- und -therapiegeräts, das eine Reihe unterschiedlicher Stromformen erzeugen kann.

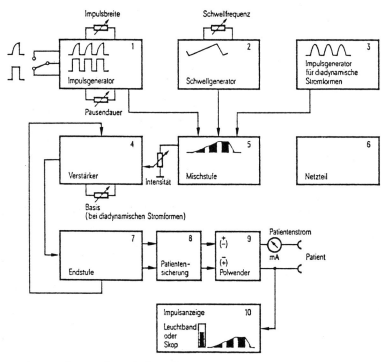

Abb. 3.27. Reizstromdiagnostik- und -therapiegerät

d) Elektrokrampftherapie

Darunter versteht man die elektrische Reizung des Zentralnervensystems unter Narkose zur Behandlung bestimmter Geisteskrankheiten. Es werden Stromimpulse bis zu einigen 100 mA Amplitude mit senkrechtem Anstieg und sinusförmigem Abfall benutzt (vgl. Abb. 3.28). Man bezeichnet diese Methode als *Elektrokonvulsion.* Sie wurde zuerst von U. Cerlotti (1938) bei Epileptikern angewandt. Eine Behandlung dauert gewöhnlich 30...60 s bei 6...12 Sitzungen. Die Impuls-daten sind z.B.: Frequenz 70 Hz, Dauer 1 ms, Amplitude 0,9 A bei max. 400 V, 30...500 Impulse je Sitzung.

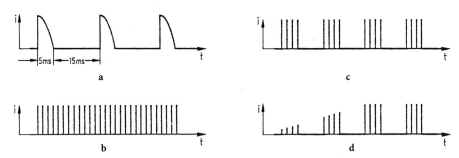

Abb. 3.28. Stromformen der Elektrokrampftherapie. **a** Form der Einzelimpulse, **b** Impulsfolge „stetig", **c** „unterbrochen" und **d** „unterbrochen einschleichend" (Glissandomethode)

3.2.1.6
Schädlichkeitsgrenzen des Wechselstroms

Die Reizwirkung von niederfrequenten Wechselströmen auf das neuromuskuläre System hängt von der effektiven Stärke und Frequenz des Reizstroms sowie vom Stromweg ab. Sie reicht von einer gerade noch wahrnehmbaren Empfindung bei Stromstärken im mA-Bereich bis zum (tödlichen) Herzkammerflimmern im Ampere-Bereich. Man kann dabei folgende charakteristische Stromstärkewerte unterscheiden: Die *Schwellenstromstärke* I_s (das ist die gerade noch als Empfindung wahrnehmbare Stromstärke; vgl. Abb. 3.29); die *Trennstromstärke* (Let-go-Stromstärke) I_t (das ist die maximale Stromstärke, die gerade noch ein Trennen der Hand vom stromführenden Leiter ermöglicht; vgl. Abb. 3.30) und die *Fibrillationsstromstärke* I_f (das ist die minimale Stromstärke, die zum Auslösen von Herzkammerflimmern und Kreislaufstillstand notwendig ist; vgl. Abb. 3.31).

Die Werte der Trennstromstärke betragen für Männer $I_t = 9 \ldots 20$ mA (Mittelwert: 16 mA) und für Frauen 6 bis 14 mA (Mittelwert: 10,5 mA). Die Fibrillationsstromstärke I_f nimmt nach Abb. 3.31 bei gegebener Frequenz mit wachsender Stromflußzeit τ ab. Es ist

$$I_f = K/\sqrt{\tau} \,. \tag{3.7}$$

Beim Menschen ist Herzkammerflimmern unwahrscheinlich, solange der Strom

$$I/mA < 116/\sqrt{\tau/s} \tag{3.8}$$

ist. Abbildung 3.32 zeigt den Verlauf der Strom-Spannungs-Kennlinie für den menschlichen Körper für eine Frequenz $f = 50$ Hz und den Stromweg Hand-Rücken.

3.2.1.7
Sicherheit medizinischer Geräte

Vorschriften für die Gerätesicherheit sind in den VDE-Bestimmungen 0750 und 0107, in der IEC-Bestimmung TC 62 und in der Medizingeräteverordnung (MedGV) festgelegt. Besteht zwischen einem elektrischen Gerät und dem Patienten eine elek-

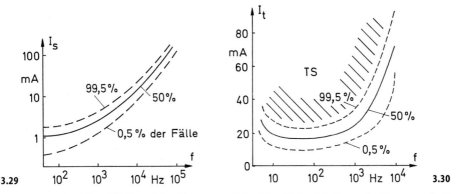

Abb. 3.29. Verlauf der effektiven Schwellenstromstärke I_s in Abhängigkeit von der Frequenz f mit Angabe des Streubereichs, ermittelt beim Festhalten eines Kupferdrahts in der Hand

Abb. 3.30. Verlauf der effektiven Trennstromstärke (Let-go-Stromstärke) I_t in Abhängigkeit von der Frequenz f mit Angabe des Streubereichs, ermittelt für männliche Versuchspersonen beim Festhalten eines Kupferdrahts in der Hand. Bei Frauen sind die I_t-Werte um ein Drittel niedriger. TS tödlicher Strombereich

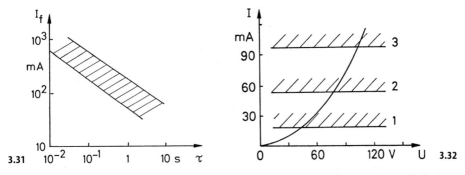

Abb. 3.31. Verlauf der effektiven Fibrillationsstromstärke I_f mit wachsender Stromflußzeit τ. (Versuchstiere: Schafe und Hunde, Stromweg: Vorderbein-Hinterbein, $f = 60$ Hz)

Abb. 3.32. Strom-Spannungs-Kennlinie des menschlichen Körpers (Stromweg: Hand-Rücken, $f = 50$ Hz). 1 Verkrampfung der Armmuskulatur, 2 Verkrampfung der Brustmuskulatur (Atemnot), 3 Herzkammerflimmern

trische Verbindung, so sind neben den allgemeinen elektrotechnischen Sicherheitsvorschriften noch spezifische Grenzwerte hinsichtlich möglicher Fehlerströme einzuhalten. Die Fehlerströme sind: Gehäuseableitstrom, Patientenableitstrom, eingekoppelter HF-Strom und eingekoppelter Netzstrom (Netzbrumm). Als Fehlerstrom-Grenzwerte gelten: 10 µA bei $f < 1$ kHz, 10 µA ... 1 mA bei $f = 1...100$ kHz und 1 mA bei $f > 100$ kHz. Der Patientenableitstrom darf bei externem Patientenkontakt max. 50 µA und bei direktem Kontakt zum Herzen max. 10 µA betragen.

Die Abb. 3.33 zeigt als Beispiel, wie infolge unterbrochener Schutzerde bei Kontakt mit dem Gehäuse über den Patienten ein Gehäuseableitstrom fließt, der über

Abb. 3.33. Gehäuseableitstrom, der bei unterbrochener Schutzerde über den Patienten fließt

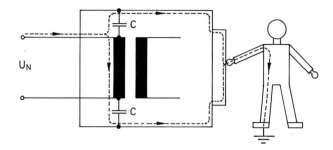

Abb. 3.34. Patientenableitstrom, der über einen Herzkatheder zur Erde abfließt

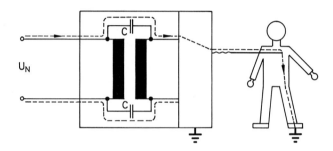

parasitäre Kapazitäten vom Netz her eingekoppelt wird. Ein solcher Strom kann nicht nur durch eine intakte Gehäuseschutzerdung, sondern auch durch sorgfältigen Aufbau des Netztransformators, Abschirmen der Transformatorwicklungen und Verwendung eines Trennverstärkers oder Fehlerschutzschalters vermieden werden.

Die Abb. 3.34 zeigt als weiteres Beispiel einen Patientenableitstrom, der infolge parasitärer Gerätekapazitäten über einen Herzkatheter durch den Körper zur Erde abfließt. Zur Messung solcher Ableitströme kann eine Körperersatzimpedanz aus der Parallelschaltung eines Kondensators $C_M = 0,15\ \mu F \pm 5\%$ und eines Widerstands $R_M = 1\ kOhm \pm 1\%$ verwendet werden. Durch Einsatz eines Potentialtrennschirms im Netztransformator in Verbindung mit der Schutzerde sowie eines Entkopplers in der Patientenzuleitung lassen sich solche Ströme unterbinden.

3.2.2
Elektrische Beeinflussung des Aktivitätsniveaus des neuromuskulären Systems

3.2.2.1
Elektroschlaf

Beim natürlichen Schlaf lassen sich verschiedene Schlafstadien unterscheiden, die durch charakteristische Hirnwellenmuster im EEG gekennzeichnet sind (vgl. Tabelle 18). In Abb. 3.35 ist der Verlauf der aus dem EEG ermittelten Schlafstadien während eines achtstündigen Schlafs dargestellt.

Elektroschlaf wurde erstmals von Hess (1929) an einer Katze durch direkte elektrische Reizung des Thalamus (Stammhirns) mit einer Nadelelektrode (Impuls-

Tabelle 18. Durch das EEG bestimmte Merkmale der verschiedenen Schlafstadien

Schlafstadien	Bez.	EEG-Benennung	Charakteristika
Wachzustand mit Ermüdung	A	unterbrochener Alpha-Rhythmus	unterbrochene, unregelmäßige Alpha-Rhythmen (8 ... 13 Hz)
Einschlafen	B	niedrige Spannung	fast völliges Verschwinden des Alpha-Rhythmus bei Abflachung der Kurven
leichter Schlaf	C	Spindeln	Auftreten von spindelförmigen Beta-Wellen (14 ... 30 Hz) und vereinzelten Theta-Wellen (4 ... 7 Hz)
mittlerer Schlaf	D	Spindeln und unregelmäßige Signale	allgemeine Amplitudenzunahme sowie Übergang auf Theta-Wellen (4 ... 7 Hz)
Tiefschlaf	E	unregelmäßig	Verschwinden von Beta-Wellen, Zunahme der Amplituden der Delta-Wellen (0,5 ... 3,5 Hz) bei gleichzeitiger Frequenzabnahme
Traumphasen	REM	niedrige Spannung	flache Kurven bei gleichzeitigem Vorhandensein schneller Augenbewegungen

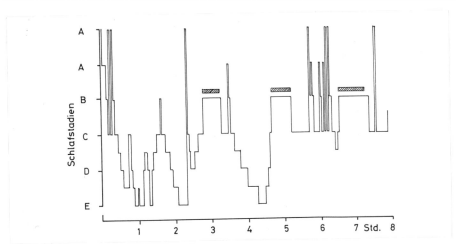

Abb. 3.35. Verlauf der Schlafstadien während eines achtstündigen Schlafs

stromamplitude 0,1 mA, Stromdichte an der Nadelspitze $\approx$ 100 mA/cm², Impulsdauer 12 ms, Frequenz 3 bis 8 Hz) ausgelöst. Seit 1949 (Gurevich) wird dieses Verfahren mit Oberflächenelektroden auch am Menschen angewandt.

Bei den verbreitetsten Elektroheilschlaf-Verfahren befindet sich die Kathode auf den Augenlidern (Schlafbrille) und die Anode im Nacken; die Elektrodenflächen betragen 15 bis 25 cm². Die verwendeten Stromformen sind u. a. Rechteckimpulse ohne oder mit 20 bis 30% Gleichstromanteil (Impulsdauer 0,2 bis 1 ms, Impulsfrequenz 1 bis 16 Hz oder 100 Hz, Impulsamplitude 2 bis 5 mA, maximale Stromdichte an den Elektroden 50 bis 250 $\mu A / cm^2$ [200 bis 300 $\mu A / cm^2$ erzeugen bereits starken Schmerz], Tastverhältnis 1/500 bis 1/3); ferner Rauschsignale im Frequenzbereich von 10 Hz bis 20 kHz und zerhackter HF-Strom von 100 kHz (Impulsfolgefrequenz 100 Hz, Impulsdauer 1 ms).

Der Elektroschlaf kann bei zahlreichen Erkrankungen und Beschwerden, wie z. B. bei funktionellen Störungen des Nervensystems, Neurosen, Schlaflosigkeit, Schlafstörungen, Kopfschmerzen, Hypertonie, Folgen von Hirnverletzungen und Ekzemen, als therapeutisches Hilfsmittel dienen.

Als Ursachen der Schlafauslösung werden folgende Hypothesen diskutiert: direkte Reizung des Stammhirns oder der Großhirnrinde, monotone Reizung von Hautrezeptoren, Einübung eines bedingten Reflexes oder Suggestion.

3.2.2.2
Elektronarkose und Elektroanaesthesie

Die Reizung des Gehirns mit geeigneten Stromformen kann – wie Tierversuche zeigen – zur Vollnarkose führen. Die Anfangsphase der Reizung ist allerdings mit einer starken Schmerzreaktion verbunden. Im Vergleich zur chemischen Narkose treten keine toxischen Nebenwirkungen auf.

In Tierversuchen wurden u. a. folgende Stromformen verwendet (vgl. Abb. 3.36): Sinusförmiger Wechselstrom (700 bis 2000 Hz, 5 bis 50 mA), Rechteckimpulse (70 bis 200 Hz, 1 bis 3 ms Dauer, 2 bis 20 mA) ohne oder mit Gleichstromanteil, 90- bzw. 130-kHz-HF-Impulse (Dauer 3 ms) oder Rauschsignale mit überlagertem Gleichstrom. Die Reizelektroden wurden zwischen Stirn und Nacken oder an den Schläfen appliziert. Erste Versuche haben Petrov (1803) an Fischen sowie D'Arsonval (1890) und Leduc (1903) an Tieren und Menschen durchgeführt. Bis heute ist von hunderten von Operationen an Patienten u. a. in Japan, Indien, Frankreich und Russland berichtet worden.

Eine Analgesie (Lokalanaesthesie, lokale Schmerzlosigkeit) bestimmter Körperregionen kann auch durch *Akupunktur* erreicht werden. (Als deren Entdecker gilt der chinesische Kaiser Huang-ti 2698–2598 v. Chr.). Sie postuliert, daß die Körperoberfläche auf 12 symmetrischen Meridianen, 12 Nebenlinien und 8 weiteren Linien insgesamt 720 Punkte aufweist (vgl. Abb. 3.37), bei denen durch Anstechen mit Nadelelektroden bestimmte Schmerzzustände eliminiert und Organfunktionen aktiviert werden können. Jeder Punkt ist entweder „Yin" (dem Kalten, Passiven) oder „Yang" (dem Warmen, Aktiven) zugeordnet. Die Analgesie setzt etwa 30 min nach dem Einstechen der Nadeln ein und hält dann mehrere Stunden lang an. Die Einstechstellen werden dabei durch schnelles Drehen der Nadeln oder durch elektrische Impulse aktiviert. Der Analgesie-Erfolg hängt davon ab, ob die Nadeln an der richtigen Stelle (Genauigkeit: Bruchteile eines Millimeters) unter dem richtigen Winkel in die richtige Gewebetiefe geführt sind.

Zur Akupunktur werden neuerdings auch Laserstrahlen eingesetzt. Die Laserdaten sind z. B.: HeNe-Laser, Wellenlänge 632 nm (Maximum der Zelltransparenz der Haut), Strahldurchmesser 1 mm, Leistung 2 mW, Eindringtiefe 3 … 10 mm, Einwirkungsdauer bis 60 s. In China werden 95 % aller Operationen unter Akupunktur durchgeführt.

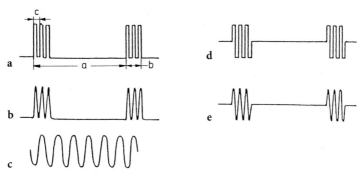

Abb. 3.36 a – e. Stromformen für die Elektronarkose

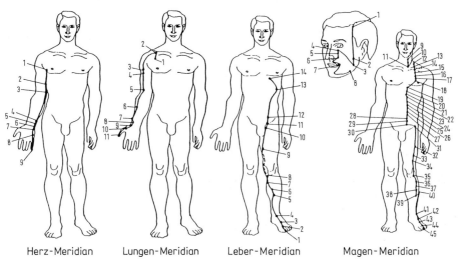

Abb. 3.37. Meridiane und Nebenlinien auf der Körperoberfläche mit insgesamt 720 Akupunktur-stellen

3.2.2.3
Elektrische Schmerzbehandlung

Eine Schmerzempfindung entsteht durch Nervenimpulse, die von der schmerzenden Körperstelle über Nervenbahnen des Rückenmarks ins Gehirn gelangen. Durch elektrische Reizung können die Rückenmarkbahnen für Schmerzimpulse „verstopft" werden, so daß der Schmerz nicht mehr spürbar ist. Für die Reizung verwendet man einen implantierten Generator mit Rückenmarkelektrode (elektronischer Schmerzstiller, pain killer). Der Generator wird von einem am Körper tragbaren Sender mit Energie versorgt.

Ein Beispiel ist die tägliche mehrmalige Rückenmarkreizung bei Herzpatienten. Sie lindert die Schmerzen, bremst den die Schlagfrequenz steigernden Ausstoß von Streßhormonen und verbessert die Herzdurchblutung.

Ein betäubender Reizstrom (max. 60 mA bei 9 V) zwischen zwei aufgeklebten Silberelektroden an der Wange macht Zahnbehandlungen schmerzfrei.

Eine breite Anwendung in der Schmerzstillung hat auch die *transkutane elektrische Nervenstimulation* gefunden. Als günstig erwiesen sich dabei folgende Reizparameter: Impulsamplitude 20 bis 30 mA sowie 50 bis 60 mA, Impulsdauer 50 bis 100 µs, Ladung je Impuls 1,5 bis 2,5 µAs und Impulsfrequenz bis 60 Hz.

3.2.3
Elektrische Anregung von Sinnesorganen

3.2.3.1
Anregung von subjektiven Lichterscheinungen (Phosphenen)

Bei Reizung des optischen Systems mittels Schläfenelektroden (vgl. Abb. 3.38) oder Elektroden zwischen Stirn und Nacken erscheinen im Gesichtsfeld bei Dunkeladaption Phosphene als helle Figuren auf dunklem Hintergrund. Am geeignetsten sind Rechteckimpulse mit einer Amplitude $\lesssim 1$ mA, einer Frequenz von 5 bis 50 Hz und einem Tastverhältnis (Impuls-/Pausendauer) von 1:4 bis 4:1 (vgl. Abb. 3.39 und 3.40).

Die Phosphenformen sind abstrakte geometrische Figuren, z.B. Kreise, Wellenlinien, Striche oder Punktmuster (Abb. 3.41). Sitz des Phosphengenerators ist die retinale Schicht der Bipolar- und Ganglienzellen. Dort entsteht infolge der Reizung durch laterale Inhibition eine Strukturierung des erregten neuronalen Aktivitätsfelds, das die Phosphenformen ergibt (Abb. 3.42).

Durch elektrische Reizung mittels subdural implantierten, am optischen (occipitalen) Kortex anliegenden Elektroden können auch bei Blinden optische Wahr-

Abb. 3.38. Elektrische Anregung von subjektiven Lichterscheinungen (Phosphenen) mittels Rechteckimpulsen an Schläfenelektroden. *I* Reizstrom

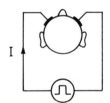

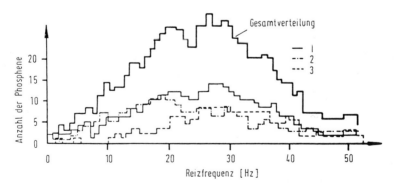

Abb. 3.39. Häufigkeitsverteilung der Phosphene in Abhängigkeit von der Reizfrequenz

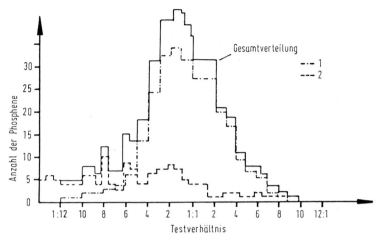

Abb. 3.40. Häufigkeitsverteilung der Phosphene in Abhängigkeit vom Tastverhältnis für die Versuchsserien *1* und *2* der Abb. 3.39

nehmungen ausgelöst werden (*Künstliches Auge*). Auf einem Implantat werden 50...200 Elektroden rasterförmig angeordnet. Induktiv oder kapazitiv eingekoppelte Stromimpulse von 0,5 bis 3 mA Amplitude erzeugen punktförmige Lichtblitze an verschiedenen Stellen des Sehfelds. Der Ort der einzelnen Lichtblitze im Sehfeld ist mit der jeweiligen Reizelektrode korreliert (vgl. Abb. 3.43). Sechs ausgewählte Sehfeldpunkte im Braille-Schriftschema ermöglichen daher bei Reizung der zugehörigen Elektroden das Schriftlesen, und zwar mit größerer Geschwindigkeit als mit den Fingern (Kortikal-Braille-Schrift). Zur Erzeugung von Bildeindrücken ist ein wesentlich feineres Elektrodenraster erforderlich.

Phosphene lassen sich auch gemischt elektrisch-optisch anregen (vgl. Abb. 3.44a). Die Versuchsperson empfängt dabei über eine Stirn- (E) und Hand-Elektrode (E_A) Rechteckstromimpulse (Amplitude 0,1 bis 1,3 mA, Frequenz 10 bis 105 Hz, Tastverhältnis 1:1) und beobachtet gleichzeitig eine mit 50-Hz-Flackerlicht bestrahlte Trübglasscheibe (F), deren Leuchtdichte etwa 1000 cd/m² beträgt. Als Phosphen erscheint eine schwarze Ellipse auf hellem Hintergrund (Ellipsenphänomen, Abb. 3.44 b).

Eine weitere Möglichkeit zur Anregung von Phosphenen besteht darin, den Kopf der Versuchsperson mit einer stromdurchflossenen Spule zu umgeben, die ein sinusförmiges magnetisches Wechselfeld von einigen 10 mT und variabler Frequenz (5 bis 50 Hz) erzeugt (Abb. 3.45). Die beobachteten Phosphenformen entsprechen denen bei rein elektrischer Anregung.

3.2.3.2
Anregung von akustischen Wahrnehmungen

Das Gehör ist ein akustoelektrischer Wandler, der Schallreize im Frequenzbereich von 20 Hz bis 20 kHz in elektrische Nervensignale umformt. Es hat von allen Sinnesorganen die höchste Absolutempfindlichkeit (Hörschwelle $\approx 5 \cdot 10^{-18}$ Ws) und

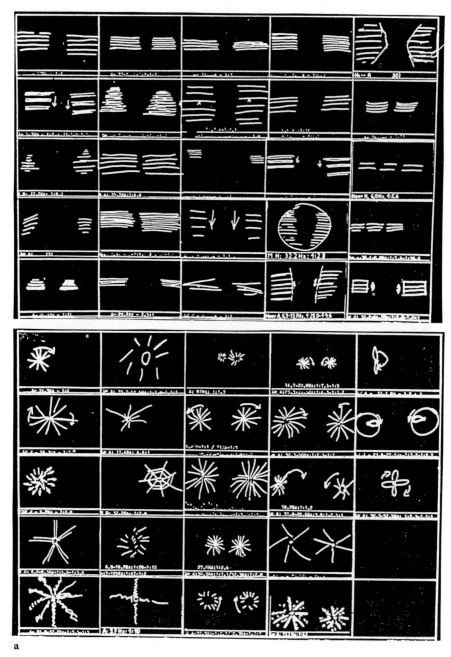

a

Abb. 3.41 a. Elektrisch angeregte Phosphene: Binokulare horizontale Striche (oben), radialsymmetrische Strichmuster (unten)

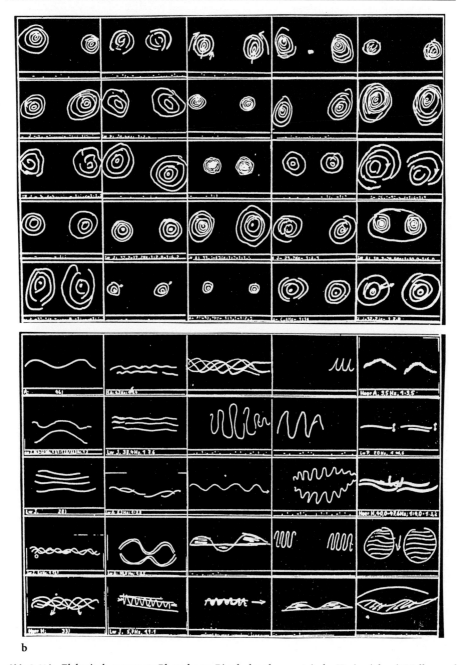

b

Abb. 3.41 b. Elektrisch angeregte Phosphene: Binokulare konzentrische Kreise (oben), Wellen und Serpentinen (unten). Jedes Rechteck enthält die Originalzeichnung einer Versuchsperson

Abb. 3.42. Durch Punkte angedeutete
Aktivitätsringe mit dazwischen liegen-
den Hemmungsgräben bei Erreichen des
Inhibitionsgleichgewichts der beteiligten
Neuronen der Retina. Durch laterale
Inhibition entstehen die Phosphen-
strukturen

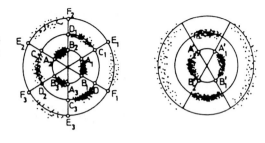

Abb. 3.43. Blockdiagramm der Sehhilfe
für Blinde. *FSK* Fernsehkamera, *RG* Reizgenerator, *ES* elektronischer Schalter,
EM Elektrodenmatrix, *K* Kopf, *S* Sehfeld

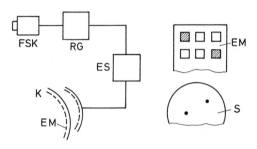

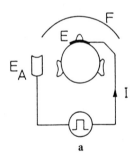
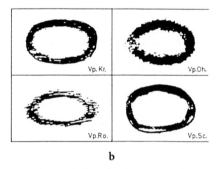

| a | b |

Abb. 3.44. a Gemischte elektrisch-optische Anregung von Phosphenen. *F* mit Flackerlicht bestrahlte Trübglasscheibe, *E* Stirnelektrode, E_A Handelektrode, *I* Reizstrom. **b** Angeregte Phosphene (Ellipsen)

Abb. 3.45. Anordnung zur magnetischen
Anregung von Phosphenen. *S* Spule,
G Sinusgenerator, *K* Kopf

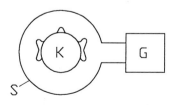

einen sehr großen dynamischen Bereich (130 dB). Die Absolutschwelle des Schalldrucks beträgt $2 \cdot 10^{-5}$ Pa; beim Sprechen liegt der Schalldruck im Bereich um 1 Pa, die Schmerzgrenze in der Größenordnung 100 Pa.

Der eigentliche Schallenergiewandler des Gehörs (vgl. Abb. 3.46...3.49) ist die mit Lymphflüssigkeit gefüllte Ohrschnecke (Cochlea), die als Innenohr an das Mittelohr (mit Trommelfell und Gehörknöchelchenkette) anschließt. Die Trommelfell-Druckschwankungen p_{Tr} ergeben über die Gehörknöchelchen durch Auslenkungen x_{St} des Steigbügels Druckschwankungen p_{St} am Ovalen Fenster (OF). Dadurch entstehen in der Cochlea zu beiden Seiten der Basilarmembran (BM) zwischen Scala vestibuli (SV) und Scala tympani (ST) Druckdifferenzen, die ein Auslenken der elastischen Basilarmembran bewirken. Diese Membran stellt zusammen mit der Lymphflüssigkeit ein schwingungsfähiges Gebilde mit ortsabhängigen hydromechanischen Eigenschaften dar. Der Elastizitätsmodul der Membran nimmt vom Anfang (OF) bis zum Ende (Helikotrema H) der Cochlea ab, während die schwingfähige Masse zunimmt. Dies ist der Grund für das Entstehen von mechanischen Wanderwellen (W) der Membranauslenkung bei einem akustischen Reiz.

Infolge der Membranauslenkung breiten sich längs der beiden Skalen Schlauchwellen aus, deren Geschwindigkeit von der Frequenz abhängt. Die Wellen mit hohen Frequenzen laufen in Richtung zum Helikotrema schneller als die Wellen mit kleinen Frequenzen (örtliche Frequenzdispersion). In Richtung zum Helikotrema nimmt außerdem die Wellengeschwindigkeit für jede Frequenz ab. Das Maximum der Auslenkung der Basilarmembran (Resonanz) tritt dort auf, wo die ortsabhängige Wellenlänge der Wanderwelle mit der ebenfalls ortsabhängigen Kanaltiefe (Durchmesser von SV und ST) übereinstimmt (vgl. Abb. 3.47). Diese Orte liegen für Wellen mit hohen Frequenzen in der Nähe des Ovalen Fensters und für tiefe Frequenzen in der Nähe des Helikotremas (vgl. Abb. 3.48).

Das auf der Basilarmembran (BM) sitzende Corti-Organ (CO) enthält feine äußere und innere Haarzellen (ÄHZ, IHZ), denen eine Deckmembran (DM) gegenüberliegt. Mit dieser Membran stehen die Sinneshaare in Kontakt. Bei Auslenkung der Basilarmembran kommt es zu einer Scherbewegung zwischen Corti-Organ und Deckmembran und damit zu einem Verbiegen der Sinneshaare. Dies

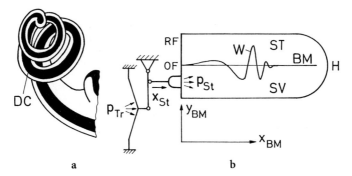

Abb. 3.46. a Die mit Lymphflüssigkeit gefüllte Ohrschnecke (Cochlea). *DC* Ductus cochlearis; **b** Innenohrmodell, das die Umsetzung der Trommelfell-Druckschwankungen p_{Tr} in mechanische Wanderwellen *W* längs der Basilarmembran *BM* veranschaulicht. Weitere Erklärung s. Text

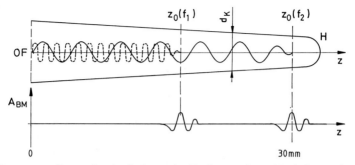

Abb. 3.47. Resonanzstellen z_0 der Auslenkung der Basilarmembran (A_{BM}) für zwei Frequenzen f_1 und f_2. Bei z_0 (f) ist jeweils $\lambda_w \approx d_K$ (λ_w Wellenlänge der Wanderwelle, d_K Kanaltiefe). Die Wanderwelle wird nach Reflexion an der Kanalwand durch die entstehende gegenphasige Welle ausgelöscht. Die angestaute Schwingungsenergie führt jeweils bei z_0 zu maximaler BM-Auslenkung (Resonanz). Es ist z_0 (f_1) < z_0 (f_2) für $f_1 > f_2$ (vgl. Abb. 3.48)

Abb. 3.48. Basilarmembran mit Angabe der Orte, wo die angegebene Frequenz in Hz jeweils eine maximale Membranauslenkung (Resonanz) hervorruft [1]

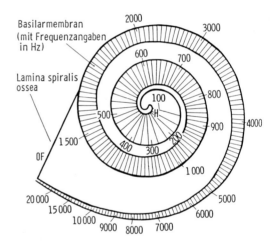

beantwortet die Haarzelle mit einer Änderung des Rezeptorpotentials, wodurch im Hörnerven Aktionspotentiale ausgelöst werden (vgl. Abb. 3.49).

Bei Innenohrtauben (in Europa etwa 0,5 % der Bevölkerung) sind das Corti-Organ zerstört und ein Teil der Fasern des Hörnerven degeneriert. Doch bleibt ein Rest von 15 bis 20 % der Nervenzellen und -fasern funktionsfähig. Durch elektrische Stimulation dieser Nervenzellen können Höreindrücke hervorgerufen werden. Zu diesem Zweck wird eine Mehrfachelektrode (mit z.B. 10 Einzelelektroden; vgl. Abb. 3.50a) bis zu 24 mm tief in die Scala tympani implantiert. Ein Schallspektrum-analysator zerlegt die Schallsignale in einzelne Frequenzkomponenten, denen je eine Reizelektrode zugeordnet wird. Bei einem zweiten Verfahren (Abb. 3.50b) wird eine einzige Reizelektrode in Verbindung mit einem Schall-Zeitintervallanalysator verwendet. Das Analyseergebnis bestimmt die Reizfrequenz und damit den Reizort längs der Basilarmembran. Die Reizimpulse von 0,3...3 kHz werden induktiv an das

Abb. 3.49. Querschnitt durch das Innenohr mit Basilarmembran (*BM*) und Corti-Organ (*CO*), *SV* Scala vestibuli, *ST* Scala tympani, *SM* Scala media, *N* Hörnerv. Weitere Erklärungen s. Text. (Nach Oelmann, Diss. München 1978)

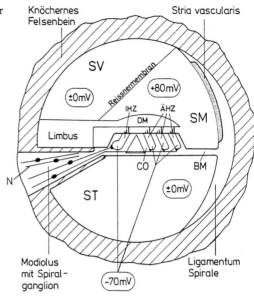

Abb. 3.50 a, b. Anordnung zur elektrischen Stimulation von Hörnervenzellen mit einer implantierten Mehrfachelektrode **a** und einer Einzelelektrode **b.** *M* Mikrophon, *SA* Schallspektrumanalysator. *ZA* Schall-Zeitintervallanalysator. *RG* Reizimpulsgenerator, *RE* Reizelektrode

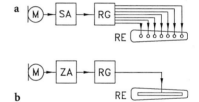

Implantat übertragen. Die elektrische Erregung der Hörnervenzellen führt je nach Reizort zu Höreindrücken verschiedener Tonhöhe. Damit lassen sich bereits 40 % der normalen Informationsübertragung erreichen. Die Ergebnisse sind eine Erleichterung des Sprachverständnisses bei Lippenablesen und eine Qualitätsverbesserung der eigenen Sprache, allerdings nur bei Patienten, die nach dem Spracherwerb ertaubt sind. (Bei angeborener Taubheit sind die betroffenen Gehirnstrukuren mangelhaft ausgereift). Weltweit gibt es mehrere tausend Implantatträger.

3.2.4
Elektrische Beeinflussung von Nichtsinnesorganen. Funktionelle Elektrostimulation

Die natürliche Funktion der Körperorgane ist beim Gesunden in jedem Augenblick auf die Bedürfnisse des Gesamtorganismus abgestimmt. Die Steuerung des Zusammenspiels übernehmen die elektrischen Impulsmuster des Zentralnervensystems. Bei mangelhafter Organfunktion (Insuffizienz) kann die Organtätigkeit mit Hilfe eines elektrischen Impulsgebers (Schrittmachers) wesentlich verbessert oder normalisiert werden. Man bezeichnet dies als *Funktionelle Elektrostimulation*. Schrittmacher werden u.a. für die Steuerung der Funktion von Herz (s. Abschn. 3.2.1.2), Blase, Zwerchfell, Carotissinusnerven und Muskulatur eingesetzt.

Herzschrittmacher siehe Abschn. 3.2.1.2.

Blasenschrittmacher

Er bewirkt die vorübergehende Elektrostimulation der gelähmten Blasenmuskulatur (z.B. mit 8 Elektroden) zur Erzielung einer Miktion (Blasenentleerung), die Dauerreizung des Blasenhalses und Beckenbodens bei Harninkontinenz (nicht steuerbare Blasenentleerung) sowie die Reizung im Bereich der Prostata bei gewissen Formen der Infertilität. Im ersten Fall (bei der Anregung der Miktion) werden Rechteckreizimpulse mit einer Frequenz von 10 bis 30 Hz, einer Amplitude von 2 bis 25 V und einer Dauer von 0,3 bis 10 ms verwendet. Der implantierte Reizgenerator wird von einem außen am Körper getragenen Sender mit Energie versorgt.

Zwerchfellschrittmacher

Er dient zur elektrischen Stimulation der Zwerchfellatmung mit Elektroden, die im Bereich des Halses an den die Zwerchfelltätigkeit steuernden Nervus phrenicus angelegt werden. Man erreicht damit bei respiratorischer Insuffizienz eine Zwerchfellatmung, die der Spontanatmung gleicht und im Gegensatz zur intermittierenden positiven Druckbeatmung keine negative Auswirkung auf Herz und Kreislauf hat.

Nervenschrittmacher für die Blutdruckregelung

Der mittlere Blutdruck in den Gefäßen wird durch einen geschlossenen biologischen Regelkreis aufrechterhalten. Der Gefäßdruck wird von Barorezeptoren erfaßt, die hauptsächlich im Carotissinus und Aortenbogen sitzen. Von dort führen Nervenbahnen zum Gehirn. Der mittlere Aortendruck ist gegeben durch:

$$p_A = \dot{V}_H R_P \tag{3.9}$$

($\dot{V}_H$ Herzminutenvolumen, R_P peripherer Strömungswiderstand). Er kann also durch Änderung von $\dot{V}_H$ (Änderung von Herzfrequenz und/oder Schlagvolumen) und R_P (Spannungsänderung der glatten Gefäßmuskulatur) eingestellt werden. Den Zusammenhang zwischen Gefäßdruck und Herzfrequenz (Blutdruck-Charakteristik) zeigt die Abb. 3.51 für den arteriellen Mitteldruck in der Arteria femoralis. Dieser Zusammenhang wird bei der Schrittmacher-Blutdruckregelung ausgenutzt (Abb. 3.52). Das EKG-Signal steuert im Schrittmacher die Abtastung eines PROM-Speichers. Dieser liefert gespeicherte Reizimpulsmuster für die telemetrische Reizung der blutdruckkontrollierenden Carotissinusnerven.

Muskelschrittmacher für den Bewegungsapparat

Der Zweck solcher Schrittmacher ist, bei Paraplegie (Lähmung der Beine) und Tetraplegie (Lähmung der vier Extremitäten, Querschnittlähmung) durch Funktionelle Elektrostimulation (FES) der Muskulatur die motorischen Funktionen ganz

Abb. 3.51. Zusammenhang zwischen dem arteriellen Mitteldruck *PA* in der Arteria femoralis und der Herzfrequenz *fH*

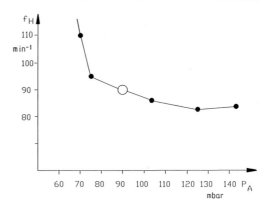

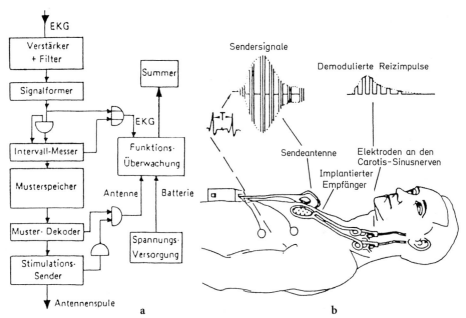

Abb. 3.52. a Blockdiagramm des Nervenschrittmachers für die Blutdruckregelung. **b** Signalübertragung an die Carotissinusnerven

oder teilweise wiederherzustellen. Die Reizung der innervierten Muskulatur erfolgt entweder über den zuführenden Nerven, mit implantierten Elektroden (interne Reizung) oder mit auf der Haut aufgelegten Oberflächenelektroden (externe Reizung). Um Gewebeschäden zu vermeiden und die Muskulatur nicht zu ermüden, werden biphasische (ladungsneutrale) rechteckige Stromimpulse von 10…20 Hz und 5…500 µs Dauer verwendet. Die Muskelkontraktionen können durch die Amplitude, Dauer oder Frequenz der Impulse gesteuert werden. Für die Reizwirkung ist die eingebrachte Ladung entscheidend. Bei Oberflächenelektroden und perkutanen Wendeldrahtelektroden (Caldwell-Elektroden) wird die Reizenergie

Abb. 3.53. Funktionelle Elektrostimulation der Armmuskulatur mit akustischer Befehlseingabe. *M* Mikrophon, *BC* Befehlscodierer, *μP* Mikroprozessor, *RG* Reizgenerator, *E* Elektroden

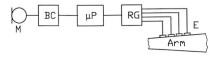

über Zuleitungen zugeführt. Seit einigen Jahren sind auch vollimplantierte Stimulatoren in der Erprobung.

Um einen möglichst natürlichen Bewegungsablauf zu erzielen, ist eine Reihe von Muskelgruppen mit implantierten programmierbaren, sequentiell angesteuerten Vielkanal-Impulsgeneratoren simultan zu reizen. Beim Gehen sind z. B. fünfzig verschiedene Muskelgruppen beteiligt. Häufig benötigte Bewegungsabläufe können durch PROM-Speicherung der Reizparameter vorprogrammiert werden. Die Abb. 3.53 zeigt das Blockdiagramm eines FES-Systems für die Armmuskulatur mit akustischer Befehlseingabe.

Besonders wichtig für die FES-Systeme ist die Entwicklung geeigneter langzeitstabiler und biokompatibler Sensoren für Kräfte, Momente, Positionen und Winkel von Gelenken, für Linear- und Drehbeschleunigungen sowie für die Körperorientierung im Schwerefeld. Ferner müssen adäquate Steuerungs- und Regelungskonzepte entwickelt werden, die eine weitgehende selbständige Nutzung der Reizapparatur durch den Patienten erlauben.

3.3
Nichtelektrischer Reiz und elektrische Antwort

Zu den nichtelektrischen Reizen, die den Organismus beeinflussen und eine elektrische Reizantwort auslösen können, gehören – wie bereits am Anfang des Abschnitts 3 erwähnt – die optischen, akustischen, mechanischen, thermischen, chemischen und pharmakologischen Reize; ferner die Verunreinigungen in Luft, Wasser und Nahrungsmitteln. Aus der Fülle des Beobachtungsmaterials sollen hier nur einige Zusammenhänge beispielhaft angeführt werden.

Das Umsetzen eines nichtelektrischen Reizes in eine elektrische Antwort erfordert wie bei den Vorgängen nach Abschnitt 3.1 und 3.2 die Beteiligung des peripheren und zentralen Nervensystems. Bei Sinnesreizen wird das Reizsignal von den Rezeptorzellen der Sinnesorgane aufgenommen und in elektrische Impulsmuster umgesetzt. Deren Weiterverarbeitung führt an den damit befaßten Stellen des Nervensystems zu charakteristischen Veränderungen der natürlichen bioelektrischen Signale, die mit empfindlichen Meßeinrichtungen als elektrische Reizantworten an einzelnen Neuronen oder an Neuronenverbänden registriert werden können (vgl. Abb. 3.54).

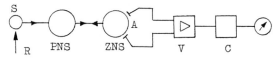

Abb. 3.54. Schema der Anordnung zum Auslösen einer elektrischen Antwort auf einen nichtelektrischen Reiz, *S* Sinnesorgan, *PNS*, *ZNS* peripheres bzw. zentrales Nervensystem, *A* elektrische Reizantwort (charakteristische Veränderung des natürlichen Biosignals), *V* Verstärker, *C* Computer

3.3.1
Visuell evozierte Potentiale (VEP)

Darunter versteht man die elektrischen Reizantworten auf einen optischen Reiz.

a) **Die elektrische Potentialschwankung der Retina** gegenüber der Cornea (Elektroretinogramm, ERG, s. Abschn. 1.1.2.4)

b) **Die elektrische Antwort eines Neurons oder einer Neuronengruppe der Retina bzw. Hirnrinde:**

Im Tierexperiment lassen sich von einzelnen, mit einer Mikroelektrode angestochenen retinalen Ganglienzellen Aktionspotentialimpulse ableiten. Es zeigt sich, daß diese Zellen bereits in unbelichtetem Zustand mit konstanter Frequenz Entladungsimpulse aussenden. Bei Belichtung erhöhen einige Zellen ihre Entladungsfrequenz (*on-Zellen*), andere erniedrigen sie und geben dafür bei Abschalten des Lichts eine vermehrte Anzahl von Impulsen ab (*off-Zellen*). Mehrere Ganglienzellen beider Typen sowie Rezeptorzellen sind in der Retina zu *rezeptiven Feldern* zusammengefaßt, die jeweils von einer einzelnen Sehnervenfaser innerviert werden. Nach der Reaktion ihrer im Zentrum gelegenen Ganglienzellen auf eine Belichtung unterscheidet man: Ein-Zentrum-Felder (deren Zentrum bei Belichtung eine on-Reaktion, bei Belichtung der Umgebung des Zentrums aber eine off-Reaktion zeigt) und AusZentrum-Felder (deren Zentrum bei Belichtung eine off-Reaktion und bei Belichtung der Umgebung des Zentrums eine on-Reaktion zeigt; vgl. Abb. 3.55).

c) **Visuell evozierte kortikale Potentiale (VECP)**

Lichtreize wie z. B. Lichtblitze oder die Helligkeitsumkehr eines auf dem Monitor dargebotenen Schachbrettmusters lösen in einem vom Hinterkopf (occipitalen Kortex) abgeleiteten EEG Reizantworten aus, die nach Aufsummierung durch einen Computer deutlich aus dem Hintergrund-EEG hervortreten (vgl. Abb. 3.56 und 3.57).

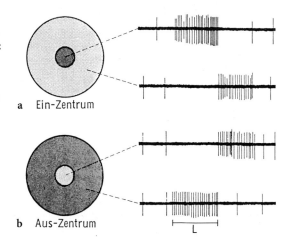

Abb. 3.55. Reizantworten rezeptiver Felder bei Helladaptation. **a** Ein-Zentrum-Feld (Belichtung des Zentrums: on-Reaktion, Belichtung der Umgebung: off-Reaktion; **b** Aus-ZentrumFeld (Belichtung des Zentrums: offReaktion, Belichtung der Umgebung: on-Reaktion), *L* Belichtungsperiode

a Ein-Zentrum

b Aus-Zentrum

Abb. 3.56. Anordnung zum Auslösen visuell
evozierter kortikaler Potentiale (VECP):
LSQ Lichtsignalquelle (Blitzlampe oder Monitor),
IG Impulsgenerator, EEG EEG-Gerät (Band-
breite 0,5 ... 160 Hz, Verstärkung $2 \cdot 10^4$),
C Computer, S Schreiber

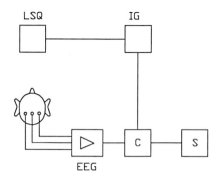

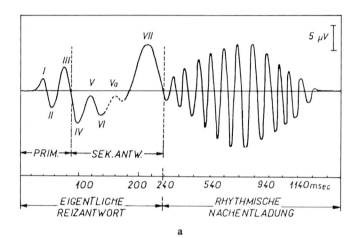

a

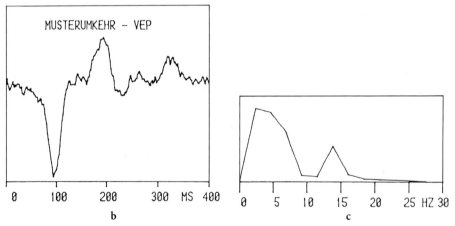

b   c

Abb. 3.57 a–c. Blitzlicht-VECP **a**, Schachbrettmusterumkehr-VECP **b** und Leistungsspektrum **c** zu
Signal **b**

Bei Adaptation an einfarbiges Licht ergibt der Ausfall des VECP den Nachweis der Farbfehlsichtigkeit. Die Registrierung des VECP liefert u. a. diagnostische Hinweise bei funktioneller Sehschwäche, verschiedener Brechkraft und Fehlstellungen der Augen sowie bei Entzündungen des Sehnerven.

3.3.2
Akustisch evozierte Potentiale (AEP)

Akustische Reize erzeugen im Gehör (Innenohr) und in den zugeordneten Regionen des Kortex bioelektrische Antwortsignale, deren Analyse in der *objektiven Audiometrie* zur Diagnostik von Hörstörungen verwendet wird. Man unterscheidet dabei zwischen *Elektrocochleographie* (Ableitung der Biosignale vom Innenohr mit einer unter Narkose durch das Trommelfell geführten Nadelelektrode oder durch eine Elektrode im äußeren Gehörgang; vgl. Abb. 3.58) und *EEG-Audiometrie* oder *elektrische Reaktionsaudiometrie* (ERA, Ableitung der durch das Gehör erzeugten Biosignale vom Kortex; vgl. Abb. 3.59). Eine ergänzende Methode ist die *Impedanzaudiometrie* (Messung der mechanischen Impedanz oder Beweglichkeit des Trommelfells mit den anschließenden Gehörknöchelchen durch Erfassung der absorbierten und reflektierten Schallenergie (Funktionsprüfung des Mittelohrs).

Für die Reizung des Gehörs verwendet man Klicks oder kurze Sinustonimpulse, die ein frequenzselektives Prüfen des Gehörs ermöglichen. Die meßbaren Reizantworten (Amplituden etwa 0,5 μV) umfassen Potentialschwankungen früher (< 8 ms), mittlerer (< 50 ms) und großer Latenz (< 500 ms). Der Frequenzbereich liegt bei den Frühpotentialen über 100 Hz und bei den Spätpotentialen unter 30 Hz.

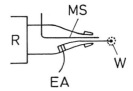

Abb. 3.58. Ohrelektrode zur Reizung und Ableitung von Cochleapotentialen vom äußeren Gehörgang. *R* Reizgeber, *MS* Mikrophonsonde zur Schalldruckmessung, *W* Wattierte Elektrode mit Elektrodenpaste, *EA* Elektrodenanschluß

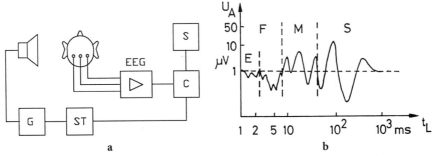

Abb. 3.59. a Versuchsaufbau zur elektrischen Reaktionsaudiometrie (ERA), *G* Impulsgenerator mit Lautsprecher, *ST* Steuereinheit, *EEG* EEG-Gerät, *C* Computer, *S* Schreiber. **b** Signalverlauf bei der ERA. *E* Elektrocochleogramm, *F, M, S* Früh-, Mittel- und Spätpotentiale, t_L Latenzzeit

Wegen des geringen Aufwands werden bevorzugt die Spätpotentiale abgeleitet; die Elektrocochleographie gewinnt aber ständig an Bedeutung.

3.3.3
Olfaktorisch (durch Geruchsreize) evozierte Potentiale

Störungen des Geruchssinns können entweder subjektiv mit Hilfe der Nase als Indikator oder objektiv durch Ableitung geruchsevozierter Hirnrindenpotentiale (*Olfaktometrie*) untersucht werden. Bei der Olfaktometrie sind die Geruchsempfindungen adaptationsfrei bis zur Geruchsschwelle erfaßbar.

Zur Aufnahme eines Olfaktogramms (vgl. Abb. 3.60) wird an der Nase der Versuchsperson in einen Träger-Frischluftstrom (der pneumatische Artefakte vermeidet) ein kurzer Duftstoffimpuls (in Abb. 3.61 schraffiert) injiziert und gleichzeitig die EEG-Registrierung gestartet. Wiederholtes, durch ein Schaltgerät gesteuertes Reizen und Mittelwertbildung läßt im EEG nach einer Latenzzeit von etwa 0,5 s eine olfaktorisch evozierte Spannungsschwankung sichtbar werden. Wegen der hohen Schwellenempfindlichkeit und Stabilität seiner Ergebnisse erscheint das Verfahren für Umweltuntersuchungen erfolgversprechend (vgl. Abb. 3.62).

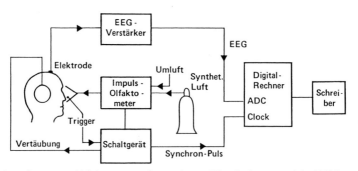

Abb. 3.60. Anordnung zur Ableitung geruchsevozierter Hirnrindenpotentiale (Olfaktometrie)

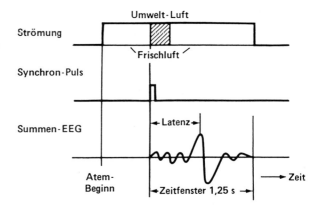

Abb. 3.61. Duftstoffimpuls (schraffiert) und dadurch evozierte Potentialschwankung im EEG

Abb. 3.63. Olfaktorisch evozierte EEG-Potentialschwankung bei Einatmung von geruchfreier und geruchbehafteter Luft

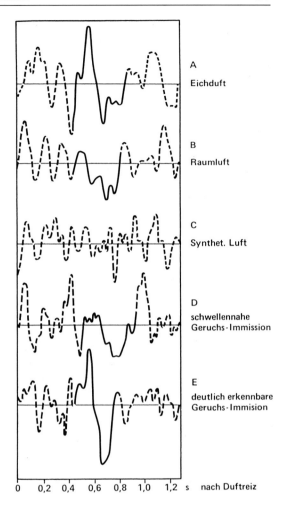

A
Eichduft

B
Raumluft

C
Synthet. Luft

D
schwellennahe Geruchs-Immission

E
deutlich erkennbare Geruchs-Immision

0   0,2   0,4   0,6   0,8   1,0   1,2 s   nach Duftreiz

3.3.4
Mittelwertbildung der Reizantworten (Averaging)

Zur Verbesserung des Signal-Rausch-Verhältnisses werden die Reizantworten gemittelt (vgl. Abb. 3.63). Nach n-maliger, reizsynchroner Summation ist das reizkorrelierte Nutzsignal auf den n-fachen Wert, die unkorrelierte Störung dagegen nur auf den $\sqrt{n}$-fachen Wert angewachsen, d.h. das Signal-Rausch-Verhältnis hat sich um den Faktor $\sqrt{n}$ verbessert. Es gilt:

$$x_1 + x_2 + \ldots = s + s + s \ldots + r_1 + r_2 + r_3 \ldots \tag{3.10}$$

$$X = Ns + R$$

Die Mittelwertbildung (Division durch N) ergibt:

$$\bar{x} = s + \bar{r}. \tag{3.11}$$

Abb. 3.63. Verbesserung des Signal-
Rausch-Verhältnisses durch Summation
der reizkorrelierten Einzelsignale

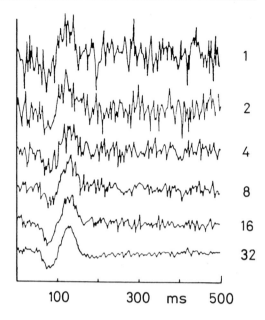

x abgeleitetes Signal, s evoziertes Potential, r Rauschsignal. Durch diese Opera-
tionen werden die Rauschanteile proportional zu $\sqrt{N}$ abgesenkt. Um ein Signal-
Rausch-Verhältnis von 5:1 zu erreichen, sind bei AEP etwa 2500, bei Schachbrett-
VECP 100 und bei Blitz-VECP 25 Überlagerungen der Reizantworten notwendig.

3.4
Nichtelektrischer Reiz und nichtelektrische Antwort

Diese Reiz-Antwort-Kombination umfaßt ein sehr breites Feld der Human- und
Tiermedizin, der Verhaltensforschung und Kybernetik. Beispiele aus dem Bereich
der Medizin sind die Untersuchung der Wirkung von Pharmaka, Umweltschad-
stoffen und Klimafaktoren auf Funktionsabläufe im menschlichen und tierischen
Organismus mit Hilfe von Meßverfahren und Einrichtungen wie sie in den voraus-
gehenden Abschnitten beschrieben wurden. In der Verhaltensforschung wird das
arttypische soziale Verhalten von Einzeltieren und Tiergruppen unter den natürlich
vorgegebenen variierenden Umweltbedingungen untersucht. Ein Beispiel für die
Anwendung der Elektronik in diesem Gebiet ist die telemetrische Ortung der Wan-
derwege von Tieren in freier Wildbahn. Die Kybernetik erforscht die Steuerungs-
und Regelvorgänge in Organismen und versucht, diese Vorgänge anhand von
technischen Modellen zu erklären. Auf Einzelheiten dieser Themen soll in dieser
Darstellung nicht eingegangen werden.

KAPITEL 4

Assistsysteme und Organersatz

In den vergangenen zwei Jahrzehnten hat die Entwicklung der Technologie integrierter Schaltkreise, der Werkstoffe sowie der Steuerungs- und Regelungstechnik dem Einsatz elektronischer Verfahren und Geräte in einem wichtigen Teilgebiet der Medizin, nämlich bei Assistsystemen sowie dem Organ- und Gliedmaßenersatz, neue und bessere Möglichkeiten erschlossen. Assistsysteme werden angewendet, wenn ein dafür geeignetes Organ vorübergehend oder permanent einen Teil seiner Funktionsfähigkeit verloren hat. Beim Organersatz übernimmt eine extra- oder intrakorporale technische Einrichtung die gesamte Organfunktion, wenn das Organ vorübergehend oder dauernd vollständig ausfällt. Unter Gliedmaßenersatz (Prothetik) versteht man eine in Funktion und Form möglichst weitgehende technische Nachbildung von Gliedmaßen, Knochengelenken und anderen Teilen des Skeletts. Bei allen diesen Möglichkeiten spielt die Frage der verwendeten Werkstoffe und ihrer Bioverträglichkeit eine wichtige Rolle.

4.1
Assistsysteme

4.1.1
Respiratoren

Bei Ausfall der Atemmuskulatur während der Narkose und bei Atmungsinsuffizienz in der Intensivstation wird die Lunge eines Patienten mit Hilfe eines Respirators (Ventilators) künstlich beatmet. Dabei wird ein Tubus (eine Trachealkanüle) in die Luftröhre eingeführt und Respiratorluft periodisch unter Überdruck in die Lunge gepreßt. Am Ende einer jeden Inspirationsphase wird der Luftstrom kurzzeitig unterbrochen. Die elastischen Rückstellkräfte des Lungengewebes drücken dann jeweils die Luft wieder aus der Lunge heraus. Die respiratorischen Parameter wie Atemfrequenz, Atemminutenvolumen und das Verhältnis von Inspirations- zu Exspirationszeit werden am Respirator fest eingestellt.

Der Respirator besteht aus einem Pneumatikteil (mit Atemgasleitungen, Ventilen, Durchfluß- und Druckmeßwandlern) und einem Elektronikteil, der die Pneumatik steuert (vgl. Abb. 4.1). In dem mit „Inspirationsregelung" bezeichneten Teil der Steuerschaltung wird ein durch die Respiratoreinstellung vorgegebenes Referenzsignal mit dem augenblicklichen Inspirationsfluß verglichen. Abweichungen werden durch kontinuierliche Steuerung des Inspirationsventils kompensiert. Der

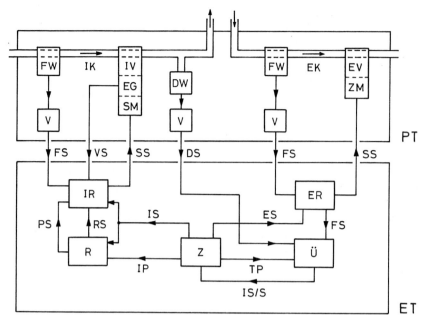

Abb. 4.1. Funktionsschema eines Respirators mit Pneumatik- (PT) und Elektronikteil (*ET*). *FW* Durchflußwandler, *IK* Inspirationskanal, *EK* Exspirationskanal, *IV* Inspirationsventil, *EG* Endstellungsgeber, *SM* Stufenmotor, *EV* Exspirationsventil, *ZM* Zugmagnet, *DW* Druckwandler, *V* Vorverstärker; *FS* Durchflußsignal, *VS* Ventilstellungssignal, *SS* Steuersignal, *DS* Drucksignal; *IR* Inspirationsregelung, *ER* Exspirationsregelung, *R* Referenzsignalerzeugung, *Z* Zeitgeber, *Ü* Überwachung für Beatmungsdruck und Exspirationsdurchfluß, *IS* Inspirationssignal, *ES* Exspirationssignal, *PS* Inspirationspausensignal, *RS* Referenzsignal, *IP* Inspirationstaktpulse, *TP* Taktpulse, *IS/S* Inspiration-Start bzw. -Stop

Steuerteil „Exspirationsregelung" begrenzt die Exspirationsströmung auf einen bestimmten Wert. Durch den Zeitgeber wird die Dauer von Inspiration, Pause und Exspiration während eines Atemzyklus festgelegt.

Überwachungssysteme verhindern bzw. melden für den Patienten gefährliche Situationen. Bei Überschreiten einer oberen Druckgrenze wird z.B. die Inspiration sofort unterbrochen und die Exspiration eingeleitet, gleichzeitig ertönt ein Warnsignal. Alarm wird auch gegeben, wenn das ausgeatmete Minutenvolumen vorgegebene Grenzwerte nicht einhält.

Bei der künstlichen Beatmung hängt die Gasaustauschrate an der Lungenoberfläche davon ab, wie hoch nach dem Ausatmen das in der Lunge bestehen bleibende Druckniveau, der sogenannte *positiv endexspiratorische Druck* (PEED), ist. Entspricht dieser Druckwert dem Atmosphärendruck (d.h. einem zu niedrigen Druckwert), so kann die Lunge bei längerer Beatmung durch Atelektasen (verminderter Luftgehalt der Alveolen) und Ödeme (Ansammlung von Flüssigkeit im Gewebe) geschädigt werden („Respiratorlunge"). Wird der PEED-Wert zu hoch gewählt, so können andere Körperfunktionen (z.B. die Nieren- oder Herzfunktion) beeinträchtigt werden. Der optimale PEED-Wert liegt dort, wo im dynamischen Druck-Volumen-Diagramm der Lunge (vgl. Abb. 4.2) die *Compliance* $C = \partial V / \partial p$, d.h. die Dehnbarkeit des Lungengewebes und

Abb. 4.2. Dynamisches Druck-Volumen-Diagramm der Lunge. *I* Inspiration, *E* Exspiration, *F* Atemarbeit, PEED positiv endexspiratorischer Druck, *A* Stelle maximaler Compliance

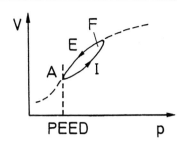

damit der Wirkungsgrad der Atmung, den größten Wert haben. Da an dieser Stelle (A) die zweite Ableitung $\partial^2 V/\partial p^2 = 0$ ist, kann der zugehörige optimale Druckwert mit einem Mikroprozessor berechnet und das Exspirationsventil des Respirators entsprechend gesteuert werden. Das Blockdiagramm eines derartigen mikroprozessorgesteuerten Respirators zeigt Abb. 4.3. Eine weitere Verbesserung von Respiratoren besteht darin, das optimale Atemminutenvolumen mit Hilfe des endexspiratorischen CO_2-Gehalts der Atemluft automatisch einzustellen (vgl. Abb. 4.4).

Die Tabelle 19 gibt einen Überblick über verschiedene in der klinischen Praxis eingesetzte Ventilationsarten:

Tabelle 19. Ventilationsarten

Kontrollierte maschinelle Ventilation (CMV)	Der Beginn jeder Einatmung, die Ventilationsarbeit und Steuerung werden vom Respirator bestimmt.
Assistierte maschinelle Ventilation (AMV)	Der Respirator übernimmt nur die Ventilationsarbeit.
Intermittierende Mandat-Ventilation (IMV)	Der Respirator übernimmt auf Anforderung die Ventilation.
Inspiratorische Flußassistenz (IFA)	Für die Respiratorentwöhnung wird bei jedem Atemzug des Patienten ein allmählich verringertes inspiratorisches Volumen zugeführt.
Seitengetrennte Beatmung	Synchrone oder asynchrone getrennte Beatmung beider Lungenflügel nach einem eigenen Beatmungsmuster.
Invertierte Verhältnis-Ventilation (inversed ratio ventilation, IRV)	Beatmung mit einem umgekehrten Verhältnis von Inspirations- zu Exspirationsdauer: mehr als 2:1 statt wie üblich 1:2 bis 1:1,5, zur besseren Belüftung obstruktiver Alveolarbereiche.
Extrakorporale CO_2-Elimination (ECCO$_2$)	Bei schwerer respiratorischer Insuffizienz: extrakorporale CO_2-Perfusion (CO_2-Entfernung aus dem Blut) und Oxygenierung zu etwa 80% über die Lunge bei niedriger Atemfrequenz ($2\dots4$ min^{-1}).
Hochfrequenz-Ventilation	Um die bei üblicher Beatmung relativ hohen intrathorakalen Druckwerte zu vermeiden, können im Respirator das Hubvolumen stark vermindert und gleichzeitig die Beatmungsfrequenz erhöht werden. Beispiel: $f = 60\dots100$ min^{-1}, $V_T = 200\dots300$ ml oder $f = 240\dots350$ min^{-1}, $V_T = 80\dots120$ ml.

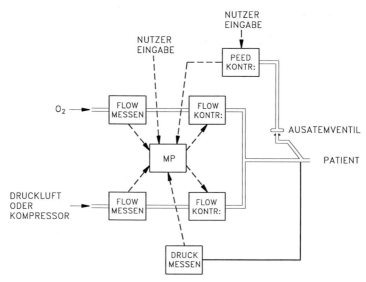

Abb. 4.3. Blockdiagramm eines mikroprozessorgesteuerten Respirators

Abb. 4.4. Zeitlicher Verlauf des exspiratorischen
CO_2-Gehalts der Ausatemluft

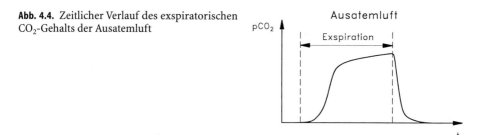

4.1.2
Intraaortale Ballonpulsation

Bei starker Linksherzinsuffizienz, reduzierter Koronardurchblutung oder
geschwächter Herzleistung nach Herzoperationen kann das Herz-Kreislauf-System
durch die intraaortale Ballonpulsation wirksam entlastet werden. Dazu wird ein
aufblasbarer Polyurethan-Ballonkatheter durch die Arteria femoralis in die Aorta
thoracalis ascendens eingeführt und mit Hilfe einer externen Pumpe periodisch im
Rhythmus der Herzaktivität mit Gas (z. B. Luft, Helium, Kohlensäure, Methan oder
Azetylen) gefüllt und wieder entleert (vgl. Abb. 4.5). Durch das Füllen des Ballons
während der Diastole wird in der Aorta Blut verdrängt und der diastolische
Aortenblutdruck erhöht.

Das in der Aorta verdrängte Blut strömt zum Teil retrograd (rückwärts) zur
Aortenwurzel hin, wodurch sich die Koronardurchblutung (Durchblutung der
Gefäße des Herzmuskels) verbessert. Während der Systole wird der Ballon jeweils

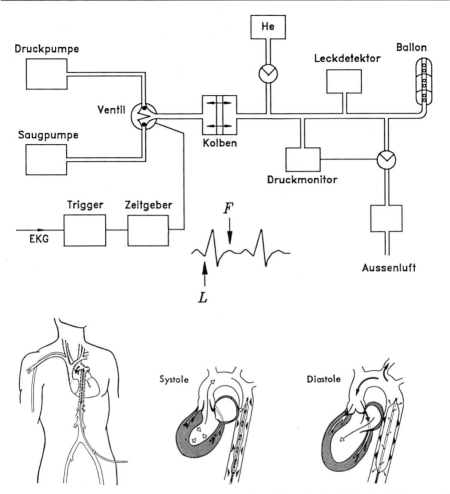

Abb. 4.5. Blockdiagramm des Systems zur intraaortalen Ballonpulsation (oben). Plazierung und Funktion des Ballons (unten). *F* Füllen, *L* Leeren

entleert, der enddiastolische Aortendruck abgesenkt und damit das Herz entlastet (s. Kurve 1, 2: Aortendruck ohne bzw. mit Ballonpulsation in Abb. 4.6). Die Ballonpumpe wird durch die *R*-Zacke des EKG gesteuert. Um Fehlsteuerungen durch Parasystolien zu vermeiden, wird die Pumpe während der absoluten Refraktärzeit bzw. der Systole 350 ms lang nicht getriggert. Weitere Systemdaten sind: Ballonvolumen $20 \ldots 40 \text{ cm}^3$ Durchmesser $14 \ldots 18$ mm, Länge 25 cm, Füll- und Entleerzeiten etwa 100 bzw. 200 ms, Pumpfrequenz bis zu 170 min^{-1}.

4.1.3
Hörgeräte

Bei Hörbehinderten ist die Hörschwellenkurve (1) (vgl. Abb. 4.7) am Beginn der Schwerhörigkeit zunächst im Bereich der hohen Frequenzen zwischen 10 und 20 kHz

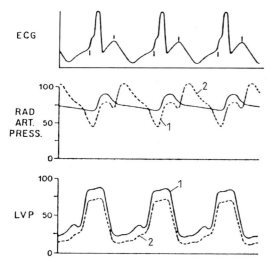

ECG

RAD ART. PRESS.
100
50
0

LVP
100
50
0

2 Druckverlauf mit IABP

1 Druckverlauf ohne IABP

Abb. 4.6. EKG (oben), Blutdruckverlauf in der Handgelenkarterie (Radialisdruck, Mitte) und Druckverlauf im linken Ventrikel ohne (*1*) bzw. mit (*2*) intraaortaler Ballonpulsation (unten)

Abb. 4.7. Hörschwellenkurven des Schallwechseldrucks (in *Pa*) in Abhängigkeit von der Schallfrequenz. *1* normal, *2* hörbehindert, *3* Schmerzschwelle

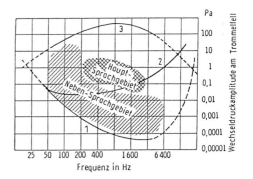

und später in einem breiteren Frequenzband zu höheren Pegeln (2) hin verschoben, während die Schmerzschwelle (3) praktisch unverändert bleibt. Zur Kompensation des Hörverlusts stehen heute leistungsfähige Miniaturhörgeräte zur Verfügung. Die größte Gruppe bilden die HdO-Geräte, die hinter dem Ohr getragen werden. Daneben gibt es Im-Ohr-Geräte, Hörbrillen und Taschengeräte (vgl. Tabelle 20). Das Im-Ohr-Gerät, das in der Ohrmulde und teilweise im äußeren Gehörgang untergebracht werden kann, bildet das natürliche Hören besonders gut nach, weil der Ort der Schallaufnahme weitgehend den natürlichen Verhältnissen entspricht.

Hörgeräte enthalten in einem Plastikgehäuse ein Miniaturmikrophon (*M*), mehrere Verstärkerstufen (*V*) mit einstellbarer, dem spezifischen Hörschaden angepaßter Übertragungscharakteristik und einen Miniaturlautsprecher (Hörer *L*) (vgl. Abb. 4.8). Die integrierte Schaltkreistechnik ermöglicht dabei den Einsatz leistungsfähiger Schaltungen auf kleinstem Raum, deren Funktion an das verblie-

Tabelle 20. Anteile der Hörgerätetypen in der BRD für 1995

Hörgerätetypen	Anteil 1995 in %
Taschengeräte	1,5
HdO-Geräte	70
IO-Geräte	26
Hörbrillen	2,5

Abb. 4.8. a Blockdiagramm eines Hörgeräts. *M* Mikrophon, V_1 Verstärker für den oberen Frequenzbereich (Sprachverständlichkeit), V_2 Verstärker für den unteren Frequenzbereich mit Störschallanteilen. V_3 Endverstärker, *H* Hörer, *SP* Signalprozessor, der bei Auftreten von Störschall V_2 automatisch zurückregelt, *T* Telefonspule als Hilfe (Magnetfeld des Telefonhörers erzeugt eine zusätzliche Induktionsspannung am Eingang von $V_{1,2}$). **b** Frequenzgang des Mikrophons (*1*), Verstärkers (*2*), Hörers (*3*) und des gesamten Hörgeräts (*4*)

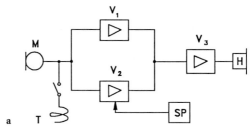

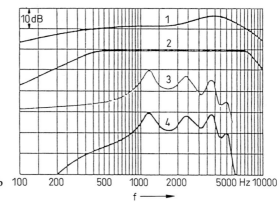

Abb. 4.9. Begrenzung des Ausgangsschalldruckpegels durch PC- oder AGC-Systeme. PC Spitzenbeschneidung (pulse clipping), AGC automatische Verstärkungsregelung (automatic gain control)

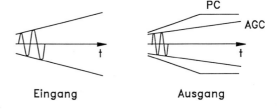

bene Hörvermögen sehr fein angepaßt werden kann. Dies geschieht durch selektive Verstärkung bestimmter Frequenzbänder (z.B. beim Drei-Kanal-Hörgerät mit digital programmierbarer individueller Einstellung der Parameter), automatische Verstärkungsregelung mit unterschiedlichen Pegeln in verschiedenen Frequenzbereichen, Steuerung des Dynamikbereichs durch den ankommenden Schall oder Limitierung des maximalen Schalldruckpegels (Abb. 4.9). Parameterkombinationen, die eine optimale Anpassung an bestimmte Hörszenen erlauben, können durch Knopfdruck angewählt werden.

Laut Umfragen haben in der Bundesrepublik Deutschland etwa 14 Mio. Menschen Hörprobleme. Etwa 1,1 Mio. Personen tragen Hörgeräte. Jährlich werden in der Bundesrepublik etwa 300 000 Hörgeräte angepaßt. Die mittlere Tragezeit beträgt ca. 6 Jahre.

4.2
Organersatz

4.2.1
Extrakorporaler Organersatz

4.2.1.1
Herz-Lungen-Maschine

Die Herz-Lungen-Maschine wird seit Mitte der fünfziger Jahre (erstmals in den USA) zum temporären Ersatz der Funktion von Herz und Lunge während Herzoperationen verwendet. In der Bundesrepublik werden damit an derzeit 21 Herzzentren jährlich mehr als 8000 Operationen durchgeführt.

Die Maschine (vgl. Abb. 4.10) besteht aus einem Blutpumpenaggregat zum Bluttransport, einem Oxygenator für den Blutgasaustausch (Entfernung von CO_2 und Zufuhr von O_2), einem Wärmetauscher zur Einstellung der gewünschten Bluttemperatur, Blutfiltern zur Blutreinigung, einem Blutreservoir und einem Schlauchsystem als Verbindung zwischen den blutführenden Teilen. Hinzu kommen verschiedene elektronische Kontroll- und Anzeigesysteme (vgl. Abb. 4.11 und 4.12).

Das *Pumpenaggregat* umfaßt drei bis sechs motorgetriebene Rollerpumpen mit Steuereinheiten für Pumpgeschwindigkeit (bis zu 7 l/min), Vor- und Rücklauf, Umdrehungszahl und Flußanzeige. Die Drehzahl (0 bis 250 min⁻¹) ist von Netzspannungs- und Lastschwankungen unabhängig und kann sehr rasch verändert

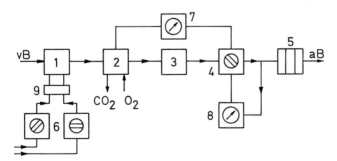

Abb. 4.10. Blockdiagramm einer Herz-Lungen-Maschine. *1* Blutreservoir, *2* Oxygenator, *3* Wärmeaustauscher, *4* arterielle Pumpe, *5* arterielles Filter, *6* Saugpumpen, *7* Blutspiegelkontrolle, *8* Hochdruckkontrolle, *9* venöses Blutfilter, vB, aB venöses bzw. arterielles Blut

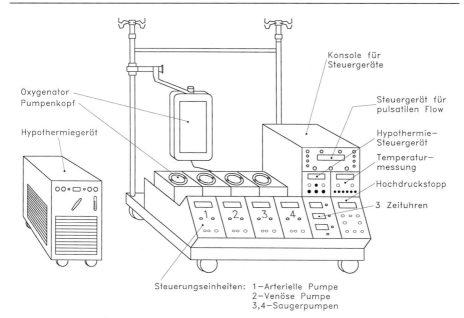

Abb. 4.11. Gesamtaufbau einer Herz-Lungen-Maschine

Abb. 4.12. Blutführende Leitungen zwischen Patient und Herz-Lungen-Maschine

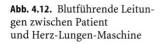

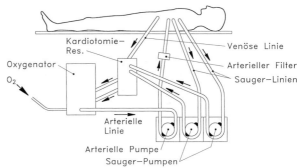

werden. Dadurch sind die Pumpen auch für EKG-gesteuerten pulsatilen Betrieb geeignet. In der Rollerpumpe (Abb. 4.13) preßt eine umlaufende Walze einen Schlauch (aus Silikonkautschuk oder Polyurethan) zusammen und erzeugt dadurch eine in Förderrichtung fortlaufende Kontraktionswelle. Die Nutzungsdauer des Schlauchs beträgt nur wenige Tage.

Der *Oxygenator*, der vom venösen Blut mit einer Geschwindigkeit von maximal 6 l/min durchströmt wird, übernimmt während der extrakorporalen Zirkulation die Funktion der Lunge, d.h. er entzieht dem Blut eine definierte Menge CO_2 und sättigt es gleichzeitig mit O_2. Der Gasaustausch wird in einer solchen „künstlichen Lunge" dadurch erreicht, daß für eine möglichst große Kontaktfläche zwischen Blut und Gas gesorgt und eine bestimmte Kontaktzeit eingehalten wird. Man erreicht dies ent-

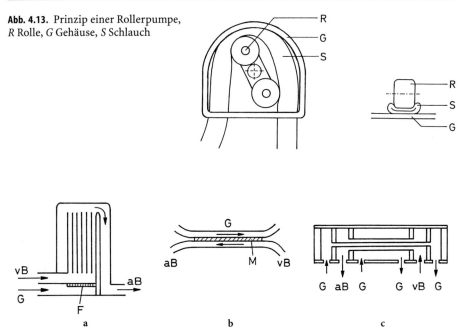

Abb. 4.13. Prinzip einer Rollerpumpe,
R Rolle, G Gehäuse, S Schlauch

Abb. 4.14 a–c. Bauformen von Oxygenatoren. a Bubble-Oxygenator; b Membran-Oxygenator; c Doppelkapillar-Oxygenator, *aB* arterielles Blut, *vB* venöses Blut, *G* Gasstrom, *F* Fritte, *M* Membran

weder durch Verteilung des Gases in einer Blutsäule (Dispersions- oder Bubble-Oxygenator für Durchflußzeiten bis zu etwa 3 h; vgl. Abb. 4.14 a) oder durch Diffusion des Gases durch eine semipermeable Membran, die zwischen Gas- und Blutbehälter angeordnet ist (Membran-Oxygenator für die Langzeitperfusion; vgl. Abb. 4.14 b).

Beim *Bubble-Oxygenator* werden feine Gasblasen aus 97% O_2 und 3% CO_2 in mehreren vom Blut durchströmten Kammern intensiv mit dem Blut vermischt. Der direkte Kontakt zwischen Blut und Sauerstoff bewirkt allerdings eine allmähliche Schädigung (Traumatisierung) des Blutes. Dabei werden insbesondere Plasmaproteine denaturiert, Thrombozyten, Erythrozyten und Enzyme zerstört sowie der Blutgerinnungsfaktor verändert. Beim *Membran-Oxygenator* besteht die gasdurchlässige, etwa 100 μm dicke Membran aus Polypropylen, Silikonkautschuk oder silikonisiertem Zellulosenitrat mit Porendurchmessern von der Größenordnung 0,1 μm. Die Membranfläche beträgt einige 100 cm². Eine Sonderform des Membran-Oxygenators ist der *Doppelkapillar-Oxygenator* nach Abb. 4.14 c, bei dem eine zylindrische Blutströmung auf ihrer Innen- und Außenseite mit dem Gas in Wechselwirkung tritt. Das Gas diffundiert dabei durch die Kapillarwände ins Blut (O_2) bzw. aus dem Blut heraus (CO_2). Der Oxygenator enthält eine Anzahl solcher Doppelkapillaren.

Im *Wärmeaustauscher* der Herz-Lungen-Maschine wird das Blut durch einen Wasserkreislauf auf normale Körpertemperatur gebracht oder gekühlt (Hypothermie). Bei Unterkühlung des Blutes bzw. Körpers werden der Stoffwechsel und Sauerstoffverbrauch des Patienten stark reduziert. Zum Beispiel verbraucht der

Organismus bei 30 °C um 50 % weniger Sauerstoff. Ein Steuergerät am Wärmeaustauscher ermöglicht eine stufenlose Vorwahl der gewünschten Temperatur auf über 41,5 °C. Weitere Überwachungseinheiten messen die Blut- und Wassertemperatur im Wärmeaustauscher, das Minutenvolumen und den Druck in der arteriellen Zuleitung. Die Meßwerte werden digital angezeigt.

Die *Blutfilter* sollen Thrombozytenaggregate, Fettröpfchen, Gasblasen und Fibrinbestandteile des Blutes weitgehend zurückhalten.

4.2.1.2
Künstliche Niere

In der (alten) BR Deutschland leiden etwa 20000 Personen (auf der ganzen Welt etwa 200000 Menschen) an chronischem Nierenversagen oder Niereninsuffizienz (Urämie). Diese lebensbedrohende Krankheit kann durch diätetische Therapiemaßnahmen, Nierentransplantationen (etwa 1500 je Jahr in der alten BRD) oder intermittierende chronische Dialysetherapie behandelt werden. Bei der dritten Behandlungsart, welche die größte Überlebenschance bietet und erstmals von Abel in Tierversuchen (1913) und dann von Kolff (1943) am Menschen getestet wurde, übernimmt eine Nierenprothese (künstliche Niere) in einem extrakorporalen Kreislauf vorübergehend etwa zwei- bis dreimal je Woche für 4 bis 8 Stunden die Ausscheidungsfunktion der Niere. Der extrakorporale Kreislauf enthält zu diesem Zweck eine Filtereinrichtung, die bestimmte ständig ins Blut gelangende Stoffwechselendprodukte wie Harnstoff, Harnsäure, Kreatinin, anorganische Phosphate und toxische Substanzen möglichst vollständig aus dem Blut entfernt. Lebensnotwendige Blutsubstanzen wie Na, K, Ca, Mg, Cl, Azetat und Glukose müssen möglichst unbeeinflußt im Blut verbleiben oder – falls sie mitausgeschieden wurden – wieder restituiert werden.

Zur extrakorporalen Blutreinigung (Blutwäsche) eignen sich die in Abb. 4.15 genannten Verfahren. Bei der (am häufigsten angewandten) *Hämodialyse* (70 %) diffundieren die auszuscheidenden Substanzen im sogenannten *Dialysator* von der Blutseite durch eine Filtermembran (Dialysatormembran aus Cuprophan) hindurch in eine Spüllösung, in der sich die lebensnotwendigen Blutsubstanzen in

Abb. 4.15. Die verschiedenen Verfahren der künstlichen Blutreinigung

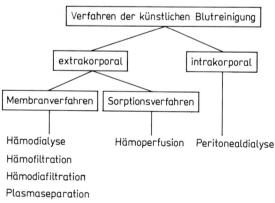

gleicher Konzentration wie im Blut befinden (Abb. 4.16 a). Da für diese Substanzen zwischen beiden Seiten der Membran kein Konzentrationsgefälle existiert, bleiben sie im Blut erhalten. Neben den Stoffwechselprodukten (Metaboliten) muß dem Patienten auch Wasser (1 bis 2 L. je Behandlung) entzogen werden. Dies geschieht dadurch, daß man zwischen beiden Seiten der Membran eine gewisse Druckdifferenz (Transmembrandruck) aufrechterhält, die Serumwasser durch die Membran preßt. Man nennt diesen Vorgang *Ultrafiltration*. Die Ausscheidungsrate der Metaboliten hängt von der molekularen Trenngrenze (Porenweite) der Membran, der Membranoberfläche und der Strömungsgeschwindigkeit von Blut und Dialysat ab. Weitere seltener eingesetzte Verfahren sind die:

Hämofiltration (5 ... 10 %): Bei ihr findet ein konvektiver Entzug eines Plasmawasserfiltrats einschließlich harnpflichtiger Substanzen und ein Ersatz durch eine physiologische Elektrolytlösung statt.

Hämodiafiltration: Bei ihr werden alle giftigen und lebensnotwendigen Substanzen, deren Molekülgrößen unterhalb der Trenngrenze der Filtermembran liegen, im gleichen Konzentrationsverhältnis wie im Blut als Ultrafiltrat abgeschieden. Gleichzeitig werden die lebensnotwendigen Substanzen im physiologischen Konzentrationsverhältnis aus einem eigenen Vorratsgefäß dem Blut wieder zugeführt (Abb. 4.16 b).

Plasmaseparation: Darunter versteht man die selektive Entfernung von pathogenen Plasmaeiweißmolekülen und -komplexen aus dem Blut.

Hämoperfusion bedeutet die Beseitigung von Giftstoffen aus dem Blut durch Adsorptionsfilter (auch in Verbindung mit einer Hämodiafiltration, Abb. 4.16 c).

Peritonealdialyse (10 ... 15 %): Bei ihr dient das Bauchfell (Peritoneum) als Dialysemembran. Etwa 2 Liter einer Spüllösung werden ständig im Bauchraum aufbewahrt und täglich mehrmals gegen eine frische Lösung ausgetauscht.

Kernstück eines Dialysegeräts (Abb. 4.17) ist der Dialysator, von dem es drei Bauformen gibt: Der *Spulendialysator* besteht aus mehreren, vom Blut durchströmten Membranschläuchen, die mit einem Abstandsnetz in Form einer Spule aufgewickelt sind. Der *Plattendialysator* enthält mehrere Platten, zwischen denen die Membran eingespannt ist. Im *Kapillardialysator* befindet sich ein Bündel von etwa 10^4 vom Blut durchströmten Kapillaren (Durchmesser $\approx$ 200 µm, Wanddicke 10 bis 20 µm). Die gesamte Membranoberfläche beträgt 0,3 bis 2 m², das Blutfüllvolumen 50 bis 500 cm³ und die Abscheiderate (Clearance oder Dialysance) für die verschiedenen Metabolite etwa 100 cm³/min bei einem Blutfluß von der Größenordnung 200 cm³/min.

Die Dialysatormembran sollte biokompatibel, für harnpflichtige Substanzen durchlässig und für Blutzellen und Blutmakromoleküle undurchlässig sein. Sie

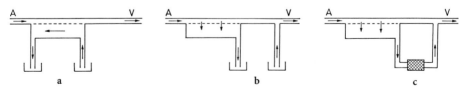

Abb. 4.16 a–c. Verfahren zur extrakorporalen Blutreinigung. **a** Hämodialyse, **b** Hämodiafiltration, **c** Hämoperfusion in Verbindung mit der Hämodiafiltration. *A* Arterie, *V* Vene

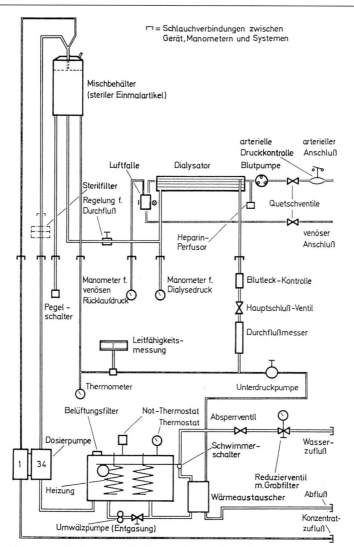

Abb. 4.17. Aufbau eines Dialysegeräts für die extrakorporale Blutreinigung

sollte auch stabil und genügend wasserdurchlässig sein. Als Membranmaterial eigenen sich organische Polymere wie Cellulose (Cuprophan), Celluloseacetat und Polyamid. Hinsichtlich der Struktur unterscheidet man zwischen symmetrischen Membranen mit homogener Verteilung gleicher Poren und asymmetrischen Membranen mit feinporiger Trennschicht und grobporiger Stützschicht. Die Trennfähigkeit einer Membran für Moleküle wird durch den Siebkoeffizienten (Bruchteil der hindurchgelassenen Moleküle) beschrieben (vgl. Abb. 4.18).

Die Spüllösung für den Dialysator besteht aus einem vorbereiteten Dialysekonzentrat und aufbereitetem Wasser im Mischungsverhältnis 1:34. Das Wasser wird vor der Mischung durch eine Vollentsalzungsanlage nach dem Ionenaustauscher-

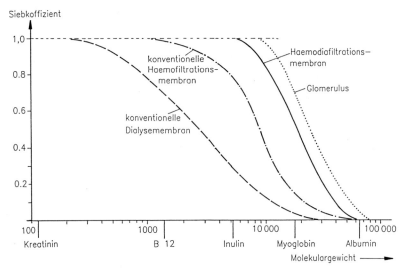

Abb. 4.18. Siebkoeffizient verschiedener Dialysemembranen und der Nierenmembran (Glomerulus) in Abhängigkeit vom Molekulargewicht

prinzip weitgehend von Mineralstoffen befreit. Das Mischen geschieht entweder durch automatisches Proportionieren beider Teile oder durch geregelte Zumischung des Konzentrats zum Wasser. Das Mischungsverhältnis wird mit Leitfähigkeitsmeßsonden kontrolliert.

Im wasserführenden Teil des Geräts befindet sich ein Thermostat (Genauigkeit ± 0,5 °C), ein Instrument zur Kontrolle des Unterdrucks im Dialysat, ein Rotameter zur Kontrolle des Dialysatflusses und ein Blutleckdetektor. Dieser mißt im abfließenden Dialysat die monochromatische Lichtabsorption bei 540 nm und vergleicht diese mit einem Referenzwert. Der Detektor ist mit einer Alarmeinrichtung verbunden.

Im blutführenden System wird der Druck vor und/oder nach dem Dialysator gemessen. Eine Luftfalle in der Blutrückleitung zum Patienten verhindert das Eindringen von Luftblasen in den Patientenkreislauf. Die Luftblasen können entweder kapazitiv, induktiv oder durch Ultraschallstreuung (vgl. Abb. 4.19) detektiert werden. Bei der induktiven Methode wird eine auf dem Blut schwimmende teflonbeschichtete Metallkugel verwendet, deren Verschiebung durch Luftblasen eine Induktivitätsänderung verursacht. Das Detektorsignal schaltet sofort die Blutpumpe ab und unterbricht den Blutfluß durch Betätigen von Magnetklemmen. Neben diesen Einrichtungen enthält das System noch Instrumente zur Unterdruckkontrolle vor der Blutpumpe und zur Kontrolle des Blutflusses.

Zum Anschluß an das Dialysegerät erhält der Patient am Unterarm oder Unterschenkel zwischen einer Vene und einer Arterie eine dauerhafte extrakorporale Schlauchverbindung (Shunt nach Scribner und Quinton), der jeweils bei Bedarf geöffnet und über ein oder zwei Anschlüsse mit dem Gerät verbunden wird. Eine zweite Möglichkeit ist die subkutane (intrakorporale) Verbindung zwischen einer Arterie und einer Vene am Unterarm (Brescia-Cimino-Fistel). Die Vene hypertrophiert dabei, so daß sie leicht ertastbar ist (Hypertrophie = Gewebezunahme durch

Abb. 4.19. Detektion von Luftblasen im Patientenkreislauf durch Ultraschallstreuung. *I* Impulsgeber, *S, E* Ultraschallsender und -empfänger, *M* Medium, *L* Logikanzeige

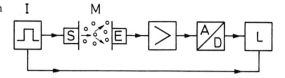

Zellvergrößerung). Die Verbindung zum Dialysegerät wird durch Einstechen von einer oder zwei Kanülen in die Fistel hergestellt. Das Blut kann dem Patienten entweder nur über eine Verbindungsleitung durch periodische Umkehr der Strömungsrichtung abwechselnd entnommen und wieder zugeführt werden (Ein-Nadel- oder Unipunktur-Systeme) oder es existieren an der Verbindungsstelle zwei Leitungen, eine für die Blutentnahme und eine weitere für die Blutzufuhr (Zwei-Nadel-Systeme; vgl. Abb. 4.17).

Die Leistungsfähigkeit eines Dialysegeräts wird durch die Clearance (= pro Zeiteinheit völlig von einer bestimmten Substanz gereinigtes Blutvolumen) und die Dialysance beschrieben, welche die Konzentrationsdifferenz zwischen Blut und Dialysat berücksichtigt. Für die in Abb. 4.20 dargestellten Flüssigkeitskreisläufe bei der Hämodialyse bzw. Hämofiltration gelten die Beziehungen:

Clearance C:

$$C = Q_{Bi} \frac{c_{Bi} - c_{Bo}}{c_{Bi}} + Q_F \frac{c_{Bo}}{c_{Bi}} . \tag{4.1}$$

Dialysance D:

$$D = Q_{Bi} \frac{c_{Bi} - c_{Bo}}{c_{Bi} - c_{Di}} + Q_F \frac{c_{Bo}}{c_{Bi} - c_{Do}} . \tag{4.2}$$

$Q_{B,D,F}$ Blut-, Dialysat- bzw. Filtratflußrate, $c_{B,D}$ Konzentration einer bestimmten Molekülsorte im Blut bzw. Dialysat. Die Clearance C hängt von der Dialyseart (Abb. 4.21), dem Molekulargewicht der ausgewaschenen Moleküle, der Blutflußrate (Abb. 4.22) sowie von der Membranporenweite und Membranfläche ab.

Abb. 4.20. Kreisläufe für Blut (*B*) und Dialysat (*D*) bei der Hämodialyse (oben) und Hämofiltration (unten). *P* Patient, *DG* Dialysegerät, *Q* Flußraten, *c* Stoffkonzentrationen

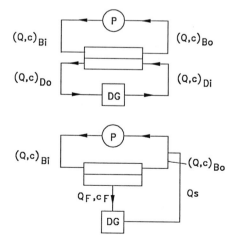

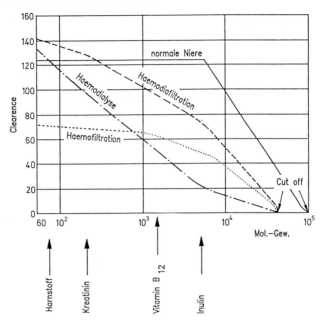

Abb. 4.21. Verlauf der Clearance C in Abhängigkeit vom Molekulargewicht für verschiedene Dialyseverfahren

Abb. 4.22. Abhängigkeit der Clearance C von der Blutflußrate für verschiedene Substanzen

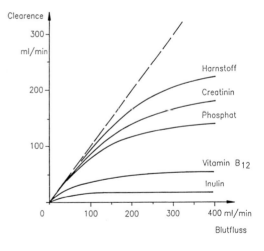

4.2.2
Intrakorporaler Organersatz

4.2.2.1
Künstliches Herz

Der technische Ersatz eines nicht mehr funktionstüchtigen Organs sollte in Funktion, dynamischem Verhalten, Leistungsreserve, Bioverträglichkeit, Größe, Form und Gewicht weitgehend dem zu ersetzenden Organ entsprechen. Beim intrakorporalen technischen Totalherzersatz ist man auf dem Weg zu diesen Entwicklungszielen schon recht weit vorangekommen.

Ein implantierbares künstliches Herz besteht aus den vier Teilsystemen: Blutpumpe, Antriebssystem, Regeleinrichtung und Energiequelle. Von diesen Teilen wird im gegenwärtigen Entwicklungsstadium bei Tierversuchen nur die Blutpumpe an der Stelle des natürlichen Herzens implantiert. Die übrigen Teile sind extrakorporal angeordnet und können bei ausreichender Miniaturisierung in der Bauchhöhle untergebracht werden.

Die *Blutpumpe* (Abb. 4.23) besteht aus zwei getrennten Pumpkammern aus Kunststoff, welche die Pumpfunktion der natürlichen rechten und linken Herzkammer übernehmen. Jede der beiden Pumpkammern (*K*) ist durch ein Diaphragma (*D*) von einer Treibgaskammer (*T*) getrennt, in der ein Treibgas (z.B. CO_2) periodisch im Rhythmus der gewünschten Herzfrequenz einen Über- bzw. Unterdruck erzeugt. Dadurch wird die Pumpkammer (K) periodisch vergrößert und verkleinert. Die Pumpkammer hat zwei mit Ventilen (Herzklappen V_1, V_2) versehene Öffnungen (O_1, O_2) für den Bluteintritt und -austritt. (V_2 und O_2 sind in Abb. 4.23 nicht eingezeichnet). Beim Vergrößern der Blutkammer durch Entspannen des Treibgases wird das Blut über das Einlaßventil V_1 in die Kammer K gesaugt und beim Verkleinern der Kammer durch Erhöhen des Treibgasdrucks über das Auslaßventil V_2 wieder aus der Kammer herausgepreßt.

Die geforderten Daten eines solchen Kunstherzen sind: Leistung 2,25...2,75 W, Schlagfrequenz 95...120 min^{-1}, Schlagvolumen 75...100 cm^3, Herzminutenvolumen bis 9 l/min, p_{RV} = 33...41 mbar, p_{IV} = 190...230 mbar, Masse und Volumen nicht größer als beim natürlichen Herz ($V_H \approx$ 500 cm^3, $M_H \approx$ 500 g).

Bei der technischen Realisierung eines Kunstherzen stellen alle mit dem Blut in Kontakt kommenden Oberflächen ein besonderes Problem dar. Durch ständigen Kontakt und Reibung der Blutbestandteile mit diesen Oberflächen kommt es zu einer allmählichen Schädigung (Traumatisierung) der Bluts. Außerdem können sich Blutbestandteile an den Oberflächen niederschlagen und nach Ablösen Blutgerinnsel (Thromben) bilden, die zu lebensbedrohlichen Gefäßverschlüssen führen

Abb. 4.23. Pumpkammer *K* und Treibgaskammer *T* einer Blutpumpe. *D* Diaphragma, O_1 Öffnung, V_1 Einlaßventil. Hinter O_1 ist eine (in der Abbildung nicht eingezeichnete) Öffnung O_2 mit einem Auslaßventil V_2

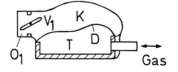

können. Bis jetzt ist kein synthetisches Material bekannt, das alle Anforderungen des Herzkreislaufsystems hinsichtlich seiner mechanischen Eigenschaften und Blutverträglichkeit (Antithrombogenität) erfüllt. Als brauchbar haben sich einige Kunststoffe wie Silikonkautschuk, Polyurethan (insbesondere das Biomer) und pyrolitischer Kohlenstoff (eine glasartige Substanz) erwiesen. Die Abb. 4.24 zeigt am Beispiel des häufig als Implantat verwendeten Jarvik-7-Kunstherzen, welche Werkstoffe eingesetzt werden.

Bei solchen Systemen sind besonders die Übergangsstellen zwischen zwei in Blutkontakt stehenden Bauteilen bevorzugte Stellen für die Thrombenbildung, weil dort durch Mikrospalte und Kanten Totraumzonen mit unzulässig langer Blutverweilzeit bestehen. Beim sogenannten „Wiener Kunstherz" wurde daher der sorgfältigen konstruktiven Gestaltung solcher Stellen (z. B. des Konnektorbereiches, der das Kunstherz mit den natürlichen Gefäßen verbindet) besondere Aufmerksamkeit gewidmet. Infolge einer erhöhten Schlagfrequenz (bis 130 min^{-1}) und Flußrate bei kleinerem Herzvolumen ist die Blutverweilzeit verringert.

Das künstliche Herz wird mit Hilfe der Herz-Lungen-Maschine implantiert. Nach Applikation und Einschalten des extrakorporalen Kreislaufs wird das natürliche Herz bis auf die beiden Vorhöfe und die Abgänge der Aorta sowie der Pulmonalarterie entfernt. Diese Gewebeteile werden dann über Dacron-Zwischenstücke mit dem implantierten künstlichen Herzen verbunden. Nach Entlüftung wird zunächst die linke und anschließend die rechte Pumpkammer in Betrieb genommen, wobei die Pumpleistung langsam auf den gewünschten Wert erhöht und die der Herz-Lungen-Maschine gleichzeitig erniedrigt wird.

Das *Antriebssystem* des künstlichen Herzens soll in der Aorta einen den natürlichen Kreislaufbedingungen entsprechenden pulsatilen Verlauf von Blutdruck und -fluß erzeugen und dabei der Blutströmung eine mittlere hydraulische Leistung von 1 bis 3 W zuführen. Dafür eignen sich elektromechanische Energiewandler, die aus einem elektrohydraulischen (Servoventil mit hydraulischem Antriebszylinder) oder elektromechanischen (gesteuerter Elektromotor geringer Trägheit) Stellantrieb bestehen (vgl. Abb. 4.25). Der Stellantrieb hat die Aufgabe, den von einem

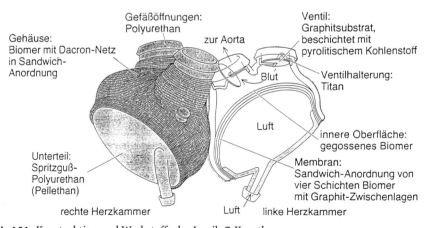

Abb. 4.24. Konstruktion und Werkstoffe des Jarvik-7-Kunstherzen

elektronischen Sollwertgeber bestimmten zeitlichen Druckverlauf möglichst genau auf die Treibgaskammer der Blutpumpe zu übertragen. Der Druckverlauf soll im Prinzip trapezförmig sowie hinsichtlich Frequenz, Flankensteilheit und Tastverhältnis regelbar sein. Als Antriebsfluid dient z. B. CO_2.

Die *Regeleinrichtung* (vgl. 4.26) hat die Aufgabe, das Antriebssystem so zu steuern, daß der erzeugte Blutfluß- und Blutdruckverlauf in der Aorta den natürlichen Verhältnissen entsprechen. Dies geschieht über einen Regelkreis, in dem der Sollkurvenverlauf eines Funktionsgenerators mit der Istfunktion des Antriebssystems verglichen wird (vgl. Abb. 4.25 u. 4.26).

Die *Energiequelle* des künstlichen Herzens befindet sich im gegenwärtigen Entwicklungsstadium zusammen mit dem Antriebssystem außerhalb des Körpers. Das Antriebssystem ist über eine Leitung transkutan (durch die Haut hindurch) mit der implantierten Blutpumpe verbunden. Die Durchtrittstelle der Leitung an der Körperoberfläche wird durch einen sogenannten Hautknopf monatelang

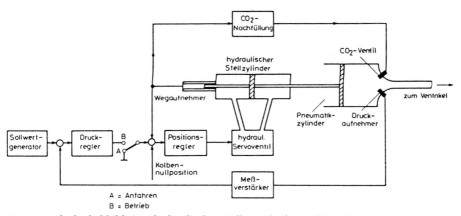

Abb. 4.25. Blockschaltbild eines hydraulischen Stellantriebs für ein künstliches Herz

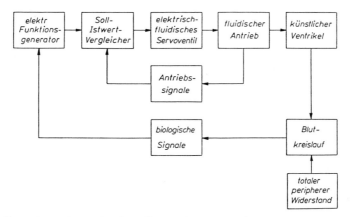

Abb. 4.26. Allgemeines Schema eines Regelkreises für ein Kunstherz

Abb. 4.27 a, b. Anordnung eines Topfkern-Transformators **a** und eines Hauttunnel-Transformators **b** zur Energieübertragung von einer extrakorporalen Energiequelle an ein Implantat. *PW* Primärwicklung, *SW* Sekundärwicklung, *TK* Topfkern, *H* Haut, *HT* Hauttunnel, *O* Öffnung, *RK* Ringkern

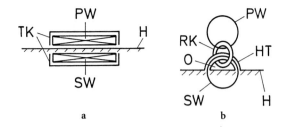

infektionsfrei gehalten. Der Hautknopf besteht aus porösem Kunststoffmaterial, in das Bindegewebe hineinwächst und eine subkutane Barriere gegen Bakterien bildet.

Inzwischen sind auch künstliche Herzen mit implantierbaren Antrieben in der Entwicklung. In diesem Fall wird die benötigte Energie von der extrakorporalen Energiequelle über einen Hauttransformator (Transkutor) an das Implantat geliefert. Die zu übertragende Leistung beträgt etwa 50 W (für Antriebssysteme mit intermittierendem Laden eines intrakorporalen elektrischen Speichers: über 200 W), die Übertragungsfrequenz einige 10 kHz. Experimentell wurden ein Topfkern- und ein Hauttunnel-Transformator untersucht (vgl. Abb. 4.27). Der Topfkern-Transformator besteht aus zwei mit Hochfrequenzlitze gewickelten Spulen, die in je einen Topfkern (TK) gesteckt sind. Die Primärwicklung (PW) befindet sich an der Körperoberfläche, die Sekundärwicklung (SW) wird parallel zur Primärspule flach unter die Haut implantiert. Bei einem Abstand von 10 mm zwischen Primär- und Sekundärspule können bis zu 100 W Leistung bei 60% Wirkungsgrad übertragen werden. Beim Hauttunnel-Transformator sind die beiden Wicklungen über einen geschlossenen Ringkern (RK) gekoppelt. Die Sekundärwicklung (SW) wird in einen chirurgisch hergestellten Hauttunnel (HT) implantiert. Der Hauttunnel bildet eine Öffnung (O), durch die der in zwei Hälften geteilte Ringkern zur Ankopplung der Primärwicklung (PW) geführt wird. Damit lassen sich Leistungen bis über 300 W bei etwa 95% Wirkungsgrad übertragen.

Ziel der Entwicklung ist der integrierte Totalherzersatz mit implantiertem Energieerzeuger und Antriebssystem. Als geeignete Energiequellen werden u.a. thermoelektrische Systeme und bioelektrische Glucose-Sauerstoff-Brennstoffzellen untersucht. Derartige Energiequellen müssen bei einem Wirkungsgrad des Antriebssystems (elektromechanischen Wandlers) von 10 bis 20% eine elektrische Leistung von 10 W erzeugen, um die erforderliche mittlere hämodynamische Pumpleistung des Herzens von etwa 1 W (beim ruhenden Menschen) aufzubringen.

Das erste künstliche Herz wurde 1982 bei Barney Clark (52) eingesetzt. Er überlebte nur 112 Tage. Das zweite Herz erhielt 1984 William Schroeder (52). Bis 1986 wurden weltweit 28 und bis 1989 162 Kunstherzen eingepflanzt. Die meisten Patienten hatten wegen starker Infektionen nur eine kurze Überlebenszeit. In der Herzchirurgie vertreten viele die Meinung, daß ein Kunstherz höchstens 30 Tage verwendbar ist, bis jeweils ein Naturherzersatz zur Verfügung steht.

4.2.2.2
Linksherzbypass-Pumpsysteme

Zur Aufrechterhaltung des Kreislaufs und zur Entlastung des linken Ventrikels bei starker Linksherzinsuffizienz und nicht beherrschbaren Herzrhythmusstörungen insbesondere nach herzchirurgischen Eingriffen kann dem linken Ventrikel eine intra- oder extrakorporale Blutpumpe (Bypasspumpe P) parallel geschaltet werden, die während einer gewissen Zeit die Pumpfunktion dieses Ventrikels teilweise oder vollständig übernimmt (vgl. Abb. 4.28). Die Pumpe könnte grundsätzlich entweder zwischen linkem Ventrikel und Aorta (ventrikulo-aortaler Bypass (a)), zwischen linkem Vorhof und der Aorta (atrio-aortaler Bypass (b)) oder abdominal zwischen linkem Ventrikel und Bauchaorta angeordnet sein. Von diesen Methoden scheint nur der atrio-aortale Bypass geeignet, weil bei den anderen das Arbeitsmyokard des linken Ventrikels irreversibel geschädigt wird.

Bypasspumpen (Abb. 4.29) sind Diaphragmapumpen aus Kunststoff (z.B. Silastic oder Polyurethan) und pneumatisch angetrieben. Beim atrioaortalen Bypass wird zwischen dem linken Vorhof und der Bypasspumpe ein künstlicher, mit der Pumpe verbundener Vorhof geschaltet, der das Blut kontinuierlich aus dem linken Vorhof aufnimmt und der Bypasspumpe zur Verfügung stellt. Dadurch werden die Zuflußschwierigkeiten zur Blutpumpe vermieden und die Pumpleistung beträchtlich erhöht. Der Effekt der Bypasspumpe ist eine Volumen- und Druckentlastung des linken Ventrikels um 50 bis 100%.

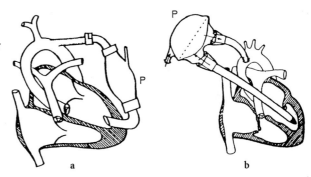

Abb. 4.28. Bypasspumpen (P) zur Entlastung des linken Ventrikels. **a** ventrikuloaortaler Bypass; **b** atrioaortaler Bypass

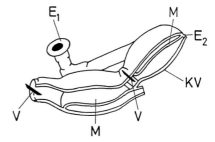

Abb. 4.29. Aufbau einer Bypasspumpe. M Membran, V Ventile, KV künstlicher Vorhof, E_1 Einlaßstutzen, E_2 Entlüftungsstutzen

Abb. 4.30. Regelschaltung mit EKG-Triggerung einer Blutpumpe, die einen vorgegebenen Ventrikeldruckverlauf erzeugt. *TI* Triggerimpulsgenerator, *FG* elektrischer Funktionsgenerator, *SB* Signalbeeinflussung, *SV* Servoventil, *BP* Blutpumpe, *KL* Kreislauf, *VD* Vorhofdruck, *AD* Antriebsdruck, *VS* Volumenstrom-Sollwert, *AB* Auswurfdruck-Begrenzung, *SI* Soll-Istwert-Vergleich, *VI* Volumenstrom-Istwert

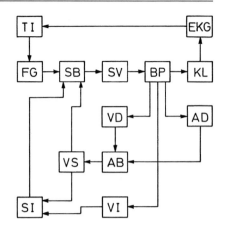

Damit die Bypasspumpe in der Aorta möglichst weitgehend den natürlichen Blutdruck- und Volumenverlauf simuliert, werden druck- oder volumengeregelte Servoantriebe verwendet. Im Beispiel nach Abb. 4.30 wird die Blutpumpe über das EKG getriggert. Als weitere Regelgröße dient der geförderte Volumenstrom. Bei verändertem venösen Blutangebot oder arteriellen Druck wird die Sollwertamplitude des Antriebs so weit verändert, bis die Pumpe an den neuen Kreislaufzustand angepaßt ist. Die Regelung erfolgt über einen Funktionsgenerator, der eine vorgegebene Ventrikeldruckkurve (Führungsfunktion) erzeugt. Durch das EKG-Triggersignal wird der Funktionsgenerator periodisch zur Ausgabe der Führungsfunktion angestoßen. Eine einstellbare Verzögerungszeit zwischen Triggersignal und Funktionsausgabe ermöglicht die Synchronisation der Blutpumpe mit der Herztätigkeit. Die Triggerbandbreite wird z. B. auf 50 bis 200 min^{-1} begrenzt. Bei EKG-Ausfall übernimmt automatisch ein Taktgenerator die Triggerung. Setzt das EKG wieder ein, so wird die Triggerfrequenz der Herzfrequenz langsam wieder angepaßt. Die zusätzliche Rückführung der Soll-Istwert-Differenz des Volumenstroms stabilisiert die Regelung und gewährleistet die genaue Einhaltung der Ventrikeldruckkurve.

4.2.2.3
Künstliche Insulin- und Medikamentenspender

Bei der Steuerung der Körperfunktionen spielen die Hormone eine wichtige Rolle. Sie werden als Botenstoffe von Drüsen (z. B. der Schilddrüse, Nebennierenrinde, Zirbeldrüse oder dem Inselorgan der Bauchspeicheldrüse) erzeugt und über das Blut, die Rückenmarksflüssigkeit oder die Nervenbahnen an ihren Wirkungsort transportiert. Störungen der Drüsenfunktion führen zu Stoffwechselkrankheiten. Ein bekanntes Beispiel dafür ist die Zuckerkrankheit (Diabetes mellitus), die auf einem erhöhten Blutzuckerspiegel infolge mangelhafter Insulinproduktion der Bauchspeicheldrüse (Pankreas) beruht (Hyperglykämie, Plasmaglukosegehalt größer als 160 mg je 100 g Blut). In Deutschland gibt es etwa 3,6 Mio. Zuckerkranke (Diabetiker). Um seinen Blutzuckerspiegel zu senken, muß ein Diabetiker in

Abb. 4.31. Zeitlicher Verlauf der Insulinkonzentration (c_1) im Blut in Abhängigkeit von der Nahrungsaufnahme (N)

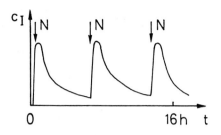

Abb. 4.32. Blockdiagramm eines implantierbaren automatischen Insulin-Infusionsgeräts. *V* Insulinvorrat, *P* Dosierpumpe, *St* Steuereinheit, *µP* Mikroprozessor, *S* Glukosesensor

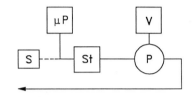

gewissen Abständen Insulinspritzen erhalten. Die Insulindosis richtet sich nach Art und Menge der aufgenommenen Nahrung (vgl. Abb. 4.31).

Für die Anpassung der Insulindosis an den augenblicklichen Bedarf befinden sich bereits vollimplantierbare automatische Insulin-Infusionsgeräte im klinischen Einsatz. Die Geräte enthalten ein Insulinreservoir (V), eine Förderpumpe (P) und eine Steuereinheit (ST), die mit einem Blutglukosesensor (S) oder einem programmierbaren Mikroprozessor ($µP$) gekoppelt ist (vgl. Abb. 4.32). Da geeignete Sensoren mit genügender Langzeitstabilität noch nicht verfügbar sind, werden zur Zeit vorwiegend telemetrisch programmierbare Insulinspender implantiert. Die Abb. 4.33 zeigt das Blockdiagramm eines solchen Systems. Das Gerät liefert eine konstante einstellbare Insulin-Basalrate von 3 ... 15 µl/h und eine bei Bedarf abrufbare Dosis von 10 ... 150 µl während einer Abdrufdauer von 1 h. Der Insulinvorrat beträgt 12 cm³. Das Insulin wird durch eine Rollerpumpe mit Untersetzungsgetriebe und Schrittmotor transportiert. Als Stromquelle dient eine Lithiumbatterie. Ein externes Programmiergerät erzeugt induktiv übertragene Steuerimpulssalven. Die aktuelle Infusionsrate kann durch induktive Erfassung des Schrittmotorstreufelds überwacht werden. Ein Dosiszähler ermöglicht eine externe Reservoirkontrolle. Als Gehäuse dient eine Titankapsel mit Unterdruck zum Vermeiden von Insulinlecks. Das Gerät ist magnetisch abschaltbar und wird seit 1981 implantiert.

Der Insulinvorratsbehälter ist mit einer Gummimembran verschlossen. Mit einer Injektionsnadel können die Membran von außen durchstochen und der Insulinvorrat nachgefüllt werden (vgl. Abb. 4.34).

Für die Dauerinfusion von Medikamenten (z.B. Schmerzmittel, Pharmaka zur Tumortherapie, Insulin) wird auch eine vollimplantierbare Basalratenpumpe nach Abb. 4.35 verwendet. Das Gerät enthält in einem Titangehäuse eine Treibgas- und Medikamentenkammer, die durch einen freibeweglichen Titanbalg getrennt sind. Bei Körpertemperatur wird der Balg komprimiert und das Medikament über einen Katheter fortlaufend dem Kreislauf zugeführt. Die Flußrate wird durch eine Widerstandskapillare und die Viskosität des (nachfüllbaren) Infusats bestimmt.

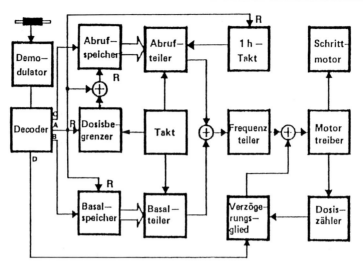

Abb. 4.33. Blockdiagramm eines implantierbaren und fernprogrammierbaren Insulin-Infusionssystems

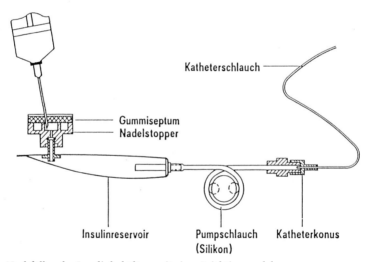

Abb. 4.34. Nachfüllen des Insulinbehälters mit einer Injektionsnadel

   Die Abbildung 4.36 zeigt die Absenkung des Blutzuckerspiegels nach Implantation des Systems mit Insulinfüllung.
   Neben mechanischen Pumpen eignet sich auch die elektroosmotische Pumpe zur gleichmäßigen oder gesteuerten Medikamentendosierung (vgl. Abb. 4.37). Diese Pumpe enthält eine Ionenaustauschermembran mit Poren, an deren Innenwänden negative Ladungen haften. Bei Anlegen eines elektrischen Felds zwischen beiden Seiten der Membran (IAM) wandern die positiven Ionen des umgebenden

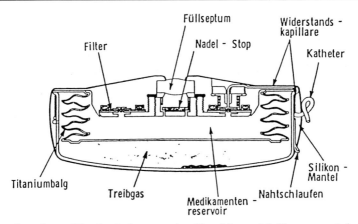

Abb. 4.35. Aufbau einer vollimplantierbaren gasdruckbetriebenen Medikamenten-Infusions-pumpe

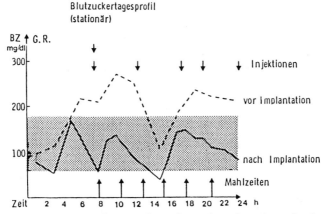

Abb. 4.36. Absenkung des Blutzuckerspiegels nach Implantation einer druckgasbetriebenen Insulin-Infusionspumpe

Abb. 4.37. Prinzip einer osmotischen Pumpe zur Medikamen-tendosierung. *IAM* Ionenaustauschermembran, *K* Elektrolyt-kammer, *M* Trennmembran, *MK* Medikamentenkammer, *A* Austrittsöffnung für das Medikament

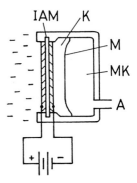

Elektrolyten (z. B. der Körperflüssigkeit) durch die Poren und nehmen das Lösungsmittel durch Reibung mit. Die Elektroosmose fördert während der Strom-flußzeit eine bestimmte Menge Körperflüssigkeit aus dem umgebenden Gewebe in die Elektrolytkammer (K) und verschiebt dadurch eine Trennmembran (M) in Richtung zur Medikamentenkammer (MK). Dabei tritt aus der Öffnung (A) eine gleiche Menge an Medikamentenlösung aus und gelangt über eine Vene in den Kreislauf.

4.3
Prothetik

Unter Prothetik versteht man allgemein den Ersatz eines fehlenden oder nicht mehr funktionsfähigen (durch Operation entfernten) Körperteils durch ein techni-sches Analogen mit äquivalenten biomechanischen Eigenschaften und Funktionen. Das jeweilige Ersatzteil kann entweder äußerlich mit dem Körper verbunden (Exoprothesen) oder implantiert sein (Endoprothesen). Zur ersten Gruppen von Ersatzteilen gehören Arm- und Beinprothesen (z. B. für das Hüft- oder Kniegelenk), Blutgefäßprothesen, der Zahnersatz und die künstlichen Herzklappen.

4.3.1
Künstliche Gliedmaßen

Bei diesen Prothesen stehen die Fragen der Steuerung des Bewegungsablaufs, der Anpassung an den Körper (Arm- oder Beinstumpf), der Ästhetik, der mecha-nischen Stabilität und der Gewichtsminimierung im Vordergrund.

a) Beinprothesen

Diesen verschiedenen Gesichtspunkten tragen bei Beinprothesen die als Leichtbau-Modularsysteme gestalteten Rohrskelett-Konstruktionen Rechnung (vgl. Abb. 4.38). Zur Aufnahme der mechanischen Kräfte dienen Rohrelemente (R) aus Aluminium-legierung oder Schäfte aus faserverstärktem Gießharz, Gelenke (G) aus Titanlegie-rung sowie Verbindungs- und Dämpfungselemente. Diese Teile sind mit anthropo-morph geformtem Weichschaum (W) verkleidet, wodurch die Prothese ein natür-liches Aussehen erhält. Die mechanische Belastung und Festigkeit der Prothese wird mit Hilfe von Dehnungsmeßstreifen-Verstärkern in Simulatoren oder am Patienten auf einem Laufsteg untersucht (Abb. 4.39).
     Die Steuerung beschränkt sich bei Beinprothesen darauf, durch konstruktive Maßnahmen und den Einbau von Dämpfungselementen den Bewegungsablauf an den des gesunden Beins anzugleichen (vgl. Abb. 4.40).

b) Armprothesen

Moderne Armprothesen bestehen aus Kunststoffteilen, die der natürlichen Arm- und Handform nachgebildet sind. Im Prothesenschaft befinden sich ein kleiner leistungsfähiger Elektromotor, ein kleiner aufladbarer NiCd-Akkumulator und eine myoelektronische Steuerschaltung (vgl. Abb. 4.41).

Abb. 4.38. Aufbau einer Rohrskelett-Beinprothese.
R Rohrstück, *G* Gelenk, *W* Weichschaumhülle

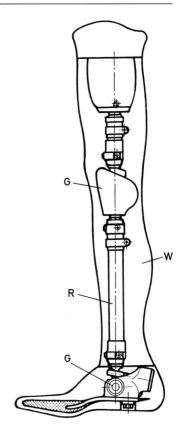

Die Funktion einer solchen myoelektrisch gesteuerten Armprothese beruht darauf, daß nach der Amputation Reste der ursprünglichen Arm- und Greifmuskulatur erhalten bleiben. Diese geben bei bewußter Kontraktion durch den Patienten myoelektrische Signale ab, die an der Hautoberfläche mit Steuerelektroden aufgenommen werden. Ein elektronischer Verstärker in den Steuerelektroden bewirkt schon bei geringer Kontraktion das Ein- und Ausschalten des Elektromotors. Über ein Miniaturgetriebe bewegt der Motor Mittelfinger, Zeigefinger und Daumen. Bei der Standard-Unterarmversorgung werden die Elektroden so angeordnet, daß die Handstreckmuskeln (Extensoren) die Hand öffnen und die Handbeugemuskeln (Flexoren) die Hand schließen. Bei der Standard-Oberarmversorgung liegen die Elektroden so, daß der Trizeps das Öffnen und der Bizeps das Schließen der Hand herbeiführen.

Ein Griffkraft-Steuerungssystem ermöglicht es, das Greifen zweistufig durchzuführen: Bei schwacher Anspannung der Schließmuskulatur wird eine erste Schaltschwelle erreicht und der Motor eingeschaltet. Die Finger schließen mit konstanter Geschwindigkeit. Beim Ergreifen eines Gegenstands baut sich zunächst zwischen der Fingergruppe eine Griffkraft von z.B. 15 N auf. Bei gleichbleibender Anspannung bzw. Entspannung des Steuermuskels verharren die Finger in der erreichten

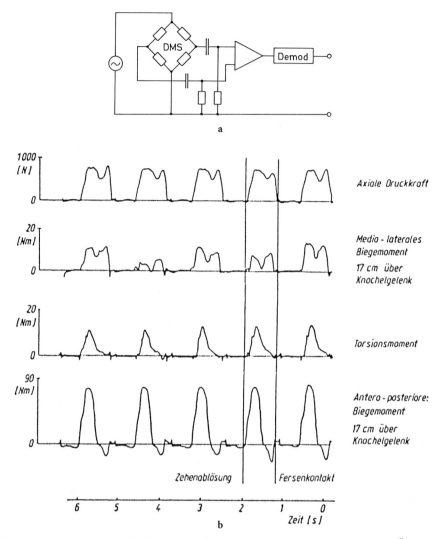

Abb. 4.39. a Schema eines DMS-Verstärkers für Wechselspannungssignale. **b** Zeitliche Änderung verschiedener mechanischer Meßgrößen an einer Beinprothese

Position und halten den ergriffenen Gegenstand mit der vorgegebenen Griffkraft fest. Bei Erhöhung der Muskelspannung bzw. der Myosignalintensität wird eine zweite Schaltstufe erreicht und die Griffkraft nimmt zeitproportional zu, solange Myosignale ankommen bzw. bis ein einstellbarer Grenzwert erreicht ist. Bei Entspannung des Schließmuskels wird durch Aktivieren des Öffnungsmuskels der Handgriff gelockert und die Hand schließlich geöffnet.

Neben solchen On-off-Systemen, bei denen die Geschwindigkeit der Fingerbewegung konstant ist, gibt es auch Proportionalsysteme, bei denen Bewegungsgeschwindigkeit und Griffstärke der Finger proportional zur Differenz der Myo-

Abb. 4.40. Verlauf des Beugewinkels α eines Beins während eines Doppelschritts beim Gehen auf ebener Strecke. Abszisse: Prozentteil eines Doppelschritts: *Sch* Schwungphase, *St* Standphase

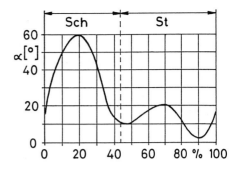

Abb. 4.41. Prinzip einer myoelektrisch gesteuerten Armprothese

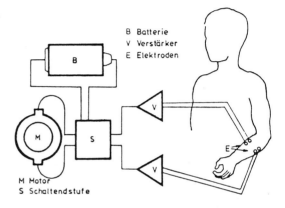

B Batterie
V Verstärker
E Elektroden

M Motor
S Schaltendstufe

signalintensität zweier Muskelgruppen sind. Wegen des relativ niedrigen Signal/Rausch-Verhältnisses des Myosignals (S/N < 10, Signalbandbreite 15 ... 300 Hz mit einem Maximum bei 60 Hz) ist diese Steuerungsart problematisch. Das gleiche gilt für Multifunktions-Prothesen: Sie enthalten Systeme zur Mustererkennung der Myosignale von verschiedenen Muskelbereichen. Die erfaßten Muster werden mit gespeicherten verglichen und daraus die Steuersignale gewonnen.

Bis jetzt ist es noch nicht gelungen, in Armprothesen klinisch brauchbare Feedback-Systeme zu integrieren, welche die empfindliche Sensorik der natürlichen Hand simulieren. Der Grund ist ein Mangel an geeigneten Sensoren und die Schwierigkeit der Integration. Die weitere Prothesenentwicklung umfaßt u.a. Systeme zur telemetrischen Übertragung der Myosignale zur Prothese und von sensorischen Feedbacksignalen zum peripheren Nervensystem sowie den Einsatz von Mikroprozessoren für die multifunktionalen Steuerungsaufgaben.

c) Handorthesen

Bei (z.B. halsmarkgeschädigten) Patienten mit weitgehender Lähmung von Hand und Arm besteht die Möglichkeit, für Handbewegungen myoelektrisch gesteuerte Handorthesen einzusetzen (Orthese = *orth*opädische Pro*these*). Ihre Aufgabe besteht darin, die noch erhaltenen gelähmten, teilweise noch fühlfähigen Finger durch Schienen so zu führen, daß Greif- und Festhaltefunktionen möglich sind. Wie bei den myoelektrisch gesteuerten Prothesen werden von der intakten Muskulatur des Oberarms oder der Schulter mit Elektroden myoelektrische Signale abgeleitet, verstärkt, gefiltert und in Steuersignale für den Antriebsmotor umgesetzt. Durch ein Untersetzungsgetriebe bewirkt dieser die Fingerbewegung. Die angewandten Steuerungsmethoden entsprechen denen der Armprothesen. Eine sensorische Rückmeldung (Feedback) der Griffstärke wird durch die Restfühlfähigkeit der Finger vermittelt.

4.3.2
Künstliche Gelenke

Bei der Implantation künstlicher Gelenke und anderer Skeletteile (der sogenannten Alloarthroplastik) stehen die Werkstofffragen im Vordergrund, weil körperfremde Werkstoffe für lange Zeit in engem Kontakt mit dem Gewebe gebracht werden. Erforderlich sind korrosions- und verschleißfreie Werkstoffe mit hoher Festigkeit, die sich stabil und ohne schädliche Nebenwirkungen im Knochengewebe verankern lassen. Beim häufig durchgeführten Hüftgelenkersatz (vgl. Abb. 4.42) werden für den Femurkopf (K) und die Gelenkpfanne (P) Werkstoffkombinationen aus Keramik-Keramik sowie Keramik (Ke)-Polyäthylen (Po) verwendet und beim selteneren Kniegelenkersatz wegen der hohen mechanischen Belastung die Kombination Metall-Polyäthylen. Für die Keramikteile hat sich insbesondere die reine Al_2O_3-Keramik bewährt. Neuerdings wird als sogenanntes bioaktives Implantatmaterial auch Glaskeramik auf Silikophosphatbasis getestet, das durch biochemische Oberflächenvorgänge einen festen Verbund mit dem Knochengewebe eingeht. Für die Metallteile (M) verwendet man Legierungen auf der Basis CoCrMo oder CrNiMo. Die Teile werden mit Knochenzement (Z) verankert.

Polyäthylen-Metall-Kombinationen weisen trotz eines niedrigen Reibungswiderstands Verschleißerscheinungen auf. Im Vergleich dazu hat die Kombination Polyäthylen-Keramik einen um den Faktor 3 niedrigeren Reibungskoeffizienten, der nahezu dem des natürlichen Gelenks entspricht. Dies beruht darauf, daß die Keramik polare Flüssigkeiten wie die Synovialflüssigkeit (Gelenkschmiere) des Gewebes mit hoher Haftfestigkeit an ihre Oberfläche bindet. Dadurch besteht zwischen den Gleitpartnern ein Flüssigkeitsfilm, der bei nicht zu hoher Flächenpressung Verschleißerscheinungen weitgehend unterbindet.

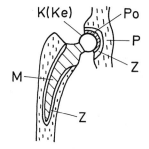

Abb. 4.42. Aufbau eines künstlichen Hüftgelenks. *K* Femurkopf, *P* Gelenkpfanne, *Po* Polyäthylenschicht, *M* Metallimplantat, *Z* Zement, *Ke* Keramik

Seit einigen Jahren wird Hüftgelenksersatz auch zementfrei implantiert, um Zementbrüche zu vermeiden. Solche Implantate weisen jedoch eine zu geringe Langzeitstabilität der Implantat-Knochen-Verbindung auf und führen wegen der unphysiologischen Kraftverteilung zu lokalem Knochenabbau. Dies kann vermieden werden, wenn für den Oberschenkelknochen (Femur) ein Ganzmetallimplantat mit flexiblem Spiralschaft und für die Gelenkpfanne ein elastischer metallischer Träger mit Polyäthylenbeschichtung verwendet werden. Durch die Anpassung der Flexibilitäten von Implantat und Knochensubstanz werden Relativbewegungen und damit Scherkräfte an der Grenze zwischen Implantat und Knochen verhindert. Ein Lockern des Implantats wird dadurch wesentlich erschwert.

4.3.3
Künstliche Herzklappen

Bei der Implantation von Herzklappen-Prothesen (vgl. Abb. 4.43) als Ersatz für schadhafte natürliche Herzventile sind hinsichtlich Konstruktion und Material der Prothese folgende Forderungen zu stellen: hohe Blutverträglichkeit, niedrige Infektionsrate, niedriger hämodynamischer Druckverlust, laminares Strömungsprofil und hohe mechanische Festigkeit des Werkstoffs. Als Material verwendet man Graphit mit einer Oberflächenschicht aus (glasförmigem) pyrolitischem Kohlenstoff oder Spritzguß von pyrolitischem Kohlenstoff. Härte und Blutverträglichkeit der Klappenoberfläche lassen sich durch CVD-Beschichtung mit amorphem oder polykristallinem Siliziumkarbid (a-SiC:H) deutlich verbessern.

Künstliche Herzklappen verursachen trotz vielfältiger Verbesserungen nach wie vor bei einem Teil der Patienten Thromben, und ihre hydrodynamischen Eigenschaften sind mit denen der natürlichen Klappen nicht vergleichbar. Zum Test der Klappen verwendet man Prüfstände, in denen ein künstlicher Ventrikel einen pulsatilen Fluß durch die Testklappe erzeugt. Mit Strömungssensoren werden die Druckdifferenz vor und hinter der Klappe, die erforderliche Schließzeit, der Rück-

Abb. 4.43. Bauformen verschiedener künstlicher Herzklappen

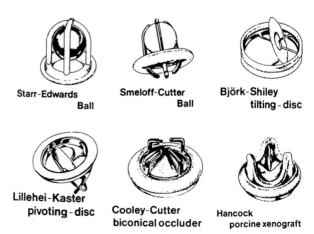

Starr-Edwards
Ball

Smeloff-Cutter
Ball

Björk-Shiley
tilting - disc

Lillehei-Kaster
pivoting - disc

Cooley-Cutter
biconical occluder

Hancock
porcine xenograft

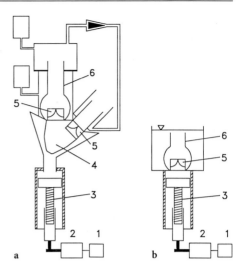

Abb. 4.44. Herzklappenprüfstand mit künstlichem Ventrikel und künstlicher Aorta a bzw. mit rechnergesteuertem Flußprogramm b. *1* Ansteuerung, *2* Motor, *3* Antriebsspindel mit Hubkolben, *4* künstlicher Ventrikel, *5* Testklappe, *6* Aortenmodell

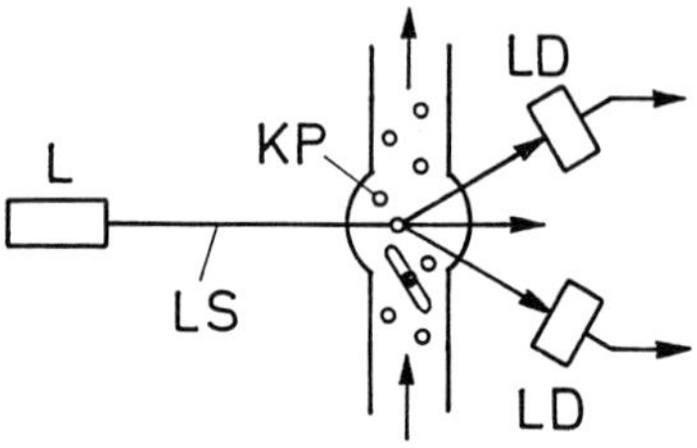

Abb. 4.45. Untersuchung der Strömung in der Umgebung von Herzklappen durch Laserlichtstreuung an Kunststoffpartikeln. *L* = He-Ne-Laser, *LS* Laserstrahl, *KP* Kunststoffpartikel, *LD* Laserstrahlendetektoren

fluß während des Schließens und der Leckstrom während der Diastole gemessen bzw. errechnet. Neuerdings sind auch rechnergesteuerte Prüfstände ohne künstlichen Ventrikel bzw. künstliche Aorta im Einsatz (vgl. Abb. 4.44).

Um die Strömung in der Umgebung von Herzklappen sichtbar zu machen, kann man dem strömenden Fluid Kunststoffpartikel gleicher Dichte beimischen und die Partikelbewegung durch Laserlichtstreuung beobachten (vgl. Abb. 4.45).

4.4
Biomaterialien

Als Biomaterialien bezeichnet man Werkstoffe, die aufgrund ihrer besonderen Oberflächeneigenschaften ohne schädliche Wirkung auf das biologische Substrat für lange Zeit als Implantat mit dem Körpergewebe in Kontakt gebracht werden können. Das biologische Substrat (z. B. Blut, Körperflüssigkeit, Muskel- oder Knochengewebe) soll während der Implantationszeit seine Eigenschaften möglichst wenig verändern. Umgekehrt sollen die Biomaterialien in der aggressiven biologischen Umgebung ihre mechanischen und chemischen Eigenschaften beibehalten, d. h. sie sollen eine möglichst geringe Biodegradation aufweisen. Werkstoffe, die diese Forderungen in ausreichendem Maß erfüllen, sind u. a. verschiedene Metall-legierungen und Kunststoffe für Gewebeimplantate, Polymere und keramische Stoffe für den Gelenk- und Knochenersatz sowie pyrolitischer Kohlenstoff und spezielle Kunststoffe für blutführende Systeme.

4.4.1
Werkstoffe für direkten Blutkontakt

Beim Ersatz der natürlichen Gefäßwand durch eine künstliche Festkörperober-fläche kommt es zwischen dieser und den Blutbestandteilen zu Wechselwirkungen, wie sie das Schema (Abb. 4.46) zeigt. Dabei spielen insbesondere Proteinreaktionen eine Rolle, die zur Bildung von Proteinniederschlägen und zur Aggregation von Thrombozyten auf der Festkörperoberfläche führen. Dies hat die Freisetzung von Blutbestandteilen zur Folge, welche die Blutgerinnung beeinflussen. Die Aktivie-rungsvorgänge an der Festkörperoberfläche sind mit einem Ladungsträgeraus-tausch verbunden, der wiederum eng mit der elektronischen Struktur des Fest-körpers zusammenhängt.

Abbildung 4.47a zeigt links den für die Blutgerinnung maßgeblichen Vorgang der Umwandlung von Fibrinogen in das polymere Fibrin. In Abb. 4.47b sind die Ladungsträgeraustauschvorgänge zwischen der Festkörperoberfläche und dem Fibrinogen/Fibrin-System dargestellt. Ein Ladungsträgeraustausch ist möglich, wenn sich Energiebänder des Festkörpers und der gerinnungsspezifischen Proteine überlappen (vgl. Abb. 4.48). Blutverträgliche, antithrombogene Werkstoffe dürfen demnach keine derartige Überlappung der Energiebänder bzw. keine unbesetzten Energieniveaus im Bereich der Proteinniveaus aufweisen. Am günstigsten ist es, wenn die Proteinterme PT entweder im verbotenen Band (Breite E_G) oder unterhalb

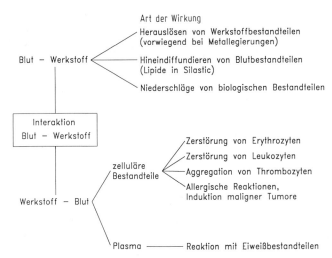

Abb. 4.46. Schema der Wechselwirkungen zwischen Festkörperoberflächen und Blutbestandteilen (nach Bücherl)

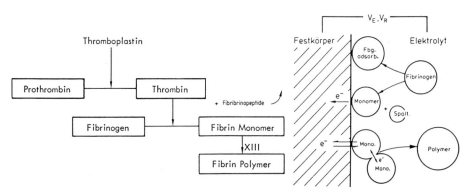

Abb. 4.47. a Schema des Blutgerinnungsvorgangs; **b** Ladungsträger-Austauschvorgänge zwischen einer Festkörperoberfläche und dem Fibrinogen/Fibrin-System (nach Baurschmidt und Schaldach)

Abb. 4.48. Überlappung der Valenzbänder eines (nicht blutverträglichen) Festkörpers und eines gerinnungs-spezifischen Proteins. F Festkörper, P Protein, E Energie, E_G Breite des verbotenen Bands, PT Proteinterm, L Ladungsträgerübergang, O Festkörperoberfläche

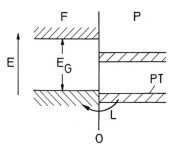

der Valenzbandkante liegen. Außerdem müssen solche Werkstoffe eine genügend hohe Konzentration beweglicher Ladungsträger an der Oberfläche haben, damit das elektrochemische Gleichgewicht an der Phasengrenze für lange Zeit stabil erhalten bleibt.

Werkstoffe, die diese Forderungen am besten erfüllen können, sind Halbleiter mit großem Bandabstand, z.B. halbleitende Zinndioxid- und Titandioxid-Oberflächen mit Bandabständen von 3,8 bzw. 3,2 eV (vgl. Abb. 4.49) sowie der organische Halbleiter Eisenphthalocyanin, dessen Bandabstand und damit Antithrombogenität in einem weiten Bereich durch den Grad der Polymerisation vorgegeben werden kann (vgl. Abb. 4.50). In seinen elektromechanischen Eigenschaften gleicht das FeOPc dem pyrolitischen Kohlenstoff. Wegen seiner günstigen Reaktionsbedingungen kann es auf eine Reihe von fertigen Kunststoffoberflächen als letzter Schritt vor der Sterilisation aufgebracht werden. Der in Abb. 4.49a angegebene Antithrombogenitätsindex faßt die Oberflächenrauhigkeit, das Grenzflächenpotential mit seinem Einfluß auf den Ladungsträgeraustausch, die Adsorptionseigenschaften sowie die Wechselwirkungen mit den Blutbestandteilen zusammen.

Der besonders hohe Antithrombogenitätsindex des Titandioxids (Rutil; vgl. Abb. 4.51) wurde im Verbundsystem der Rutilkeramik u. a. für künstliche Herzklappen ausgenutzt. Rutilkeramik hat eine sehr glatte, die Thrombenbildung erschwerende Oberfläche und eine gute mechanische Stabilität, ist aber teuer.

Abb. 4.49. **a** Antithrombogenitätsindex für verschiedene Festkörper; **b** Bandabstand der Festkörper unter **a**

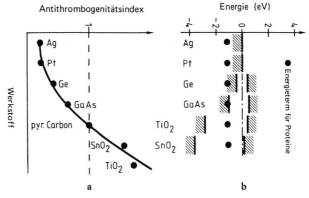

a
b

Abb. 4.50. Abhängigkeit des Bandabstands E_G vom Polymerisationsgrad PG des Eisenphthalocyanins

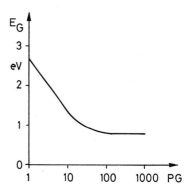

Abb. 4.51. Vergleich der Antithrombogenitätsindizes AI verschiedener Festkörper bei niedriger und hoher Blutströmungsgeschwindigkeit v. R Rutil M Metall, PK pyrolitischer Kohlenstoff, P Polymere

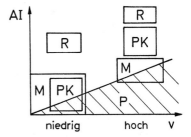

4.4.2
Werkstoffe für den Gelenk- und Knochenersatz

Für den Gelenk- und Knochenersatz (vgl. Abschn. 4.3.2) haben neben Metall-legierungen und Kunststoffen wie Polyäthylen vor allem keramische Werkstoffe in Form von Aluminiumoxid-, Kalziumphosphat- und Glaskeramik eine besondere Bedeutung erlangt, weil sie hinsichtlich Druckfestigkeit, Härte, Langzeitverhalten, Körperverträglichkeit, Korrosionsfestigkeit und Widerstand gegen Biodegradation anderen Werkstoffen überlegen sind. Die dichtgesinterte Aluminiumoxidkeramik

Tabelle 21. Eigenschaften von Al_2O_3-Biokeramik im Vergleich mit anderen Werkstoffen

	Al_2O_3-Biokeramik	Kobalt-basislegierung	HD-Polyäthylen	Knochen
Dichte in g/cm^3	3,9	8,3	0,96	
Härte in N/mm^2	$24 \cdot 10^3$	$(3 \ldots 6) \cdot 10^2$	$1,3 \cdot 10^2$	
E-Modul in N/mm^2	$38 \cdot 10^4$	$23 \cdot 10^4$	$(1 \ldots 1,3) \cdot 10^3$	$(2 \ldots 2,3) \cdot 10^4$
Druckfestigkeit in N/mm^2	$5 \cdot 10^3$		$18 \ldots 25$	200
Biegebruchfestigkeit in N/mm^2	500			
Zugfestigkeit in N/mm^2	300	$(9 \ldots 12) \cdot 10^2$	30	130
Korngröße in µm	$1 \ldots 4$			
Reinheit in %	99,7			

(die allgemein als Biokeramik bezeichnet wird; vgl. Tabelle 21) zeichnet sich besonders durch ihre chemische Stabilität aus, die im Vergleich zu Metallen und Kunststoffen eine hohe Korrosionsfestigkeit gegenüber dem Körpergewebe gewährleistet. Sie tritt weder durch Ionen noch durch Abriebpartikel in Wechselwirkung mit dem Gewebe.

Neben der Aluminiumoxidkeramik spielen die sogenannten bioaktiven Werkstoffe in Form von resorbierbarer Keramik und oberflächenaktiver Glaskeramik für die Gelenk- und Knochensubstitution eine wichtige Rolle. Die resorbierbare Keramik ($Ca_3P_2O_8$-Keramik) entspricht den Hydroxylapatit-Strukturen des mineralisierten Knochens und fördert dadurch den Einheilungsvorgang. Dabei dringt Knochengewebe in die Keramikporen ein und resorbiert anschließend das Implantat bei gleichzeitigem Ersatz durch mineralisierte Knochensubstanz.

Die oberflächenaktive Glaskeramik (auf der Basis Kalzium-Silikat-Phosphat) enthält als kristalline Phase Apatit, der mit den Hydroxylapatit-Strukturen des Knochens vergleichbar ist. Dieser Werkstoff wird im Gegensatz zu den resorbierbaren Materialien durch das biologische Milieu nur oberflächlich angelöst. Vom Implantat werden dabei Ionen an die Umgebung abgegeben, wie sie sowieso im Organismus vorhanden sind und für die Kalzifizierung des Gewebes in der Umgebung des Implantats zur Verfügung stehen. An der Oberfläche der Glaskeramik bildet sich dadurch eine wenige µm dicke Silizium-Gelschicht aus, in der sich Gewebebestandteile wie Aminosäuren und Polypeptide ablagern. So entsteht ein sehr fester Verbund zwischen Implantat und Lagergewebe. Die Glaskeramik selbst ist allerdings nicht so fest, daß sie ohne weiteres für die Substitution tragender Knochenteile verwendet werden kann. Sie muß daher mit festeren Werkstoffen im Verbund eingesetzt werden.

Als Metallegierungen werden für Gelenk- und Knochenprothesen Mischungen von Fe, Co, Ni, Cr und Mo sowie Ti, Al und V verwendet.

Das tribologische Langzeitverhalten der Paarungen Metall/Polyäthylen und Keramik/Keramik zeigt hinsichtlich Reibung und Verschleiß die deutlichen Vorteile der Keramik/Keramik-Kombination (vgl. Abb. 4.52).

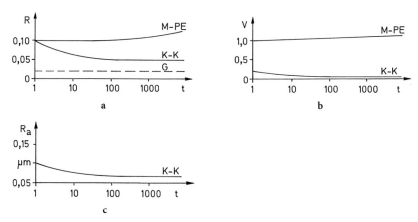

Abb. 4.52. Zeitverhalten des Reibungskoeffizienten R **a**, des Verschleißes V **b** und der Oberflächenrauhigkeit R_a **c** für Keramik-Keramik- (K-K) und Metall-Polyäthylen-Kombinationen (M-PE). G natürliches Gelenk, t Zeit

4.4.3
Werkstoffe für andere Implantate

Bei Implantaten wie dem künstlichen Herzen, künstlichen Drüsen (vgl. Abschn. 4.2.2), Herzschrittmachern (Abschn. 3.2.1.2) sowie Telemetriesendern (Abschn. 1.3) kommt es darauf an, die in den Implantaten enthaltene elektronische Schaltung und Energiequelle während der gesamten Implantationszeit vor den aggressiven Körperelektrolyten zuverlässig zu schützen. Bei modernen Herzschrittmachern beträgt die Implantationszeit etwa 10 Jahre. Dazu ist ein absolut flüssigkeitsdichtes verschweißtes Metallgehäuse aus einer Kobalt- oder Titanlegierung, aus Titan oder Spezialstahl erforderlich. Wichtig ist dabei, daß beim Schweißen keine großen Gefügeveränderungen des Werkstücks auftreten, die eine lokale Korrosion verursachen können. Die Dichtigkeit des Gehäuses läßt sich z.B. durch das Helium-Lecktestverfahren prüfen, bei dem das Testgas massenspektrometrisch nachgewiesen wird. Bei kürzerer Implantationszeit genügt es, den Schrittmacher mit Epoxidharz zu vergießen. Die Elektrodenisolierung und Anschlußteile von Schrittmachern werden aus Silikonkautschuk oder Polyäthylen hergestellt, die Elektrodenspitzen bestehen z.B. aus Tantaloxid oder einer Pt-Ir-Legierung.

Die Tabelle 22 enthält eine Übersicht über typische Eigenschaften und einige Anwendungen verschiedener Biomaterialien.

Tabelle 22. Übersicht über Art, Eigenschaften und Anwendungen verschiedener Biomaterialien

Material	Typische Eigenschaften	Anwendungen
Polypropylen	temperaturbeständig elastisch, mechanisch stabil	Katheter, Kanülen, Nahtmaterial, Oxygenatormembran, Fingergelenkprothesen
Polystyrol	steif, hart, transparent	Pharmakaverpackungen Infusatbehälter Zellkulturflaschen
Polyurethan, Silikon-kautschuk	elastisch, stabil	Katheter, Rollerpumpen-schlauch, künstliches Herz, Bypasspumpen, Herzklappen
Cuprophan, Cellulose	definierte Porengröße	Dialysatormembran
Polyvinylchlorid-Plastik (PVC)	transparent, elastisch	Blutbehälter, Schläuche, Katheter
pyrolitischer Kohlenstoff	glasartig, geringe Rauhig-keit, blutverträglich	künstliche Herzklappen, künstliches Herz, Blutpumpen
Rutilkeramik (TiO_2)	geringe Rauhigkeit, blut-verträglich	künstliche Herzklappen, blutführende Systeme
Polyäthylen	mechanisch stabil, abriebfest	Gelenkersatz
Biokeramik (Al_2O_3)	hart, hochbelastbar	Gelenk- und Knochenersatz
Polymethylmetacrylat	mechanisch stabil	Augenprothesen, Kontaktlinsen, Knochenzement
Polytetrafluoräthylen (PFTE)	mechanisch stabil	Urether-Prothesen
Eisenphthalocyanin	antithrombogen	blutführende Systeme
Titan, Titanlegierungen, CoCr-Legierungen	fest, korrosionsbeständig, bioverträglich	Implantatgehäuse, Orthopädie, Dentaltechnik, Herzklappen
Edelstahl	bioverträglich	Elektroden, Gelenkprothesen, Knochenfixierung
Edelmetalle	chemisch inaktiv, bioverträglich	Elektroden, Zahnersatz

KAPITEL 5

Klinisch-chemische Laborverfahren

Das klinisch-chemische Labor befaßt sich mit der Analyse von Körpersubstanzen in vitro, d.h. mit Substanzen, die dem Körper zum Zweck der Untersuchung entnommen wurden. Die Labortests sind diagnostische Hilfsmittel bei zahlreichen Infektionskrankheiten, Muskel-, Leber- und Nierenerkrankungen, bei pathologischen Blutveränderungen sowie bei Stoffwechselstörungen und Funktionsstörungen der innersekretorischen Drüsen. In Westeuropa und in den USA werden jährlich pro Kopf der Bevölkerung etwa 10 bis 15 klinische Labortests durchgeführt.

Wichtige Analysegeräte des klinisch-chemischen Labors sind die Spektroskope, Zytometer, Chromatographen und Elektrophorese-Geräte sowie Kern- und Elektronenspinresonanz-Spektrometer. Aus der Kernspinresonanz-Spektrometrie entwickelte sich die Kernspin-Tomographie als neues Abbildungsverfahren von Körperschichten.

Die hohe Zahl von Untersuchungen im klinisch-chemischen Labor macht es erforderlich, die Testverfahren so weit wie möglich zu automatisieren. Diese Entwicklung begann im Jahr 1957, als Skeggs den ersten Autoanalyzer konzipierte. Inzwischen sind Geräte der dritten Generation mit Computerauswertung im Einsatz.

5.1
Spektroskope

Sie dienen zum Nachweis von Körpersubstanzen mittels Absorption oder Emission von Licht bestimmter Wellenlänge durch die untersuchte Probe.

5.1.1
Grundlagen

Im UV- und IR-Bereich gilt für die Lichtabsorption in verdünnten Lösungen das Bouguer-Lambert-Beersche Gesetz:

$$A = \log \frac{I_0}{I} = ecd. \tag{5.1}$$

Darin bedeuten: A Extinktion, I_0, I Lichtintensität vor und hinter der Probe, e molarer Extinktionskoeffizient (in l/mol m), c Konzentration des lichtabsorbierenden Stoffs (in mol/l), d Schichtdicke der Probe. Die Funktion $e = f(\lambda)$ ist das Absorptionsspektrum einer Substanz. Bei konzentrierten Lösungen ist $e = f(n)$, wobei n der Brechungsindex ist.

Für die Durchlässigkeit (Transmittanz) einer Probe gilt:

$$T = \frac{I}{I_0} \, 100\,\%\,. \tag{5.2}$$

5.1.2
Photometer

Geräte zur Messung der Lichtabsorption bzw. -emission bezeichnet man als Photometer (vgl. Abb. 5.1). Sie enthalten eine Lichtquelle (L) (z.B. eine Hg-Hochdrucklampe oder Cd-Dampflampe) mit einem Filter (F), das nur für bestimmte Spektrallinien des Hg- bzw. Cd-Dampfs durchlässig ist. Ein Teil des mit halbdurchlässigen Spiegeln (S) gebildeten Doppellichtstrahls tritt durch eine Meßküvette (MK) mit der Meßprobe und der zweite Teil durch eine Vergleichsküvette (VK). Mit Lichtdetektoren (D) und einem Differenzverstärker (V) wird das Ausgangssignal gewonnen.

5.1.3
Spektralphotometer

Bei diesem Photometertyp wird die Meßwellenlänge des Lichtstrahls mittels Prismen- oder Beugegitter-Monochromatoren über den ganzen interessierenden Spektralbereich (190...900 nm) variiert. Man unterscheidet:

Einstrahl-Photometer (vgl. Abb. 5.2)

Bei diesem Gerät werden die Meßküvette (MV) und die Vergleichsküvette (VK) nacheinander in den Strahlengang gebracht.

Zweistrahl-Photometer (vgl. Abb. 5.3)

Hier wird der Primärlichtstrahl nach Durchgang durch den Monochromator von einem rotierenden Sektorspiegel zerhackt und gleichzeitig in zwei Teilstrahlen getrennt. Diese treten parallel durch die Meß- bzw. Vergleichsküvette und treffen dann auf einen Photomultiplier, der ein Wechselspannungssignal abgibt.

Abb. 5.1. Aufbau eines Photometers. Erklärung s. Text

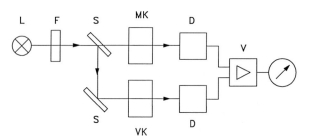

Abb. 5.2. Prinzip eines Ein-
strahl-Photometers.
L Lichtquelle, *M* Monochromator, *MK, VK* Meß-
bzw. Vergleichsküvette,
Ph Photomultiplier

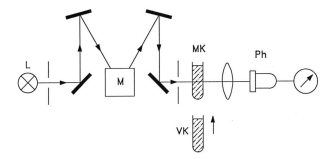

Abb. 5.3. Prinzip eines Zwei-
strahl-Spektralphotometers.
a Lichtquelle, *b* Blende, *d* Ersatz-
lichtquelle, *i* Monochromator,
m rotierender Sektorspiegel
(Zerhacker), *n, o* Meß- bzw. Vergleichsküvette. *p* Quarzfenster,
s Photomultiplier, c, f, g, k, l, q, r
Spiegel, e, h Blenden

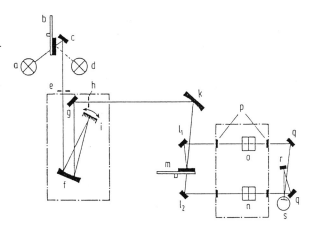

Spezielle Bauformen

Doppelwellenlängen-Spektroskop: Es ermittelt eine auf die Wellenlänge λ_1 bezogene
Extinktionsdifferenz bei der Wellenlänge λ_2: $\Delta A = A_2 - A_1$. Bei richtiger Wahl von λ_1
ist ΔA nur von der Konzentration einer Komponente eines binären Stoffgemisches
abhängig.

Derivativ-Spektroskop: Es ermöglicht die Darstellung der ersten und zweiten Ableitung des Extinktionssignals als Funktion der Wellenlänge, wodurch die Empfindlichkeit erhöht wird.

Reflexionsspektroskop (vgl. Abb. 5.4): Das von der bestrahlten Probe diffus reflektierte Licht wird von einem Kugelreflektor zu einem Photomultiplier gelenkt. Das
Ausgangssignal ist proportional zum diffusen Reflexionsvermögen der Probe. Die
mit MgO oder $BaSO_4$ beschichtete Kugelreflektor-Innenwand dient als Weißstandard.

Photoakustik-Spektroskop (vgl. Abb. 5.5): Bei diesem System führt die Absorption
von Lichtenergie zur Wärmeerzeugung in der Probe. Dabei gibt die Probe Anre-
gungsenergie durch Schwingungsrelaxationsvorgänge als Wärme ab (innere Kon-

Abb. 5.4. Prinzip eines Reflexions-
spektroskops

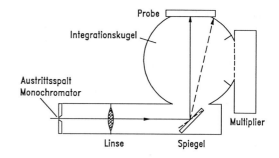

Abb. 5.5. Prinzip eines
Photo-Akustik-Spektro-
skops

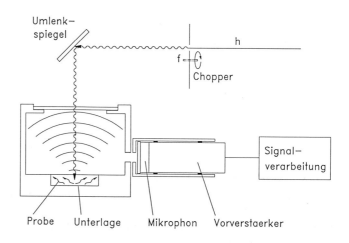

version). Die Luft in der Meßzelle wird dadurch ebenfalls erwärmt und ihr Druck
steigt. Eine 100 Hz-Modulation des eingestrahlten Lichts erzeugt eine tonfrequente
Druckschwankung (Photoakustischer Effekt, A.G. Bell, 1880/81). Mit einem Mikrophon wird die akustische Signalintensität dieser gasgekoppelten Photo-Akustik-
Zelle als Funktion der Wellenlänge gemessen. Mit einem solchen Spektroskop
lassen sich z. B. die Spektren von Vollblut oder von Blutkörperchen erfassen.

Lumineszenz-Spektroskop (Fluorometer, vgl. Abb. 5.6): Hier wird die Probe mit UV-
Licht ($\lambda = 200\ldots 450$ nm) zur Fluoreszenz oder Phosphoreszenz angeregt. Aus Intensität und Wellenlänge des emittierten Lichts kann auf Art und Menge einer bestimmten Substanz geschlossen werden. Die Anordnung enthält einen Quantenzähler zur
Messung der Lichtintensität. Das Meßsignal wird durch dieses Lichtintensitätssignal
dividiert. Dadurch erhält man ein intensitätsunabhängiges (korrigiertes) Spektrum.

Atomabsorptions-Spektralphotometer (AAS, vgl. Abb. 5.7): Hier wird die Probe –
ähnlich wie bei der Flammenphotometrie – in eine H_2-Flamme gesprüht und verdampft. Ein in die Flamme eindringender Lichtstrahl der Wellenlänge λ_0 wird in der
Flamme durch Atome, deren Emissionsspektrum die Spektrallinie der Wellenlänge
λ_0 enthält, absorbiert. Das Extinktionssignal ist der Atomkonzentration propor-

Abb. 5.6. Prinzip eines Fluores-
zenz-Spektralphotometers.
a Lichtquelle, *b* Monochromator,
c Wellenlängenvorschub,
d Strahlteiler, *e* Quantenzähler,
f Photomultiplier, *g* Hochspannungsquelle, *h* Verstärker,
i Meßküvette, *k* Dividierer,
l Schreiber

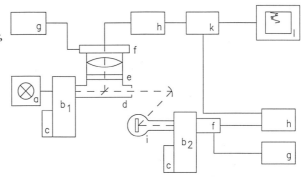

Abb. 5.7. Prinzip eines Atomabsorptions-
Spektralphotometers. *L* Lichtstrahl, *F* Flamme,
P Probe, *M* Monochromator, *D* Detektor

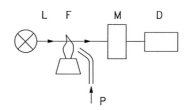

tional. Eine weitere AAS-Methode besteht darin, eine Hohlkathode zu verwenden,
welche die nachzuweisende Substanz in Form einer Legierung enthält. Zwischen
dieser Kathode und einer Gegenelektrode wird in Edelgasatmosphäre bei einigen
mbar Druck eine Gasentladung erzeugt. Durch Kathodenzerstäubung werden dabei
aus der Kathode Atome freigesetzt, die im Licht der Entladung ein detektierbares
Absorptionsspektrum erzeugen.

5.1.4
IR-Spektralphotometer

Bei Bestrahlung von Substanzen mit Infrarotlicht werden einzelne Spektralanteile
der Strahlung absorbiert. Die Energiezufuhr im Wellenlängenbereich $\lambda = 2\ldots$
$50\,\mu m$ ergibt Änderungen der Molekülschwingungen um quantisierte Schwin-
gungsenergiebeträge, eine geringere Energie ($\lambda > 50\,\mu m$) führt zu Änderungen
von Rotationsvorgängen der Moleküle um ebenfalls quantisierte Energiebeträge.
IR-Strahlung wird nur dann absorbiert, wenn mit dem Anregen dieser Vorgänge
eine Dipolmomentänderung der Moleküle verbunden ist (vgl. Abb. 5.8). Moleküle
mit solchen Eigenschaften heißen IR-aktiv und sonst IR-inaktiv. Bei der Aufnahme
des Absorptionsspektrums wird die Probentransparenz für IR-Strahlung in Abhängigkeit von der Wellenlänge gemessen (vgl. Abb. 5.9).

Als IR-Lichtquelle (*L* in Abb. 5.9) eignet sich der Nernststift, ein Stäbchen aus
Zirkoniumoxid mit Yttriumoxid und Oxiden der Seltenen Erden, das einige cm lang
und einige mm dick ist. Es wird auf etwa 1900 K erhitzt und hat ein Strahlungs-
maximum bei $1\ldots 2\,\mu m$. Für kurzwelligeres IR-Licht verwendet man Wendeln aus
CrNi oder Wolfram und für den ganzen IR-Bereich CO_2-, CO- und NO_2-Gaslaser

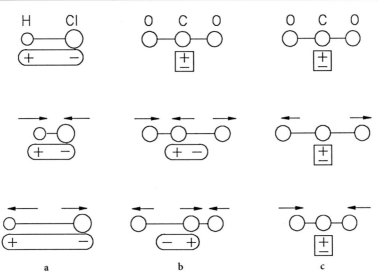

Abb. 5.8a–c. Schwingungszustände verschiedener Moleküle mit **a, b** und ohne Dipolmomentänderung **c**

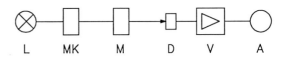

Abb. 5.9. Prinzip eines IR-Spektral-
photometers. *L* IR-Lichtquelle,
MK Meßküvette, *M* Monochromator,
D IR-Strahlungsdetektor, *V* Verstärker, *A* Anzeige

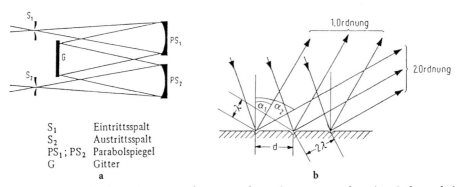

S_1 Eintrittsspalt
S_2 Austrittsspalt
PS_1; PS_2 Parabolspiegel
G Gitter

Abb. 5.10. a Prinzip eines Gitter-Monochromators. **b** Maxima erster und zweiter Ordnung bei
Reflexion des IR-Lichts am Gitter

sowie PbSnSe-Diodenlaser. Der Monochromator (*M* in Abb. 5.9) ist ein Gitter-Monochromator mit parallel angeordneten Drähten oder in eine Platte eingeritzte Furchen
(Strichen) (vgl. Abb. 5.10). Die Richtung des austretenden Lichts ergibt sich aus:

$$\sin \alpha_n = \frac{n\lambda}{d} \; . \tag{5.3}$$

Beim sogenannten holographischen Gitter werden die Furchen fotographisch mit Laserlichtquellen auf die Plattenoberfläche eingeätzt.

Als IR-Photodetektoren (D in Abb. 5.9) steht eine Reihe von Halbleiterbauelementen zur Verfügung. Die Abb. 5.11 zeigt die sogenannte Detektivität D^* solcher Detektoren in Abhängigkeit von der Wellenzahl v (= reziproke Wellenlänge). Unter der Detektivität D^* versteht man das Verhältnis von der Wurzel aus der aktiven Detektorfläche zu der äquivalenten Rauschleistung des Detektors. Sie ist eine häufig benutzte Gütezahl zum Vergleich verschiedener Detektoren.

Zum Nachweis von IR-Strahlung verwendet man auch thermische Detektoren, nämlich Thermoelemente und den Golay-Detektor (vgl. Abb. 5.12). Bei diesem

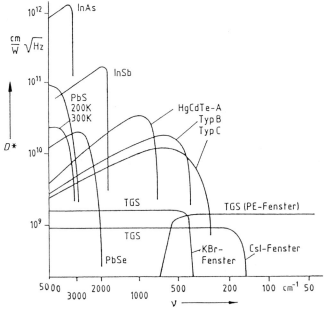

Abb. 5.11. Detektivität D^* von IR-Strahlungsdetektoren in Abhängigkeit von der Wellenzahl v (reziproke Wellenlänge)

Abb. 5.12. Prinzip des Golay-Detektors für IR-Strahlung. _1_ IR-durchlässiges Fenster, _2_ geschwärzte, rückseitig verspiegelte Membran, _3_ Gitter, _4_ Gitterbild, _5_ Linse, _6_ Lichtquelle, _7_ Photozelle

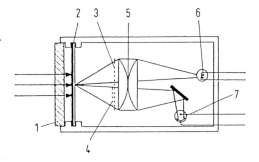

erwärmt die IR-Strahlung eine geschwärzte, rückseitig verspiegelte Membran, deren Durchbiegung optisch erfaßt wird. Dazu tritt ein Lichtstrahl durch ein Gitter und erzeugt nach Reflexion an der Membran ein Gitterbild. Die Koinzidenz von Gitter und Gitterbild wird beim geringfügigen Durchbiegen der Membran infolge der Bestrahlung verändert. Dadurch liefert eine eingebaute Photozelle ein der IR-Strahlungsintensität proportionales Ausgangssignal.

Weitere IR-Spektralphotometer sind das:

IR-Laser-Spektroskop

Durch Ladungsträgerrekombination in GaAs/InAs-, GaAs/InSb- oder PbTe/SnTe-Halbleiter-Laserdioden wird bei tiefer Temperatur kohärente, extrem monochromatische IR-Strahlung hoher Energiedichte erzeugt. Das Durchstimmen der Wellenlänge geschieht durch Temperaturänderung von 15 bis 100 K bei einer Temperaturstabilität von $3 \cdot 10^{-4}$ K und einer Abtastrate von 4 cm^{-1}/K. Mit Halbleiterlasern der Pb-Reihe lassen sich z.B. folgende Spektralbereiche erfassen: PbCdS 3700...2500 cm^{-1}, PbSSe 2500...1200 cm^{-1}, PbSnSe 1200...400 cm^{-1}. Die erreichbare spektrale Auflösung beträgt dabei 10^{-4} cm^{-1}.

Abb. 5.13. a Schema eines Raman-Spektroskops. *Q* Laser, *U* bestrahlte Probe, *G* Gitter-Monochromator, *D* Detektor. **b** Raman-Spektrum

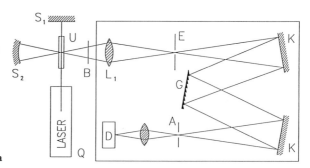

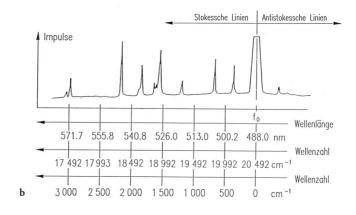

Raman-Spektroskop

Bei der Bestrahlung von Materie mit monochromatischem Licht der Wellenlänge λ_0 treten im allgemeinen folgende vier Effekte auf: (1) Durchstrahlung, d.h. ein Lichtanteil Φ_0 tritt wieder aus; (2) Rayleigh-Streuung, d.h. ein Lichtanteil $10^{-4}\Phi_0$ wird nach elastischen Stößen in alle Richtungen gestreut; (3 Fluoreszenz und (4) Raman-Streuung: Ein Streulichtanteil $10^{-8}\ \Phi_0$ weist eine spektrale Intensitätsverteilung in Form von Raman-Linien auf, die mit IR-aktiven Absorptionsbanden der durchstrahlten Materie übereinstimmen (vgl. Abb. 5.13a). Das Raman-Spektrum (vgl. Abb. 5.13b) enthält Stokes- und Antistokes-Linien. Die Stokes-Linien entstehen dadurch, daß die Moleküle wie bei der bereits beschriebenen IR-Spektroskopie mit einem Teil der Anregungsquantenenergie ihre Schwingungs- bzw. Rotationsenergie erhöhen. Die Antistokes-Linien kommen zustande, weil angeregte Moleküle ihre Energie auch auf die Anregungsquanten übertragen. Charakteristisch sind die Abstände der Raman-Linien von der Anregungslinie. Während bei der IR-Absorption das erzeugte Absorptionsspektrum – wie schon erwähnt – mit einer Dipolmomentänderung der betroffenen Moleküle verbunden ist, muß sich für das Entstehen eines Raman-Spektrums die Polarisierbarkeit der Moleküle ändern, die ein Maß für die Deformierbarkeit der Elektronenhülle gegenüber den Atomkernen ist.

Ein Anwendungsbeispiel der Raman-Spektroskopie ist die Untersuchung der durch Biodegradation verursachten molekularen Oberflächenstrukturänderungen von Implantatwerkstoffen (vgl. Abb. 5.14).

5.2
Autoanalyzer

Autoanalyzer sind Meßautomaten, die nach dem Prinzip der kontinuierlichen Durchflußanalyse arbeiten (vgl. Abb. 5.15). Die zu untersuchenden Meßproben (z.B. Blutproben) und die Vergleichsstandardlösungen sind in Kunststoffbechern auf dem Drehteller des Probennehmers angeordnet. Von dort werden die einzelnen Proben nacheinander automatisch entnommen und in Mischspiralen mit einer Verdünnungslösung vermischt. Dieses Gemisch wird durch Zugabe von Luftblasen in dichter Folge segmentiert. Die Luftblasen drücken die Flüssigkeit von der Schlauchwand ab und verhindern dadurch das Entstehen eines unerwünschten Strömungsprofils. Die einzelnen, durch Luftblasen voneinander getrennten Flüssigkeitssegmente stellen Analysiereinheiten dar, die den Analyzer nacheinander durchlaufen und dabei vorprogrammierten Tests unterzogen werden. Zu diesem Zweck werden die verdünnten Proben hinter dem Mischer durch einen Dialysator von hochmolekularen Eiweißstoffen befreit und anschließend diskontinuierlich dem Strom einer Reagenzflüssigkeit zugesetzt. Die Reaktion zwischen Reagenz und Probe führt zu einer Trübung oder Färbung der Probe, die nach Durchlaufen eines Heizbads (zur Farbentwicklung) mit einer Photometeranordnung ausgewertet wird. Die Ergebnisse werden mit einem Digitaldrucker bzw. Schreiber registriert. Der Vorteil des Verfahrens besteht darin, daß die Bewegung der Flüssigkeitsströme durch eine einzige Rollerpumpe mit hoher mechanischer Stabilität und Präzision erfolgt.

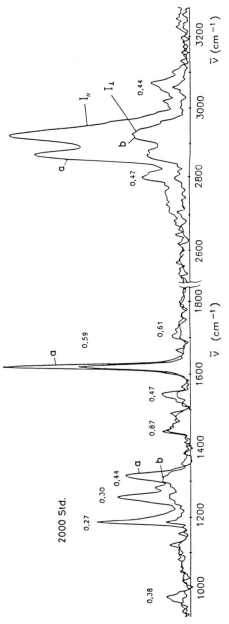

Abb. 5.14. Raman-Spektrum einer Polyurethanprobe vor (*a*) und nach (*b*) künstlicher Alterung

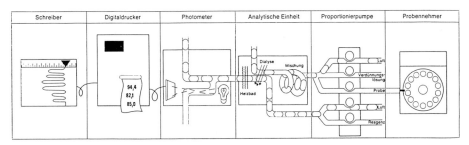

Abb. 5.15. Schema eines Autoanalyzers mit kontinuierlicher Durchflußanalyse

Damit sich die Proben gegenseitig möglichst wenig beeinflussen, muß das System eine gute Auswaschcharakteristik aufweisen. Diese ist durch die Zeitspanne bestimmt, die zwischen dem Auswaschen einer Probe aus der Meßküvette und dem Erreichen des Absorptionsgleichgewichts der nachfolgenden Probe liegt.

Neben Einkanal-Analysatoren, in denen eine Probe nacheinander verschiedenen Tests unterzogen wird, gibt es Vielkanal-Analysatoren, die an einer Probe simultan mehrere Tests durchführen. Eine solche Anlage kann z. B. pro Stunde von 60 Proben je 12 Meßwerte ermitteln. Neue Systeme mit Mikroprozessorsteuerung erlauben eine programmierbare Testselektion aus z. B. 30 verschiedenen Testmöglichkeiten.

Die Tests erstrecken sich auf den Gehalt der Probe (z. B. Blut, Urin, Rückenmarksflüssigkeit, Gewebeflüssigkeit) an Stoffen wie Na, K, Ca, Fe, Chlorid, CO_2, Harnstoff, Harnsäure, Glukose, Gesamteiweiß, Albumin, Kreatinin, alkalische Phosphatase, Cholesterin und eine Reihe weiterer Bestandteile. Die wichtigsten Verfahren zur Bestimmung dieser Stoffe sind: die Kolorimetrie (Spektralphotometrie, vgl. Abschnitt 5.1.3), die Flammenphotometrie, Lumineszenz-Spektroskopie und Nephelometrie (d. h. die Messung der Trübung von Flüssigkeiten durch Erfassen des Streulichts unter einem bestimmten Winkel zum Primärlichtstrahl, Tyndallometrie).

Als weitere Nachweisgeräte dienen Partikelzähler, ionenselektive Sensoren und Enzymelektroden, die eine kinetische Messung, d. h. die Kontrolle des Reaktionsablaufs ermöglichen.

Eine ähnliche Funktion wie der Autoanalyzer für das klinisch-chemische Labor erfüllt der *hämatologische Analyzer* (Hemalog) für das hämotologische Labor (vgl. Abb. 5.16). Dieses Labor hat die Aufgabe, an Blutproben durch Bestimmung des Hämoglobingehalts sowie der Erythrozyten- und Leukozytenzahl das sogenannte *Kleine Blutbild* bzw. durch zusätzliche Differenzierung eines Blutausstrichs, durch Bestimmung des Zentrifugal-Hämatokritwerts (Hk-Wert = Anteil des Gesamt-Erythrozytenvolumens am Gesamtblut in Prozent; Normalwert: 37 bis 45 % bei Frauen, 43 bis 49 % bei Männern) und der Thrombozytenzahl das *Große Blutbild* zu ermitteln. Diese Werte können zusammen mit drei Zellkenngrößen (mittleres Erythrozytenvolumen, mittlerer Hämoglobingehalt und mittlere Hämoglobinkonzentration der Erythrozyten) und zwei Gerinnungstestwerten (der Prothrombinzeit PT und der partiellen Thromboplastinzeit PTT) mit Hilfe eines Autoanalyzers bestimmt werden. Benötigt werden dazu weniger als 2 cm³ Vollblut sowie eine Probe mit Blutplasma.

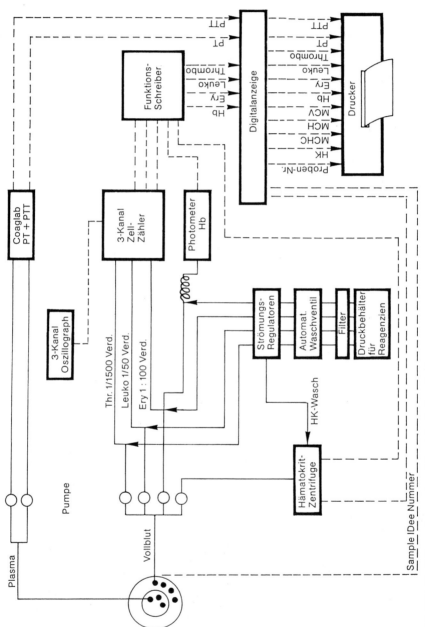

Abb. 5.16. Funktionsschema eines hämatologischen Analyzers

Der Zentrifugal-Hk-Wert wird mit Hilfe einer J-förmigen Glaskapillare (vgl. Abb. 5.17) bestimmt, die in einer schnell rotierenden Metallscheibe sitzt. Durch die hohe Zentrifugalkraft (entsprechend 26000 g) sedimentieren die Erythrozyten am äußeren Ende der Kapillare. Die Grenze zwischen lichtundurchlässigem Niederschlag und transparentem Plasma wird optisch ermittelt und ergibt den Hk-Wert.

Die Zellzähler (vgl. Abb. 5.18) haben ein optisches System, in dem ein feiner Lichtstrahl die vorbeiströmende Probe durchdringt. Jedes Blutpartikel erzeugt dabei durch Lichtreflexion, -beugung oder -brechung einen Lichtimpuls, der von einem Photodetektor mit nachgeschaltetem Impulszähler registriert wird.

Die Gerinnungszeiten PT und PTT werden mit Hilfe von Eisenoxidpartikeln gemessen, die in der Probe mit Hilfe eines rotierenden Magnetfelds zu einer homogenen, undurchsichtigen Suspension aufgeschwemmt werden. Nach Zugabe mehrerer Reagenzien wird mit dem letzten Reagenz der Gerinnungsvorgang gestartet. Dabei bilden sich Fibringerinnsel, welche die Oxidpartikel einschließen. Unter der Einwirkung des Magnetfelds entsteht schließlich eine Fibrin-Eisenoxid-Suspension, welche die Probe wieder transparent macht. Der Umschlagzeitpunkt wird mit einem Photodetektor erfaßt.

Zur automatischen differentialdiagnostischen Auswertung der Zellverteilung von Blutausstrichen eignet sich ein Verfahren, bei dem Objektttisch und Fokus des Mikroskops durch einen Computer gesteuert werden. Die Fokussierung richtet sich dabei nach der Randschärfe der Erythrozyten. Bei der Abtastung des Ausstrichs wird der Objekttisch durch zwei Schrittmotoren mäanderförmig bewegt. Leuko-

Abb. 5.17. Glaskapillare zur Bestimmung des Zentrifugal-Hämatokritwerts des Blutes

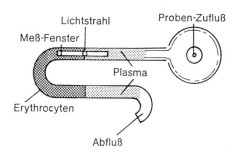

Abb. 5.18. Prinzip eines Zählers für Blutzellen. *L* Lichtquelle, *PF* Probenfluß, *DS* Dunkelfeldscheibe, *PD* Photodetektor

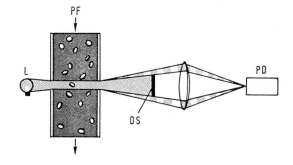

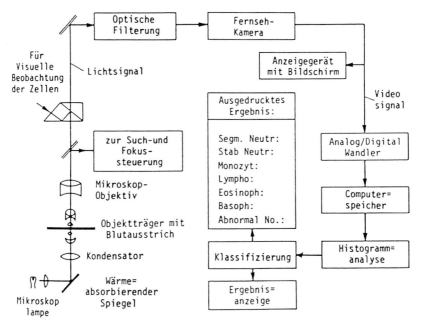

Abb. 5.19. Blockdiagramm zur automatischen Auswertung der Zellverteilung von Blutausstrichen

zyten außerhalb des Abtastwegs werden durch kurzzeitige Seitenbewegung des Tisches ins Blickfeld gebracht. Nach Auffinden eines Leukozyten hält der Tisch kurzzeitig zur Zellklassifizierung an. Der Leukozyt wird dabei durch eine Fernsehkamera längs 45 Zeilen über eine Fläche von 20×20 µm abgetastet. Eine Filteranordnung wertet die Lichtspektren der gefärbten Zellen aus. Zur Identifizierung der sechs verschiedenen Arten von Leukozyten vergleicht der Computer die Zellwerte mit gespeicherten Standardwerten und druckt die Häufigkeitsverteilung der Zellen aus (vgl. Abb. 5.19).

Der erforderliche Blutausstrich wird mit einem Gerät hergestellt, in dem sich der Objektträger mit einem Tropfen Blut auf einer rotierenden Platte befindet. Durch den Schleudervorgang verteilt sich der Bluttropfen, und es entsteht eine monozellulare Schicht auf dem Objektträger.

Eine spezielle Bauform eines Autoanalyzers stellt der Zentrifugal-Schnellanalysator (centrifugal fast analyzer) dar. Bei ihm befinden sich die Meßküvetten am Umfang einer schnell rotierenden Scheibe und werden senkrecht zur Scheibe von einem monochromatischen Photometer-Lichtstrahl durchsetzt. Die Küvetten werden durch die Zentrifugalkraft von der Scheibenmitte aus mit Proben und Reagenzien gefüllt. Das Mischen erfolgt durch kurzzeitige Zufuhr von Luftblasen.

5.3
Zytometer

Zytometer (vgl. Abb. 5.20) sind Geräte zur Bestimmung von Anzahl, Volumenverteilung und Inhaltsstoffen von Körperzellen (z.B. Erythrozyten, Leukozyten,

Abb. 5.20. Prinzip eines Zyto-meters zur Bestimmung von Anzahl, Volumenverteilung und Inhaltsstoffen von Körper-zellen. Erklärung s. Text

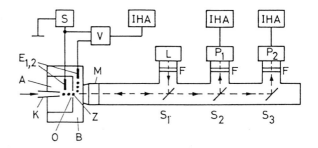

Knochenmarkzellen). Die Anzahl und Volumenverteilung der Zellen werden nach dem *Coulter-Verfahren* ermittelt. Die Zellen (Z) werden zu diesem Zweck in einer verdünnten Lösung durch einen Zuführkanal K in einen mit Elektrolyt gefüllten Raum A und von dort durch eine feine Öffnung (Durchmesser 30 bis 300 µm) in einen Raum B gesaugt. In A und B befinden sich Elektroden $E_{1,2}$, die mit einer Konstantstromquelle S und einem Verstärker V verbunden sind. Dadurch fließt zwischen E_1 und E_2 ein elektrischer Strom, dessen Größe hauptsächlich durch den Widerstand R der Öffnung O bestimmt wird. Tritt durch O eine Zelle, so vergrößert sich dadurch kurzzeitig der Widerstand R zwischen E_1 und E_2, und es entsteht ein Spannungsimpuls, der von einem elektronischen Zähler registriert wird. Aus der Impulszahl je Sekunde ($\Delta N/\Delta t$), der Sauggeschwindigkeit v der verdünnten Lösung, dem Lochquerschnitt A und dem Verdünnungsfaktor k der Lösung ergibt sich die Konzentration n der Zellen:

$$n = (\Delta N/\Delta t)/vkA .\tag{5.4}$$

Bei $A \gg A_z$ (A_z Zellquerschnitt) ist die Widerstandsänderung dem Volumen V_z der Zellen proportional. Durch Differenzieren der entsprechenden Spannungsände-rung ergibt sich ein Spannungsimpuls, dessen Höhe ein Maß für das Volumen V_z ist. Durch Klassierung der Impulshöhen erhält man Verteilungskurven der V_z-Werte. Das Verfahren ist für Durchflußraten bis 5000 Zellen/s geeignet.

Die verschiedenen Bestandteile (Inhaltsstoffe) einer Zelle werden durch Fluoro-metrie bestimmt (s. Abschn. 5.1.3). Um die Zellen zur Fluoreszenz anzuregen, behan-delt man sie mit Fluochromen, das sind Farbstoffe, die sich spezifisch an bestimmte Zellbestandteile (z.B. Nukleinsäuren, Oberflächenantigenen oder Proteinen) an-lagern und die durch Licht einer definierten Wellenlänge zur Lichtemission angeregt werden. Zu diesem Zweck wird das Licht einer Quecksilber-Höchstdrucklampe L durch ein Filter F, einen halbdurchlässigen Spiegel S_1 und ein Mikroskop M auf die Zellen Z projiziert. Der Brennpunkt des Mikroskopobjektivs liegt dort, wo die Zellen nach Verlassen der Öffnung O in einen Flüssigkeitsstrom einbiegen. Die von den Zellen emittierte Strahlung gelangt durch die Spiegel S_1, S_2 und S_3 über Filter F zu Photomultipliern P_1 und P_2. Diese liefern für jede Zelle Stromimpulse, deren Ampli-tude ein Maß für die Lichtintensität, den Farbstoffgehalt und damit für die Menge eines bestimmten Bestandteils der Zelle ist. Die Verteilungskurven der Stoffmengen und Zellvolumina werden mit Impulshöhenanalysatoren (IHA) ermittelt.

Die Abb. 5.21 zeigt den Aufbau eines modernen Zytometers. In Abb. 5.22 ist als Meßbeispiel eine Zweiparameter-Darstellung von Verteilungskurven der Zellen des

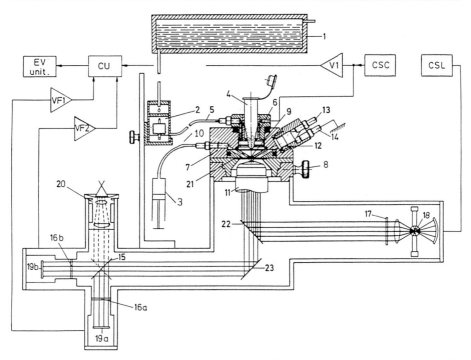

Abb. 5.21. Aufbau eines modernen Zytometers. *1* partikelfreier Elektrolyt, *2* Kammer mit einstellbarer Höhe zur hydrostatischen Regulierung des Partikelstroms aus dem Partikelbehälter *4* zur Injektionsöffnung (100 μm Durchmesser) am Boden von *4*, *5* Elektrolytzuleitung, *6* Elektrode zur Messung des Zellvolumens, *9* Bereich für elektrische und optische Messungen, *11* Epifluoreszenz-Optik, *15*, *22*, *23* Spiegel, *16*, *17* Filter, *18* Hochdrucklampe zur Fluoreszenzanregung, *19* Photomultiplier, *20* Mikroskop, CSC, CSL Stromversorgung, CU Kontrolleinheit, V1, VF1, VF2 Verstärker für Volumen- und zwei Fluoreszenzimpulse

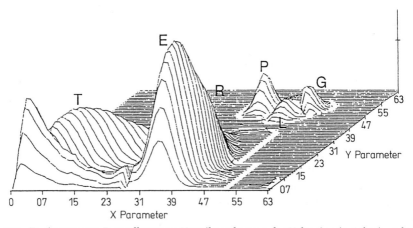

Abb. 5.22. Zweiparameter-Darstellung von Verteilungskurven der Volumina (*x*-Achse) und eines Fluoreszenzwerts (*y*-Achse) der Zellen des Vollbluts. Der Ordinatenmaßstab ist logarithmisch. *T* Thrombozyten, *E* Erythrozyten, *R* Retikulozyten, *L* Lymphozyten, *G* Granulozyten, *P* Testpartikel

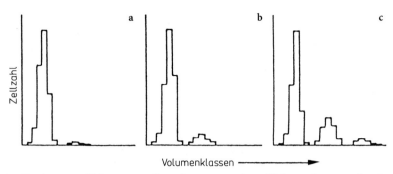

Abb. 5.23. Erythrozyten-Volumenverteilungskurven von einem Nichtraucher **a**, starken Raucher **b** und Herzinfarktpatienten **c**. Der hohe Gipfel stammt von einzelnen Erythrozyten, die kleineren von Aggregaten aus zwei bzw. drei Zellen

Vollbluts wiedergegeben. Die Werte an der x-Achse bedeuten Maßzahlen für die Zellvolumina und die Werte an der y-Achse Maßzahlen für einen Zellfluoreszenzwert. Die Ordinate ist logarithmisch. In Abb. 5.23 sind Erythrozyten-Volumenverteilungskurven dargestellt, die eine zunehmende Zellaggregation bei starken Rauchern und Herzinfarktpatienten demonstrieren.

5.4
Chromatographen

Chromatographen sind Geräte zum physikalischen Trennen von chemisch ähnlichen Substanzen in einem flüssigen oder gasförmigen Gemisch. Ihr Prinzip stammt von dem russischen Botaniker Zwet, der das Verfahren Anfang des 20. Jahrhunderts zum Trennen von Pflanzenfarbstoffen entwickelte.

Ein Chromatograph (vgl. Abb. 5.24) besteht im wesentlichen aus einem Injektor, dem das zu trennende Gemisch (die Probe P) zugeführt wird, einer Chromatographensäule (C), welche die Bestandteile des Gemischs separiert, und einem Detektor (D), der die einzelnen Bestandteile sequentiell nach Art und Menge erfaßt. Durch die Chromatographensäule (vgl. Abb. 5.25) strömt als Träger (T) ein flüssiges oder gasförmiges Medium (die sogenannte *mobile Phase*), in die das Gemisch (z.B. aus den Komponenten A und B) injiziert wird. An der Wand der Säule befindet sich ein flüssiges oder festes Medium (die sogenannte *stationäre Phase*), welches die Eigenschaft hat, die Moleküle des Gemischs temporär verschieden lange festzuhalten. Auf diese Weise wird erreicht, daß z.B. zwei Mischungspartner A und B nach Verlassen des Injektors I (a) die Chromatographensäule C verschieden schnell durchwandern (b) und als räumlich getrennte Teilchenimpulse am Detektor D ankommen (c).

Je nachdem, ob die stationäre Phase flüssig oder fest und die mobile Phase flüssig oder gasförmig ist, unterscheidet man folgende Arten der Chromatographie (vgl. Tabelle 23).

Bei der Kombination flüssig-flüssig beruht die Trennung der Mischungspartner auf deren verschiedener Löslichkeit in zwei Lösungsmitteln, bei der Kombination flüssig-gasförmig auf der unterschiedlichen Löslichkeit von Gasen in einer Flüssig-

Abb. 5.24. Prinzip eines Chromatographen. *T* Trägergas oder
Flüssigkeit, *R* Strömungsregler, *P* Probe, *I* Injektor, *C* Chromatographensäule, *D* Detektor, *O* Ofen, *S* Schreiber

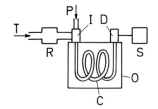

Abb. 5.25. Trennung zweier Stoffkomponenten
A und *B* in einer Chromatographensäule. *P* Probe,
I Injektor, *A, B* zwei Komponenten eines Gemischs,
C Chromatographensäule, *D* Detektor, *Pm* mobile
Phase, *Ps* stationäre Phase

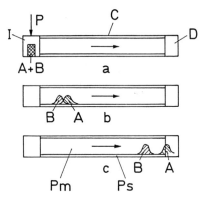

Tabelle 23. Arten der Chromatographie

Stationäre Phase	Mobile Phase	Bezeichnung	Anwendung
flüssig	flüssig	LLC	Dünnschicht, Papier-Chromatographie
flüssig	gasförmig	GLC	
fest	flüssig	SLC	Dünnschicht-, Ionenaustauscher, Gel-Permeations-Chromatographie
fest	gasförmig	GSC	

keit, bei der Kombination fest-flüssig auf dem verschieden starken Haften von Flüs-
sigkeitsmolekülen an einer Festkörperoberfläche und bei der Kombination fest-gas-
förmig auf der unterschiedlichen Adsorption von zwei Substanzen an einer Festkörperoberfläche oder der verschieden starken Bindung von Ionen an einer Ionenaustauschermembran oder der variierenden Größe von Molekülen, die beim Vorbei-
wandern in die Poren eines Festkörpers leichter oder schwerer eindringen können.

Bei der Flüssig-Flüssig-Dünnschicht-Chromatographie besteht zum Beispiel die
stationäre Phase aus einer Schicht von Kieselgel oder Zellulose, die von einem H_2O-
Film bedeckt ist. Bei der Papier-Chromatographie wandert eine Flüssigkeit mit dem
zu trennenden Gemisch durch eine Papierbahn und bei der Gel-Permeations-Chro-
matographie besteht die adsorbierende Schicht aus einer Kohlenhydratverbindung,

die verschieden große Poren hat. Große Moleküle diffundieren nicht in die Poren und wandern daher rascher durch die Säule als kleine Moleküle.

Bei Gas-Chromatographen (mit gasförmiger mobiler Phase) verwendet man je nach Aufgabe verschiedene Detektorsysteme. Beim Flammen-Ionisationsdetektor (Abb. 5.26 a), der zum Nachweis organischer kohlenwasserstoffhaltiger Substanzen dient, tritt das Gemisch aus Probe und Trägergas ($P + T$) in eine H_2-Flamme (F). Die Moleküle der Probe werden darin ionisiert und als Ionen vom Kollektor (K) aufgefangen. Beim Elektronenionisations-Detektor für halogenierte Kohlenwasserstoffe (Abb. 5.26 b) werden die Moleküle der Probe (P) durch β-Strahlen von einem Ni-63-β-Emitter ionisiert und als Ionen von einem Kollektor (K) gesammelt. Der Wärmeleitfähigkeits-Detektor (Abb. 1.89) dient zum Nachweis von verdampfbaren Komponenten, und der Flammenphotometer-Detektor (Abb. 2.56 c), bei dem das Licht einer von der Probe gespeisten Flamme auf einem Photomultiplier trifft, erfaßt schwefel- und phosphorhaltige Substanzen.

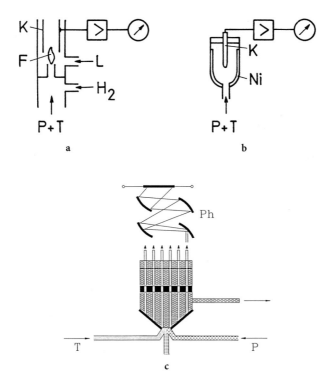

Abb. 5.26. Prinzip eines Flammenionisations-Detektors **a**, Elektronenionisations-Detektors **b** und eines Flammenphotometer-Detektors **c**. *P* Probe, *T* Trägergas, *F* H_2-Flamme, *K* Ionenkollektor, *L* Luftstrom, *Ni* radioaktive *Ni*-63-Schicht, *Ph* Photomultiplier

5.5
Elektrophoresegeräte

Elektrophorese bedeutet die Wanderung von Ionen im elektrischen Feld. Trennt man durch Zentrifugieren die Erythrozyten und Leukozyten von einer Blutprobe, so erhält man das Blutplasma. Es enthält pro Liter 900 g Wasser, 65 ... 80 g Eiweiß und 20 g kleinmolekulare Substanzen. Die Eiweißmoleküle sind aus Aminosäuren aufgebaut, die in saurer Lösung Protonen (H^+) aufnehmen und in alkalischer Lösung abgeben. Sie werden dadurch zu positiv oder negativ geladenen Ionen der Form $H^+(MR)$ bzw. $(MR)COO^-$ (MR Molekülrest). Je nach dem pH-Wert der Lösung überwiegt die positive oder negative Ionenladung. Bei einem bestimmten pH-Wert herrscht Ladungsneutralität (isoelektrischer Punkt).

In einem elektrischen Feld wandern die Ionen mit einer Geschwindigkeit

$$v = \mu E = \frac{QE}{6\pi\eta r} \,. \tag{5.5}$$

(μ Ionenbeweglichkeit; Q Ionenladung; r Ionenradius; η Viskosität des Lösungsmittels). Wegen ihrer unterschiedlichen Werte von Q und r wandern die verschiedenen Eiweißmoleküle des Blutes im elektrischen Feld längs eines mit Lösung befeuchteten Papierstreifens verschieden schnell und können so getrennt werden. Man erhält ein hohes Maximum für die Albumine (A) mit dem höchsten μ-Wert und weitere

Abb. 5.27. Prinzip der Elektrophorese (oben) und Verteilung der Eiweißkomponenten des Blutes auf dem feuchten Papierstreifen

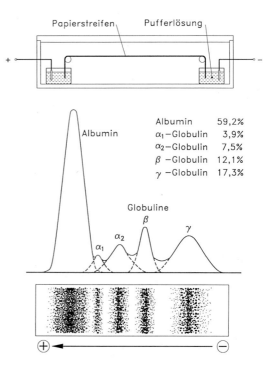

Albumin	59,2%
α_1–Globulin	3,9%
α_2–Globulin	7,5%
β –Globulin	12,1%
γ –Globulin	17,3%

Abb. 5.28. Formen (schematisch) und Größen-
verhältnisse verschiedener Eiweißmoleküle
im Blut

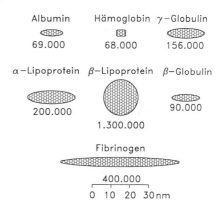

Maxima für die Globuline (α_1 bis δ). Der Papierstreifen wir photometrisch ausgewertet (vgl. Abb. 5.27).

Viele Erkrankungen führen zu charakteristischen Veränderungen des Plasma-
proteinspektrums. Die Plasmaproteine (vgl. Abb. 5.28) sind wichtig für die Bindung und den Transport verschiedener Substanzen im Blut, z.B. Albumine für die
Bindung von Thyroxin, α und β-Globuline für den Transport von Lipiden, Kupfer
und Eisen sowie γ-Globuline (Immunglobuline) als Antikörper gegen Bakterien
und körperfremdes Protein.

5.6
KMR- und ESR-Meßsysteme

5.6.1
Kernmagnetische und Elektronenspin-Resonanz

Die kernmagnetische Resonanz (KMR) und die Elektronenspinresonanz (ESR)
beruhen darauf, daß etwa zwei Drittel aller stabilen Atomkerne und die Hüllen-
elektronen aufgrund ihres Spins (Eigenrotation) und ihrer elektrischen Ladung ein
magnetisches Moment (Eigenmagnetfeld) aufweisen. Die magnetischen Momente
der Atomkerne (und Elektronen) in der Materie haben im allgemeinen beliebige
Richtungen, so daß sich ihre Wirkungen gegenseitig aufheben. In einem äußeren
konstanten Magnetfeld der Induktion B_z richten sich die magnetischen Momente
in Richtung des Felds aus, wobei aus energetischen Gründen mehr Momente in
Richtung des Felds als in die entgegengesetzte Richtung weisen. Da sich die einzelnen magnetischen Momente nun nicht mehr kompensieren, ist das gesamte
magnetische Moment auch makroskopisch meßbar. Man nennt die Materie dann
magnetisiert. Die Magnetisierung ist als das magnetische Moment je Volumeneinheit definiert.

Wird dem konstanten Magnetfeld der Induktion B_z mit Hilfe einer Erregerspule
ES (vgl. Abb. 5.29) ein dazu senkrechtes schwaches magnetisches HF-Feld der
Induktion B_x überlagert, so wird die Magnetisierung aus ihrem Gleichgewichtszu-
stand (parallel zum Magnetfeld) ausgelenkt. Ihre spontane Rückkehr in die Aus-

gangslage wird durch den Eigendrehimpuls (Spin) verhindert. Dadurch kommt es zu einer Bewegung der Drehmomentachse um die Richtung des Magnetfelds (*Präzession*). Die Kreisfrequenz der Präzessionsbewegung (*Larmorfrequenz*) ist

$$\omega_0 = \gamma B_z \tag{5.6}$$

(γ *gyromagnetisches Verhältnis*, vgl. Tab. 24). Eine Auslenkung der Magnetisierung aus der Gleichgewichtslage findet nur dann statt, wenn die Frequenz des anregenden HF-Magnetfeldimpulses B_x genau mit der Präzessionsfrequenz der Magnetisierung übereinstimmt. Die Präzession des magnetischen Moments induziert in einer Detektorspule *DS* eine HF-Spannung, die am Ende des Magnetfeldimpulses B_x als kernmagnetisches bzw. Elektronenspin-Resonanzsignal registrierbar ist (vgl. Abb. 5.30). Durch Variation von B_z oder der Anregungsfrequenz f_0 lassen sich die Resonanzsignale verschiedener Bestandteile der Probe bestimmen.

Bei KMR-Messungen liegt f_0 im Bereich bis 300 MHz und B_z zwischen 0,1 und etwa 7 Vs/m². Die Fläche unter jedem Resonanzmaximum ist ein Maß für die Anzahl der die Resonanz verursachenden Atomkerne. Die Spektren sind allerdings komplex und schwer zu interpretieren. Anwendungsbeispiele sind die Bestimmung des Eisengehalts im Blutserum sowie die Isotopenbestimmung (z. B. von ^{13}C, ^{19}F oder ^{31}P).

Bei ESR-Messungen (auch EPR- = elektronen-paramagnetische Resonanzmessungen genannt) erstreckt sich der Anregungsfrequenzbereich wegen der geringen

Abb. 5.29. Anregungsprinzip der kernmagnetischen Resonanz bzw. der Elektronenspinresonanz. *ES* Erregerspule, *DS* Detektorspule, *A* Atomkern oder Elektron, *S* Spinvektor

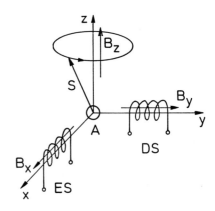

Tabelle 24. Anregungsfrequenz und gyromagnetischer Quotient verschiedener Atome

Isotop	Spin	Relative Nachweisempfindlichkeit	Frequenz: $(\omega_0/2\pi)$/MHz bei $B_z = 0,5$ T	Gyromagnetischer Quotient $\gamma \cdot 10^{-6}$ $(= \omega_0/B_z)$/s^{-1} T^{-1}
^{1}H	1/2	1,00	21,3	267,502
^{19}F	1/2	0,83	20,0	251,675
^{23}Na	1/2	$9,2 \cdot 10^{-2}$	5,6	70,754
^{31}P	1/2	$6,6 \cdot 10^{-2}$	8,6	108,289
^{14}N	1/2	$0,1 \cdot 10^{-2}$	1,53	19,29
^{13}C	1/2	$1,6 \cdot 10^{-2}$	5,35	67,23

Abb. 5.30. Aufbau eines KMR-Spektrometers. *ME* Magnet-
felderregung, *G* Sägezahngenerator, *S* Sender, *E* Empfänger,
x, y X- und *Y*-Ablenkung, *O* Oszilloskop

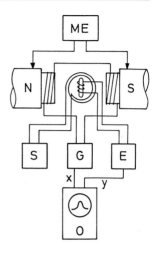

Elektronenmasse bis etwa 10 GHz, die magnetische Induktion B_z beträgt einige
Zehntel Vs/m². Zur Erfassung der Resonanzen mißt man mit einer Mikrowellen-
Meßbrücke gewöhnlich die Phasenverschiebung zwischen dem Erreger- und
Detektorspulensignal und nicht die Resonanzamplituden wie bei der KMR-
Messung. Die Methode eignet sich insbesondere zum Nachweis von freien Radika-
len in biologischen Proben. Die Entdeckung der kernmagnetischen oder nuklear-
magnetischen Resonanz (KMR bzw. NMR) geht auf F. Bloch und E.M. Purcell (1946)
zurück.

5.6.2
Magnetresonanzspektroskopie (MRS)

Nach Gl. (5.6) und Tabelle 24 gibt es bei gegebenem Magnetfeld der Induktion B_z für
jedes Element eine charakteristische Larmorfrequenz. Durch Auswahl dieser Frequenz kann daher das Resonanzsignal des zugehörigen Elements selektiv erfaßt
werden. Die Wechselwirkung zwischen dem statischen Magnetfeld B_z und der jeden
Atomkern umgebenden Elektronenwolke erzeugt ein schwaches zusätzliches
Magnetfeld am Kernort, das proportional zu B_z ist und diesem entgegenwirkt. Der
Kern erfährt also durch die Elektronenwolke eine schwache magnetische Abschirmung. Folglich ist im Vergleich zum freien Atomkern das Magnetfeld am Kernort
reduziert und die resultierende Resonanzfrequenz verändert. Da die Struktur der
Elektronenwolke von den Bindungskräften der molekularen Umgebung abhängig
ist, erhält man für identische, aber in unterschiedlichen chemischen Bindungsver-
hältnissen liegende Atome veränderte Resonanzfrequenzen. Aus Veränderungen
des MR-Spektrums kann daher auf Strukturänderungen im Gewebe geschlossen
werden. Man bezeichnet diese Änderungen als chemische Verschiebung (chemical
shift). Die Frequenzverschiebungen im Vergleich zu Resonanzlinien von Referenz-
substanzen werden in ppm (parts per million) angegeben.

Bei Patientenuntersuchungen ist eine lokale Zuordnung der aufgenommenen
Spektren notwendig. Dies geschieht am einfachsten durch Oberflächenspulen, die

über dem zu untersuchenden Gewebebereich auf der Körperoberfläche angeordnet werden. Damit lassen sich allerdings nur oberflächennahe Gewebeestrukturen ohne scharfe Begrenzung erfassen. Diese Nachteile vermeiden volumenselektive Verfahren, bei denen Kombinationen bestimmter Anregungsimpulsfolgen mit magnetischen Gradientenfeldern eingesetzt werden.

Die Abb. 5.31 zeigt als Meßbeispiel ein in vivo aufgenommenes P-31-Spektrum von gesundem Muskelgewebe und Abb. 5.32 ein H-1-Spektrum von Tumorgewebe (schraffiert) im Vergleich zu gesundem Gewebe.

5.6.3
Kernspintomographie

Bei der Kernspintomographie (KST, auch NMR-, d.h. nuklearmagnetische Resonanz-Tomographie oder Magnetic Resonance Imgaging, MRI, genannt) werden durch Computerauswertung von Magnetresonanzsignalen in einem magnetischen Feldgradienten beliebige Schnittbilder durch den menschlichen Körper erzeugt. Das Verfahren ist risikofrei, ergibt einen wesentlich besseren Weichteilkontrast im Vergleich zu Ultraschall- und Röntgentechnik und vermeidet Knochenartefakte.

Der erste Vorschlag zur in vivo-NMR-Spektroskopie stammt von Damadian (1971). Lauterbur erzeugte 1973 das erste NMR-Bild von einem wassergefüllten Röhrchen und 1974 von einer lebenden Maus. Mansfield lieferte 1976 das erste Schnittbild vom menschlichen Körper (nämlich von einem Finger) und Damadian 1977 das erste Thoraxschnittbild.

Zur Aufnahme eines Kernspintomogramms wird anstelle eines homogenen Magnetfelds B_z mit Hilfe von zusätzlichen Gradientenspulen ein Gradientenfeld erzeugt, dessen Induktion in z-Richtung linear ansteigt (vgl. Abb. 5.33). Nach Gl. (5.6) gehört zu jeder Anregungsfrequenz f_0 eine bestimmte magnetische Induktion

$$B_{z0} = 2\pi f_0/\gamma, \tag{5.7}$$

und damit eine definierte Körperschicht an der Stelle z_0, in der die Resonanzbedingung für die Protonen erfüllt und ein Kernresonanzsignal ausgelöst werden kann (selektive Anregung).

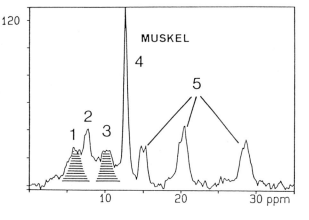

Abb. 5.31. In vivo aufgenommenes P-31-Spektrum von gesundem Muskelgewebe. *1* Phosphomonoester, *2* anorganisches Phosphat, *3* Phosphodiester, *4* Kreatinphosphat, *5* Adenosintriphosphat (ATP)

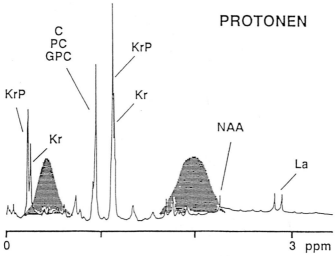

Abb. 5.32. In vitro-Protonenspektrum von gesundem Gewebe (feine Linien) und Tumorgewebe (schraffiert). Die Abkürzungen bezeichnen bestimmte Verbindungen

Abb. 5.33. Selektive Anregung einer bestimmten Körperschicht in einem magnetischen Gradientenfeld

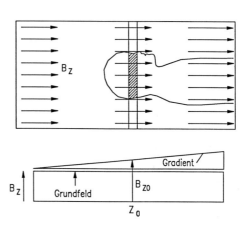

Bei der Erzeugung eines Schnittbilds benutzt man Anregungsimpulse (der magnetischen Induktion B_x), deren Amplitude und Dauer so gewählt sind, daß die Drehimpulsvektoren bzw. magnetischen Momente der Atomkerne entweder um 90° oder um 180° aus ihrer Vorzugsrichtung herausgekippt werden. Nach Abschalten des Felds B_x induziert die Präzession der Kerne ein Kernresonanzsignal, dessen Anfangsstärke von der Menge der angeregten Atomkerne abhängig ist. Gleichzeitig kehren die Drehimpulsvektoren der Kerne in die Richtung des Grundmagnetfelds B_z zurück. Die Dauer dieses Relaxationsvorgangs wird durch zwei Zeitkonstanten bestimmt: die *Spin-Gitter-Relaxationszeit* T_1, welche von der Kopplung der Atomkerne an ihre Umgebung abhängt, und die *Spin-Spin-Relaxationszeit* T_2, welche die gegenseitige Beeinflussung der

Kerne berücksichtigt. Das Resonanzsignal enthält also sowohl Informationen über die Kerndichte als auch über die biologischen Eigenschaften des untersuchten Gewebebereichs.

Der zeitliche Verlauf des NMR-Signals von einer bestimmten Körperstelle hängt von der dort vorhandenen Kerndichte und den Relaxationszeiten T_1 und T_2 ab. Die Signalhöhe bestimmt den Grauwert bzw. Farbton des zugehörigen Bildpunkts (Pixels) auf dem Bildschirm. Durch unterschiedliche Anregungsimpulsfolgen (Aufnahme-Sequenzen) können die einzelnen Parameter betont werden.

a) Saturation Recovery-Folge (SR)

Mit einem HF-Stromimpuls (90°-Impuls) in der Erregerspule wird der Magnetisierungsvektor z. B. der Protonen in der angeregten Körperschicht um 90° ausgelenkt (1, 2) und der Vorgang nach der Repetitionszeit T_R (z. B. 1 s) wiederholt (vgl. Abb. 5.34). Durch Wechselwirkung mit Nachbaratomen spreizt der Magnetisierungsvektor M (2) mit einer Zeitkonstanten T_2 (Spin-Spin-Relaxationszeit) entsprechend der Beziehung)

$$M = M_0\, e^{-\, T_E/T_2} \tag{5.8}$$

auf (3, 4) (T_E Echozeit = Zeit zwischen Anregung und Auslesen des Signals) und kehrt mit der Zeitkonstanten T_1 (Spin-Gitter-Relaxationszeit) entsprechend der Beziehung

$$M = M_0\, (1 - e^{-t/T_1}) \tag{5.9}$$

wieder in die Ausgangslage (z-Richtung) zurück (5). Das resultierende Kernspinsignal (2, 3, 4) wird auch FID-Signal (Free induction decay-Signal) genannt. Bei Beginn des zweiten 90°-Impulses (5) zum Zeitpunkt T_R (Wiederholzeit) ist der Ausgangszustand M_0 (1) der Magnetisierung nach Gl. (5.9)

$$M = M_0\, (1 - e^{-T_R/T_1}) \tag{5.9 a}$$

noch nicht wieder erreicht. Daher führt der zweite 90°-Impuls (5, 6) zu einem schwächeren FID-Signal (7).

Der Augenblickswert S des Kernresonanzsignals ist proportional zu M und die Kernspindichte (Protonendichte) P proportional zu M_0. Daraus folgt mit Gl. (5.8) und (5.9 a) und dem Proportionalitätsfaktor K:

$$S = KP e^{-\, T_E/T_2}\, (1 - e^{-T_R/T_1}). \tag{5.10}$$

b) Inversion Recovery-Folge (IR)

Bei dieser Inversions-Rückkehr-Folge wird zunächst der Magnetisierungsvektor M_0 durch einen 180°-Impuls invertiert und dann nach einer Zeit T_0 nochmals durch einen 90°-Impuls gedreht. Dies geschieht mit der Wiederholzeit T_R. Das FID-Signal folgt der Beziehung

$$S = KP e^{-\, T_E/T_2}\, (1 - 2\, e^{-T_0/T_1}) \tag{5.11}$$

und wird jeweils nach dem 90°-Impuls ausgelesen (vgl. Abb. 5.35). In Gl. (5.11) bedeutet T_0 die Inversionszeit (Zeit zwischen dem 180°- und 90°-Impuls). Durch diese Sequenz entstehen T_1-betonte Bilder.

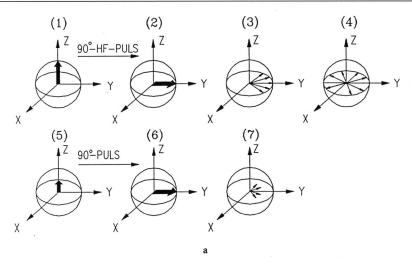

a

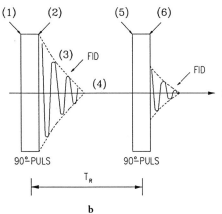

b

Abb. 5.34. Veränderung des Magnetisierungsvektors M der Protonen durch zwei aufeinanderfolgende 90°-Impulse **a** und die dadurch entstehenden FID-Signale bei der Saturation Recovery-Folge **b**

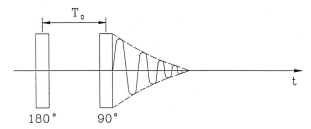

Abb. 5.35. Impulsfolge und Resonanzsignal bei der Inversion Recovery-Sequenz

c) Spin-Echo-Folge (SE)

Hier folgt auf einen 90°-Impuls im Zeitabstand T_0 ein 180°-Impuls mit anschließender Auslesung des Signals zur Zeit $2\,T_0$ (vgl. Abb. 5.36).

Nach dem Umklappen des Magnetisierungsvektors M durch den 90°-Impuls (1, 2) spreizt der Vektor M auf (3). der 180°-Impuls kehrt die Richtungen der Einzelspinvektoren um und läßt diese zusammenlaufen (4, 5), wodurch das Echosignal entsteht. Dieses wächst zunächst entsprechend der Beziehung

$$S = KP\,e^{t/T_2}\,(1 - e^{-T_0/T_1}) \tag{5.12}$$

bis zu einem Maximum S_0 bei $t = 2\,T_0 = T_E$ und fällt dann ab:

$$S = S_0\,e^{-t/T_2}. \tag{5.13}$$

Die beschriebene Impulsfolge wiederholt sich nach der Zeit $t = t_R$. Sie dient zur Erzeugung T_2-betonter Bilder sowie zur Berechnung von T_1 und T_2. Aus zwei Spin-Echo-Signalen, die mit gleicher Wiederholzeit T_R aber unterschiedlicher Echozeit $2\,T_0$ aufgenommen werden, kann T_2 berechnet werden. T_1 erhält man, indem T_0 festgehalten und T_R variiert wird.

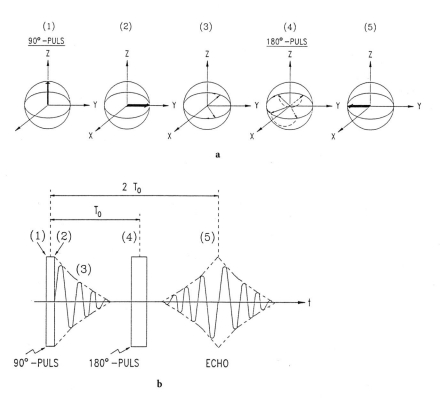

Abb. 5.36. Veränderung des Magnetisierungsvektors M **a** und resultierende Resonanzsignale **b** bei der Spin-Echo-Folge

Die Pulswiederholzeit T_R beträgt 0,2 ... einige s. Diese Zeitspanne kann genutzt werden, um weitere Schichten anzuregen (z.B. sieben Schichten während 0,8 s).

Wie schon erwähnt, sind in den Gln. (5.8) bis (5.13) die Protonendichte P und die Relaxationszeit $T_{1,2}$ gewebeabhängig, während die Echozeit T_E und die Pulswiederholzeit T_R vom Untersucher eingestellt werden können. Ziel der Einstellung ist ein möglichst guter Bildkontrast. Bei der am häufigsten verwendeten Spin-Echo-Sequenz erhält man für große Werte von T_R ($> 1,6$ s) T_2-betonte Bilder und bei kleineren Werten (0,4 ... 0,8 s) T_1-betonte Bilder. In Abb. 5.37 sind Wertebereiche von T_1 und T_2 für gesundes Gewebe bzw. Tumorgewebe angegeben.

Aufbau eines Kernspintomographen

Ein Kernspintomograph besteht aus einem Magnetsystem, einem Hochfrequenz-Sender und -Empfänger, einem Steuerrechner und einer Bildausgabe- und Bedieneinheit (vgl. Abb. 5.38).

Das Magnetsystem enthält eine Grundfeldspule, Gradientenspulen und eine Hochfrequenzspule. Der Grundfeldmagnet ist bis 0,25 T ein Widerstandsmagnet und darüber (bis 2 T) ein supraleitender Magnet. Dessen Wicklung besteht aus NbTi-Filamenten, die in Kupferdraht eingebettet sind. Die Wicklung wird mit flüssigem Helium (4,2 K) und flüssigem Stickstoff (77 K) gekühlt (Abb. 5.39). Nach Einschalten des Spulenstroms bis 150 A und Spulenkurzschluß fließt der Strom mit einer Konstanz von etwa 0,1 ppm/h. Die räumliche Homogenität des Grundfelds wird durch sogenannte Shimspulen gewährleistet, die schwache Ausgleichsgradientenfelder erzeugen.

Die normalleitenden drei Gradientenspulen für den x-, y- und z-Feldgradienten werden periodisch von einer computergesteuerten Stromversorgung gespeist. Die Stromstärke beträgt 10 ... 20 A und der Feldgradient etwa 1 mT/m. Die Hochfrequenzspule sendet die HF-Impulsfolgen zur Anregung der Kerne aus und empfängt die Kernresonanzsignale. Die Sendeleistung beträgt einige kW, die Amplituden der empfangenen Signale liegen im Mikrovoltbereich. Die Signale werden

Abb. 5.37. Wertebereich der Relaxationszeiten T_1 und T_2 für gesundes Gewebe bzw. Tumorgewebe

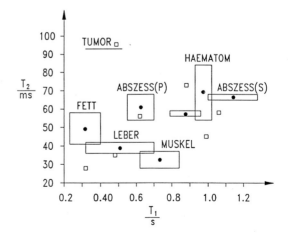

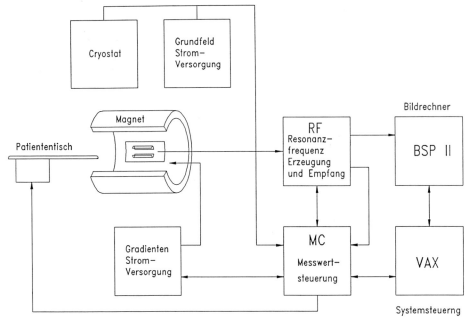

Abb. 5.38. Aufbau eines Kernspintomographen

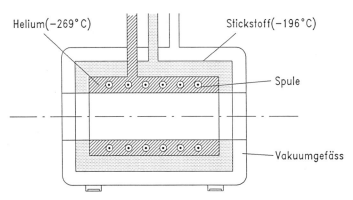

Abb. 5.39. Aufbau des supraleitenden Magneten eines Kernspintomographen

verstärkt und digitialisiert. Bei höheren Frequenzen wird anstelle der HF-Spule ein Resonator verwendet. Neben der Ganzkörperspule sind für spezielle Aufnahmen auch Kopf- und Oberflächenspulen in Gebrauch.

Das Signal-Rausch-Verhältnis der Empfangsanlage wächst proportional zum Bildvolumenelement (Voxelvolumen) ΔV sowie mit der Wurzel aus der Resonanzfrequenz ω_0 und der Meßzeit t_0 (vgl. Abb. 5.40):

$$S/R \sim \Delta V \sqrt{\omega_0 t_0} \,. \tag{5.14}$$

Abb. 5.40. Signal-Rausch-Verhältnis (*S/R*) verschiedener Gewebearten in Abhängigkeit von der Anregungsfrequenz f_0

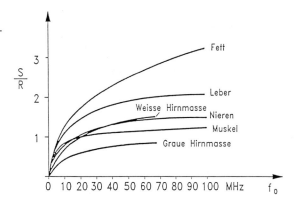

Abb. 5.41. Erzeugung des Kernspintomogramms mit Hilfe der Rückprojektionsmethode

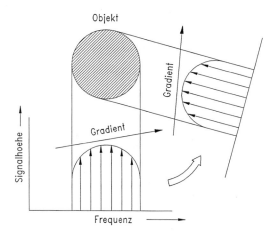

Wegen Gl. (5.6) nimmt *S/R* mit der Grundfeldinduktion B_z zu. Bei den üblichen Werten von ΔV und B_z ergeben sich Meßzeiten von der Größenordnung 10 min.

Bildgewinnung

Zur Abbildung der Protonenverteilung innerhalb einer Schicht dienen die Rückprojektionsmethode und das 2D-Fourier-Transformations-Verfahren. Bei der *Rückprojektion* wird in der Schichtebene ein Gradientenfeld erzeugt und dadurch die Kernspindichte längs des Feldgradienten in ein Frequenzspektrum umgesetzt (Abb. 5.41). Durch schrittweises Drehen des Feldgradienten in der Schichtebene erhält man weitere Frequenzspektren (Projektionen), aus deren Überlagerung wie bei der Röntgentomographie das Bild rekonstruiert wird. Beim 2D-Verfahren werden in der Schichtebene in zwei zueinander senkrechten Richtungen (*x, y*) zwei Gradientenfelder bzw. Frequenzachsen erzeugt. Bei der Signalauslesung entschlüsselt der Computer durch Fourier-Transformation die Frequenzgemische nach ihren einzelnen Frequenzkomponenten. Jede Frequenzkombination ist einem bestimmten Voxel der abgebildeten Schicht zugeordnet. Die Signalamplitude ist der Protonenzahl proportional und bestimmt die Bildpunkthelligkeit. Zum Aufbau einer Bildmatrix von 256 × 256 Bildelementen sind 256 Anregungsimpulse verschiedener Frequenz erforderlich. Bei einer Pulswiederholzeit T_R von 1,6 s ergibt sich eine Mindestmeßzeit von 6,8 min. Gewöhnlich wird die Messung ein- oder mehrmals wiederholt, um den Signal-Rausch-Abstand und damit die Bildqualität zu verbessern. Entsprechend größer (bis zu 30 min) wird dann die Meßzeit. Durch ein zusätzliches z-Gradientenfeld ist auch eine 3D-Abbildung möglich.

Anwendungsbeispiele des Kernspintomographen

Minimal invasive Chirurgie

Ein offener Magnetresonanz-Tomograph und ein Computer mit der Software SurgiScope-System erzeugen dreidimensionale Bilder des Gehirns und zeigen dem Chirurgen, an welcher Kopfstelle er das Operationsloch bohren muß und wo sich während der Operation sein Instrument befindet. Das gleiche Gerät wird auch bei der Aufweitung von verengten Blutgefäßen mittels aufblasbarem Ballonkatheter (Ballondilatation) und bei der Implantation von Bypässen (aus dem Bein entnommenen Adern) als Ersatz für verstopfte Herzkranzgefäße durch eine schlüssellochgroße Brustkorböffnung verwendet. Wegen des Magnetfelds des Tomographen sind die Operationsinstrumente (Greifer, Zangen und Scheren) aus Keramik und Titan. Bei der Ballondilatation ist nach einem halben Jahr allerdings jedes dritte Gefäß wieder verstopft. Eingesetzte mechanische Gefäßstützen, sogenannte Stents, können Zellwucherungen auslösen, welche die Blutzirkulation behindern. Stützen mit eingebautem Radioisotop P-32, einem Betastrahler, verhindern diese Zellwucherungen.

Einsatz von Hüftgelenkprothesen

Ein Roboter (Robodoc) fräst auf 100 µm genau das Loch für den Schaft einer Hüftgelenkprothese in den Oberschenkelknochen. Daten aus einem Computertomographen, in denen die exakte Form des Knochens gespeichert wird, bringen den Roboter in die genaue Fräs-Position.

5.7
Speicherung von Labor- und Bilddaten

Eine gemeinsam von Bayer und IBM entwickelte Gesundheitskarte (health card) in Form einer Hybridkarte mit einem 8 kbyte-Speicherchip und einem 6,6 Mbyte großen optischen Speicher kann die persönliche Krankengeschichte mit verschriebenen Medikamenten, Labordaten, Arztbesuchen, Klinikaufenthalten und Risikofaktoren sowie Röntgen-, Ultraschall- und Computertomogramm-Bildern speichern. Dadurch ist für jede neue ärztliche Behandlung die notwendige Information lückenlos und sofort verfügbar.

KAPITEL 6

Umweltschutz

6.1
Allgemeines

Die Medizin und die ihr zugeordnete Biomedizinische Technik sehen ihre primäre Aufgabe in der Diagnose und Therapie von Krankheiten. Es ist allgemein bekannt, daß ein erheblicher Teil der Erkrankungen durch Einflüsse aus der Umwelt (Luft-, Boden- und Wasserverschmutzung, Ernährungs- und Bewegungsmängel, Allergien, Lärmbelastung) verursacht wird. Aus diesem Grund wäre es sinnvoll, im Bereich des Gesundheitswesens mehr Umweltschutz-Aktivitäten im Sinne einer medizinischen Prophylaxe zu beginnen und zu fördern. Viele Investitionen, die im Umweltschutz Krankheitsursachen vermindern oder beseitigen, könnten in Zukunft bei der Behandlung von Erkrankten wieder eingespart werden.

Unter Umweltschutz versteht man alle Maßnahmen, Verfahren und Einrichtungen zur Verhütung von Schäden und Belastungen, die durch die technischen Aktivitäten der Menschen in der Biosphäre (Ökosphäre) entstehen und bei Überschreiten bestimmter Schwellenwerte gesundheitsschädlich sind.

Der menschliche Organismus tritt auf zweierlei Weise mit seiner Umwelt in Wechselwirkung: einmal über die drei Austauschflächen Lunge ($70\,m^2$), Verdauungstrakt ($40\,m^2$) und Körperoberfläche ($2\,m^2$) und zweitens über seine Sinnesorgane (Auge, Gehör, Geruchs-, Geschmack- und Tastsinn). In Abb. 6.1 sind die wichtigsten schädlichen Umweltfaktoren genannt, die über diese Organsysteme auf den Menschen einwirken können. Der Schutz von Menschen, Tieren, Pflanzen und Sachgütern gegen schädliche Umwelteinflüsse muß nach dem Verursacherprinzip in erster Linie an der Schadenquelle durch Vermindern der *Emission* er-

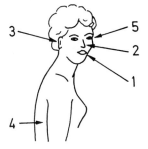

Abb. 6.1. Die wichtigsten schädlichen Umweltfaktoren, die auf den menschlichen Organismus einwirken können: *1* Luftverschmutzung, toxische Substanzen in Nahrungsmitteln und im Trinkwasser; *2* Geruchsbelästigung; *3* Lärm; *4* Strahlenbelastung; toxische Substanzen, die Hautkrankheiten verursachen; *5* Verunstaltung der Umwelt

Abb. 6.2. Anstieg der Weltbevölkerung bis zum Jahr 2000

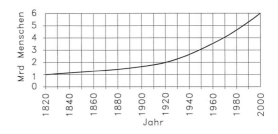

folgen, die in der Umgebung der Schadenquelle zu einer entsprechenden Abnahme der *Immission* führt. Bei gleicher Emission läßt sich die Immission verschiedener schädlicher Umweltkomponenten auch durch Maßnahmen am Einwirkort (z. B. Luftreinigung oder Lärmschutz) vermindern.

Unter *Emission* versteht man in diesem Zusammenhang alle von Anlagen und Fahrzeugen abgegebenen Luftverunreinigungen. Die *Immission* bedeutet die Einwirkung von Luftverunreinigungen (und anderer Emissionen) auf Menschen, Tiere, Pflanzen und Sachgüter. *Transmission* ist die Ausbreitung von Luftverunreinigungen. Eine besondere, häufig in Ballungszentren auftretende Immission ist der *Smog* (Kurzbegriff für *smoke* = Rauch und *fog* = Nebel). Er besteht aus einer hohen Immissionskonzentration von Schadstoffen in Verbindung mit Nebel.

Durch die wachsende Weltbevölkerung (Abb. 6.2) und den damit verbundenen Anstieg des Energieverbrauchs werden die Umweltprobleme in Zukunft deutlich verschärft. Dies zeigt sich an der ständigen Zunahme von Schadstoffen in den Grund-Lebensmitteln Luft, Wasser und Nahrung.

6.2
Schutz gegen Luftverschmutzung

6.2.1
Luftschadstoffe

Die reine atmosphärische Luft besteht aus etwa 78,1 % N_2, 21 % O_2, 0,93 % Ar, 0,03 % CO_2, kleinen Anteilen weiterer Edelgase und wechselnden Mengen Wasserdampf. In verunreinigter Luft sind neben diesen Bestandteilen noch feste und flüssige Schwebstoffteilchen enthalten, deren Gemisch man als *Aerosol* bezeichnet. Zu den gasförmigen Komponenten verunreinigter Luft gehören die von Verbrennungsvorgängen stammenden *Spurengase* CO, SO_2, NO_x, C_nH_m und H_2S sowie eine große Anzahl weiterer (hauptsächlich von der chemischen Industrie verursachter) *Umweltchemikalien* (z. B. Cd, Pb, Hg, Benzol, chlorierte Kohlenwasserstoffe, polychlorierte Biphenyle). Die festen und flüssigen Aerosolbestandteile umfassen u. a. Staub-, Ruß- und Rauchpartikel, Kondensationskerne, Keime (z. B. Bakterien, Viren und Pollen) sowie die Großionen. Die biologische Wirksamkeit dieser Teilchen richtet sich nach ihrer chemischen Natur und Konzentration. Diese wird entweder in Teilchen je cm^3, in mg/m^3 oder in ppm bzw. ppb (part per million bzw.

billion) angegeben. Sofern die chemische Natur der Teilchen bekannt ist, lassen sich die Einheiten mg/m³ und ppm ineinander umrechnen. Für die Dichte ϱ eines Gases gilt:

$$\varrho = \frac{n}{N_A} A \,, \tag{6.1}$$

(n Gaskonzentration; $N_A = 6{,}023 \cdot 10^{23}$ mol^{-1} Loschmidtsche Zahl; A Massenzahl der Gasmoleküle). Für $T = 293$ K (20 °C) und $p = 1013$ mbar (Atmosphärendruck) ist:

$$n = \frac{p}{kT} = 2{,}52 \cdot 10^{19} \text{ cm}^{-3}. \tag{6.2}$$

($k = 1{,}38 \cdot 10^{-23}$ Ws/K). Für diese Teilchenkonzentration und eine Massenzahl A ist daher die Dichte

$$\varrho/(\text{mg/cm}^3) = 0{,}0418 \cdot A/(\text{g/mol}). \tag{6.3}$$

Daher ist

$$1 \text{ ppm} = 0{,}0418 \cdot A/(\text{g/mol})\text{mg/m}^3. \tag{6.4}$$

Für einige Spurengase ergeben sich daraus die folgenden Umrechnungsfaktoren nach Tabelle 25.

Die meisten Schadstoffe werden bei der Verbrennung von Kohle, Gas, Heizöl, Benzin und Holz freigesetzt. Dazu gehören u. a. CO_2, CO, C_nH_m, NO_x, SO_2 und andere Schwefelverbindungen, Ruß, polychlorierte Dioxine bzw. Furane und Kraftfahrzeugabgase. Die Abb. 6.3 a zeigt die Emission von CO, NO und C_nH_m durch Kraftfahrzeuge pro gefahrenem km ohne und mit G-Kat. Abbildung 6.3 b vermittelt einen Eindruck von der Vielfalt der von einem Kfz emittierten Substanzen.

Je nach dem Grad ihrer Giftigkeit sind für die Luftschadstoffe Grenzwerte festgesetzt worden. Die *MAK-Werte* (MAK: maximale Arbeitsplatzkonzentration) sind Grenzwerte für gesundheitsschädliche Stoffe am Arbeitsplatz, die bei täglich achtstündiger Arbeitszeit keine Gesundheitsschäden auslösen können. Die *MIK-Werte* (MIK: maximale Immissionskonzentration; vgl. Tabelle 26) geben die Immissionsgrenzwerte an, unter denen Menschen, Tiere, Pflanzen und Sachgüter keiner Schädigung bzw. erheblichen Belästigung ausgesetzt sind.

Die MAK-Liste enthält zur Zeit etwa 400 gesundheitsschädliche Substanzen. In Ballungszentren kann jedoch die Anzahl der Luftschadstoffe weit höher sein (z. B. im Raum Köln über 1000). Insgesamt wird die Anzahl der die Umwelt belastenden

Tabelle 25. Umrechnungsfaktoren der Konzentrationen verschiedener Spurengase

	CO	NO	H_2S	SO_2	NO_2	O_3	
A	28	30	34	64	46	48	g/mol
1 ppm entspricht	1,17	1,25	1,42	2,68	1,92	2,01	mg/m³

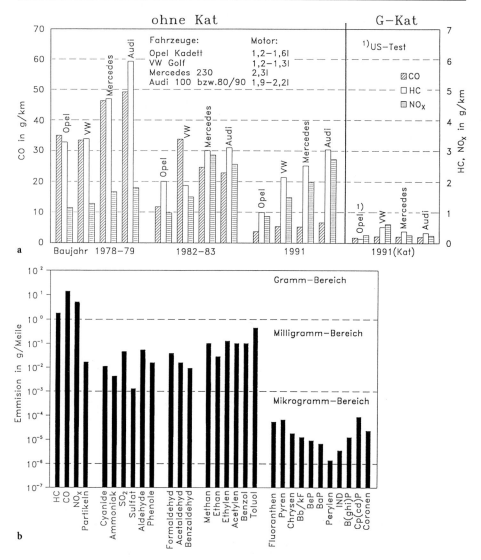

Abb. 6.3. a Emission verschiedener Spurengase durch Kraftfahrzeuge pro gefahrenen km ohne und mit G-Kat. **b** Relative Anteile verschiedener Spurengase an der Emission von Kraftfahrzeugen

Chemikalien auf etwa 60000 (von ca. 4 Mio. bis heute synthetisierten Stoffen) geschätzt. Die Umweltchemikalien können akut toxisch wirken oder Spätfolgen haben. Bei diesen unterscheidet man zwischen *Mutagenität* (Auswirkungen auf das Erbgut), *Teratogenität* (Mißbildungen ungeborener Kinder) und *Kanzerogenität* (Krebsentstehung). Wesentlich für diese Wirkungen ist neben der Giftigkeit die *Persistenz* (chemische Stabilität) eines Schadstoffs, die viele Jahre betragen kann, und die *Verweilzeit* τ_r in der Atmosphäre.

Tabelle 26. MIK- und MAK-Werte in mg/m^3 von Luftschadstoffen. MIK-Werte für Langzeit- (1) (Dauer 1 Jahr) und Kurzzeiteinwirkung (2) (Stunden bis Tage); MAK-Werte für 8 Stunden Einwirkzeit

	MIK		MAK		MIK		MAK
	(1)	(2)			(1)	(2)	
CO	10,0	30,0	33	Cl	0,1	0,3	–
NO	0,2	0,6	–	HCl	0,1	0,2	7
NO$_2$	0,08	0,2	9	HF	0,001	0,003	2
SO$_2$	0,14	0,4	5	Pb	0,002	–	0,1
H$_2$S	0,005	0,01		Staub	0,15	0,3	6
O$_3$	0,08	0,2	0,2				

Diese ergibt sich aus der Beziehung

$$\frac{\mathrm{d}C}{\mathrm{d}t} = \frac{E}{V} - \sigma C, \tag{6.5}$$

wobei C die Schadstoffkonzentration, V das gesamte Volumen der Atmosphäre, E die globale Emission des Schadstoffs und σ dessen Zerfallrate (für alle Abbauprozesse) bedeuten. Für $C = 0$ bei $t = 0$ wird:

$$C = \frac{E}{\sigma V} (1 - e^{-\sigma t}). \tag{6.6}$$

In dieser Gleichung ist $1/\sigma = \tau_r$ die Verweilzeit des Schadstoffs in der Atmosphäre. Für $t \to \infty$ wird $\tau_r = C \, V/E$. Die gesamte Atmosphäre hat eine Masse von etwa $1,8 \cdot 10^{20}$ mol. Damit wird:

$$\tau_r \approx 1,8 \cdot 10^8 \, \frac{AC}{E}. \tag{6.7}$$

(A Massenzahl des Schadstoffs; C/ppb Schadstoffkonzentration; E/(kg/a) globale jährliche Emission). In Tabelle 27 sind die Werte von E, C, in Abb. 6.4 die Werte von τ_r für einige Schadstoffe und in Tabelle 28 die Emissionsanteile der BRD angegeben.

Tabelle 29 enthält stichwortartig Angaben über einige Eigenschaften verschiedener Luftschadstoffe und deren Wirkungen auf die menschliche Gesundheit. Der Mensch atmet pro Tag etwa 20 m^3 bzw. 25 kg Luft ein. Die Schädlichkeit der darin enthaltenen Luftverunreinigungen ist von verschiedenen Faktoren abhängig: von der Giftwirkung (Toxizität), der Schadstoffdosis (Konzentration mal Einwirkzeit), der Kombination mehrerer Schadstoffe, den Umgebungsbedingungen (Temperatur, Feuchte, Strahlung, Luftbewegung) und vom Alter und Gesundheitszustand des Menschen. Die biologischen Wirkungen von Luftschadstoffen werden durch verschiedene wissenschaftliche Disziplinen erfaßt: Die Arbeitsmedizin untersucht bestimmte Berufsgruppen und die Epidemiologie allgemeine Bevölkerungsgruppen. Kliniken führen kontrollierte Expositionen und toxikologische Institute Tierversuche durch.

Tabelle 27. Werte von E und C für einige Schadstoffe

	E (10⁹ kg/a)		C ppb	
	technische	natürliche Quellen	Land	Stadtgebiet
CO	375	1125	100	50 000 … 80 000
NO_x	53	770	0,2 … 4	200 … 400
H_2S	3	100	0,2	100
SO_2	148	2	0,2	200 … 300
NH_3	–	–	6 … 20	3000
CH_4	70	300	1500	10 000 … 15 000
C_nH_m	27	175	–	–
Schwebstoffe	20	4,2	10 µg/m³	100 … 400 µg/m³

Abb. 6.4. Lebensdauer τ_r von Spurengasen in der Atmosphäre

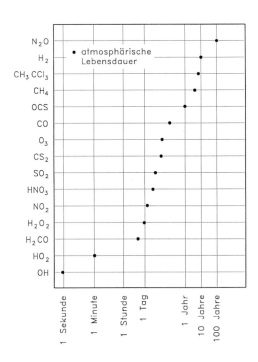

Tabelle 28. Zusammensetzung der Emission in der BRD (in %)

	SO_2	NO_x	CO	C_nH_m	Staub	CO_2
Industrie	80	70	20	77	98	55
Verkehr	3	25	50	19	2	19
Haushalt	16	5	30	4	–	26

Tabelle 29. Konzentrationen und Wirkungen verschiedener Luftschadstoffe

CO: geruchlos; Kfz-Auspuff (Benzin): einige Vol.%, (Diesel): bis 0,5 Vol.%. 1 m vom Kfz-Auspuff weg: bis 1000 ppm, auf Straßen bis 100 ppm (1 Vol.% $\approx 10^4$ ppm). Etwa 300mal größere Affinität zum Hämoglobin gegenüber O_2. Relativer COHb-Gehalt des Blutes bei 0,02 Vol.% CO in der Luft: 25%, bei 0,1 Vol.% CO: 65% (tödlich). COHb-Gehalt im Blut der Bevölkerung: 1%, bei Berufs-kraftfahrern: 8 ... 12%, Schädlichkeitsgrenze für Gesunde: ≈ 30 ppm. Kopfschmerzen, Ermüden, Schlafstörungen, Sehstörungen

NO: farblos, geruchlos, schlecht wasserlöslich. Giftwirkung ca. 20% von der des NO_2. Atem-traktreizung.

NO_2: braune Farbe, stechender Geruch, Geruchsschwelle 0,2 mg/m³. Kfz-Auspuff (NO_x): bis 0,3 Vol.% (Benzin), bis 0,1 Vol.% (Diesel). Atemtraktreizung, Reizschwelle 20 ... 30 ppm. Entzündungen, Lungenemphysem, Bronchitis.

SO_2: farblos, saurer Geschmack ab 0,6 mg/m³. Atemtraktreizung, Erhöhung des Atem-strömungswiderstands.

H_2S: farblos, Geruch nach faulen Eiern, Geruchsschwelle 25 ppb, Reizung der Augen und Schleim-häute, Zellgift, Kopfschmerzen, Schlafstörungen, ab 400 ppm lebensgefährlich.

O_3: farblos, eindringlicher Geruch, Geruchsschwelle 0,02 ppm, Reizschwelle 0,5 ppm; starkes Oxidationsmittel; bei einigen ppm Atembeschwerden, Augenreizung, Schlafstörungen, Husten; Smog-Bestandteil.

C_nH_m: Kfz-Auspuff bis 0,2 Vol.% (Benzin) bzw. bis 0,04 Vol.% (Diesel). Atembeschwerden

Cl_2, HCl: Cl_2 grün, Geruchsschwelle ab 0,15 mg/m³. HCl farblos. Atemweg- und Schleimhaut-reizung.

HF: starkes Oxidationsmittel, Schädigung an Knochen und Zähnen.

HCHO (Formaldehyd): farblos, stechender Geruch, Geruchsschwelle ab 0,05 mg/m³. Augen- und Atemwegreizung, Verdacht auf krebserzeugende Wirkung.

C_6H_6 (Benzol): farblos, charakteristischer Geruch; Gehalt im Benzin 3 ... 5%; Anreicherung im Fettgewebe und Knochenmark, Kopfschmerzen, Atembeschwerden, Leukämie.

Pb: Mittlerer Blutbleigehalt 10 ... 20 µg/100 ml Blut, Schädlichkeitsgrenze ca. 30 µg/100 ml Blut. Nah-rungskette liefert 80% des Körper-Pb. Speicherung in den Knochen. Starkes Summationsgift, ver-ursacht Stoffwechseländerungen, Nierenschäden, Verdauungsstörungen, Lähmungen und Anämie.

Cd: Schädlichkeitsgrenze 0,02 µg/m³. Cd-Aufnahme mit der Nahrung einige 10 µg/d. Starkes Summationsgift. Lungen- und Nierenschäden, Knochenveränderungen (Itai-Itai-Krankheit durch vergifteten Reis).

Hg: Schädigung des Nervensystems (Minamata-Krankheit durch Hg-haltige Abwässer).

PAK (polyzyklische aromatische Kohlenwasserstoffe): bei unvollständiger Verbrennung. Teilweise krebserregend. Beispiel: Benzo(a)pyren.

Chlorierte Kohlenwasserstoffe: kanzerogene Gifte hoher Persistenz und guter Fettlöslichkeit (Resorbierbarkeit). Wirkungen auf Haut, Stoffwechsel, Leber und Nieren.

Fluorkohlenwasserstoffe: Zerstörung der Ozonschicht.

PCB (polychlorierte Biphenyle): Summationsgifte hoher Persistenz. Gehalt im Fettgewebe 8 mg/kg, in der Muttermilch bis 3,5 mg/kg. 100 mg/kg: Leberkrebs bei Ratten. Leber-, Milz- und Nierenschäden (Yusho-Krankheit durch vergiftetes Reisöl).

Keime: Mikroorganismen pflanzlicher und tierischer Herkunft. Aeroplankton, z.B. Bakterien, Viren, Algen, Sporen, Pollen und Samen. Keimdurchmesser 0,01 ... 1 µm. Keime haften immer an Trägerteilchen (Staubteilchen oder Kondensationskernen).

Tabelle 29 (Fortsetzung)

Staub: Feste Schwebstoffteilchen von 0,1 ... 500 µm Durchmesser. Grob- und Mittelstaub > 10 µm; Feinstaub 0,5 ... 10 µm; Feinststaub < 0,5 µm. Staubgehalt der Großstadtluft etwa 150mal höher als über den Weltmeeren. Mittlerer Staubniederschlag in Städten: 0,1 ... 1,2 g/(m² Tag). Resorption: Teilchen > 5 µm in den oberen Luftwegen, Teilchen < 1 µm in den Alveolen. Wirkungen: Atembeschwerden, Augenentzündungen, Verstärkung der schädlichen Wirkung anderer Substanzen.

Ruß: amorphe teerhaltige Kohlenstoffteilchen mit großer Oberfläche und angelagerten Teilchen (z. B. Benzo(a)pyren oder SO_2). Dieselruß krebsverdächtig.

Asbest: faseriger Staub. Bei längerer Einwirkung Lungenkrebsrisiko.

Kondensationskerne: Feste oder flüssige Schwebstoffteilchen von 0,1 ... 10^{-3} µm. Bestandteile u. a. Meersalzteilchen, Schwefel- und Stickstoffverbindungen. An Nebel- und Wolkenbildung beteiligt.

Großionen: positiv oder negativ geladene Kondensationskerne (Kerne mit angelagerten Kleinionen). Kleinionen z. B. $H_3O^+ (H_2O)_n$ oder $OH^-(H_2O)_n$.

In Abbildung 6.5 a sind als Beispiele die tageszeitlichen Schwankungen von NO_x und in der Abb. 6.5 b die Schwankungen einiger anderer Spurengase dargestellt. Die Tabelle 30 enthält Angaben über typische Staubinhaltsstoffe für ländliches und städtisches Gebiet.

Abb. 6.5. a Anteile verschiedener Emissionsquellen an den tageszeitlichen Schwankungen von NO_x. **b** Typische Schwankungen verschiedener Spurengase in Los Angeles

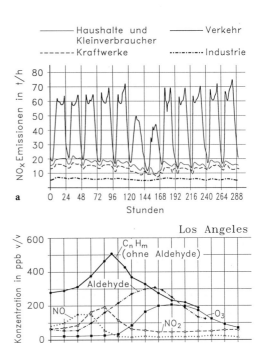

Tabelle 30. Art und Menge typischer Staubinhaltsstoffe für ländliches und städtisches Gebiet

Stoff		Staubinhaltsstoffe/ng/m³/Konz.-Bereich	
		ländliches	städtisches Gebiet
Arsen	As	1 ... 5	3 ... 30
Beryllium	Be		0,01 ... 2
Blei	Pb	20 ... 60	200 ... 1000
Cadmium	Cd	0,2 ... 2	2 ... 20
Chrom	Cr	1 ... 5	5 ... 30
Kobalt	Co	0,1 ... 1	0,5 ... 5
Kupfer	Cu	1 ... 10	20 ... 150
Mangan	Mn	10 ... 50	20 ... 100
Nickel	Ni	1 ... 10	5 ... 20
Quecksilber	Hg (part.)	0,05 ... 3	0,2 ... 2
Antimon	Sb	0,5 ... 2	2 ... 30
Selen	Se	0,5 ... 3	1 ... 10
Vanadium	V	1 ... 10	10 ... 50
Zink	Zn	50 ... 100	100 ... 1000
Benzo(a)pyren	BaP	0,5 ... 3	2 ... 20
Dibenzo(ah)anthracen	Db(ah)A		1 ... 15
Benzopaphtothiophen	BNT	0,5 ... 3	1 ... 15
Benzo(a)anthraden	BaA	0,5 ... 3	2 ... 40
Chrysen	CHR	1 ... 10	5 ... 50
Indenopyren	IND	1 ... 5	2 ... 30

6.2.2
Messung einzelner Luftschadstoffkomponenten

Meßgeräte für Luftschadstoffe sollen eine hohe Empfindlichkeit, Selektivität und Zuverlässigkeit haben, eine kleine Ansprechzeit aufweisen und für Dauerbetrieb geeignet sein. Unter der Empfindlichkeit versteht man die kleinste Konzentration oder Konzentrationsänderung eines Schadstoffs, die noch meßbar ist. Ein Schadstoffmeßgerät arbeitet selektiv, wenn das Meßsignal nicht durch andere Komponenten des analysierten Gemischs beeinflußt wird. Im Falle einer solchen Beeinflussung spricht man von Querempfindlichkeit des Meßgeräts. Diese beruht auf der Ähnlichkeit von physikalischen oder chemischen Eigenschaften (z.B. Wärmeleitfähigkeit, Lichtabsorption oder Masse) der untersuchten Komponenten. Die Zuverlässigkeit beinhaltet Geräteeigenschaften wie geringe Drift (Reproduzierbarkeit eines Meßwerts bezüglich Nullpunkt und Empfindlichkeit) und Robustheit gegenüber Änderungen der Umgebungs- und Betriebsbedingungen (z.B. Temperatur- und Feuchteänderungen, Netzspannungsschwankungen oder Erschütterungen). Die Ansprechzeit ist die Summe aus Totzeit t_T (Zeitspanne zwischen Ansaugen einer Luftprobe und Beginn des Meßsignals) und Einstellzeit t_E (Zeitspanne vom Beginn des Meßsignals bis zum Erreichen von 99% des Signalendwerts; vgl. Abb. 6.6).

Abb. 6.6. Definition der Totzeit t_T und Einstellzeit t_E von Meßgeräten für Luftschadstoffe. n Schadstoffkonzentration, S Meßsignal, t Zeit

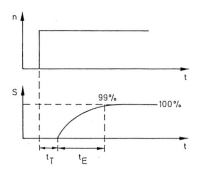

6.2.2.1
Photometrie

Die Photometrie-Meßverfahren beruhen auf der Absorption von IR-(Wellenlänge 1 ... 10 μm), VIS- (0,4 ... 0,8 μm) oder UV-Strahlung (0,2 ... 0,4 μm) durch Luftschadstoffe. Die Absorption folgt dem Bouguer-Lambert-Beerschen Gesetz (Gl. 5.1). Der prinzipielle Aufbau eines Photometers ist in Abb. 5.1 beschrieben.

Infrarot-Photometrie

Verschiedenatomige Gase wie CO, CO_2, CH_4 oder C_2H_4 weisen im infraroten Spektralbereich zwischen 2 und 15 μm charakteristische Absorptionslinien auf (vgl. Abb. 6.7). Durch Messung der transmittierten Lichtintensität bei der Wellenlänge der jeweiligen Absorptionslinie mit einem Photometer läßt sich der Gehalt der zugehörigen Spurengaskomponente in einem Gasgemisch bestimmen.

Die Abb. 6.8 zeigt den typischen Aufbau eines IR-Spektrometers für Spurengase. Der Aufbau ähnelt dem eines CO_2-Infrarot-Absorptions-Detektors für die Atemluft nach Abb. 1.90. Die Strahlungsquelle ist ein Glühdraht. Mit Störgaskomponenten gefüllte Filterküvetten absorbieren den Strahlungsanteil, der den Störkomponenten entspricht. Strahlungsempfänger sind mit dem zu messenden Gas gefüllte Kammern, deren Druck sich unterschiedlich erhöht. Gemessen wird die Druckdifferenz über die Schwingung einer Metallmembran-Trennwand zwischen den Kammern, die mit einer Gegenelektrode eine veränderliche Kapazität (Membrankondensator) bildet. Bei einer zweiten Methode erfassen Mikroströmungsfühler (beheizte Widerstandsdrähte) in der Trennwand die Druckdifferenz.

Solche nichtdispersiven IR-Geräte (NDIR-Geräte, deren Strahlung den ganzen IR-Bereich überdeckt) werden für Emissionsmessungen von CO, CO_2, NO, SO_2, H_2O, CH_4, C_2H_6 und anderer Kohlenwasserstoffe verwendet. Dispersive IR-Geräte mit verstimmbarer IR-Wellenlänge dienen zur Messung organischer Komponenten.

Der Entwicklungstrend geht zu kleineren Küvetten und damit kürzeren Ansprechzeiten sowie größerer Stabilität. Bei In-line-Messungen wird die IR-Meß-

Abb. 6.7. Absorptionslinien verschiedener Spurengase im infraroten Spektralbereich

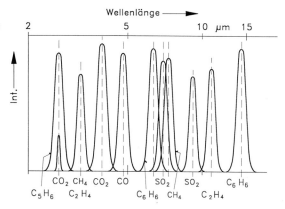

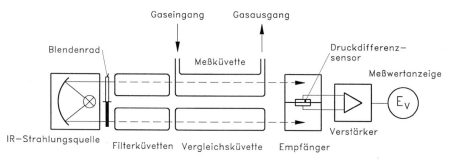

Abb. 6.8. Aufbau eines IR-Spektrometers für Spurengase

strecke direkt im Abgaskanal untergebracht. Für Mehrkomponentenmessungen sind Geräte mit durchstimmbaren IR-Lasern auf dem Markt.

UV-Photometrie

UV-Gasanalysator für NO

Die Abb. 6.9 zeigt UV-Absorptionsspektren einiger Luftschadstoffe und Abb. 6.10 den Aufbau eines UV-Gasanalysators für NO: Eine Glimmentladungsröhre mit O_2/N_2-Füllung erzeugt UV-Licht, dessen Spektrum „kalte" Emissionslinien (geeignet für die Resonanzabsorption durch NO) und „heiße" Linien (vom NO unbeeinflußt) enthält. Ein Interferenzfilter dient zum Entfernen von Störstrahlung. Zur Kompensation des Blindwerts E_0 der Extinktion (verursacht von Störgasen) dienen ein Blendenrad mit abwechselnd freier Öffnung (die alle Strahlung durchläßt, Meßsignal I) und ein NO-Gasfilter, das die „kalten" Emissionslinien vollständig absorbiert (Meßsignal I_0). Eine vom Blendenrad gesteuerte Dividiereinheit ermittelt den Signalwert I_0/I, der die NO-Konzentration angibt. Die Kompensation des Blindwerts bei einer benachbarten Wellenlänge wird als „Wellenlängenvergleich" bezeichnet. Ein NO-Eichgasfilter dient zur Kalibrierung.

Abb. 6.9. UV-Absortionsspektren einiger
Luftschadstoffe

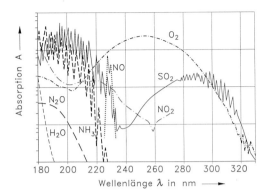

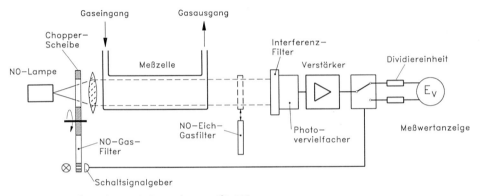

Abb. 6.10. Aufbau eines UV-Gasanalysators für NO

UV-Gasanalysator für O_3:

UV-Licht einer Hg-Niederdruck-Lampe tritt durch eine Meßküvette, in die abwechselnd Meßluft direkt oder über einen Konverter gelangt (Abb. 6.11). Die Steuerung
erfolgt durch ein Magnetventil, das alle 10 s umschaltet. Der Konverter enthält mit
Braunstein (MnO_2) belegte Siebe, die das O_3 absorbieren. Aus den beiden Meßwerten I und I_0 wird der O_3-Meßwert ermittelt. Die Blindwertkompensation
geschieht durch „Stoffvergleich". Wegen der Empfindlichkeit des Konverters sind
Messungen nur in schwach verunreinigter Luft möglich.

Langweg-Fotometrie:

Diese umfaßt folgende Meßverfahren:
   (1) Messung von Immissionsmittelwerten ausgedehnter Schadstoffquellen
(Chemiewerke, Industriestandorte, ganze Städte) mit dispersiven UV-Strahlern
(z.B. abstimmbaren Lasern) und mehreren km langen Meßwegen. (2) Gleiches
Meßprinzip mit Breitband-Lichtquelle und durchstimmbarem Monochromator

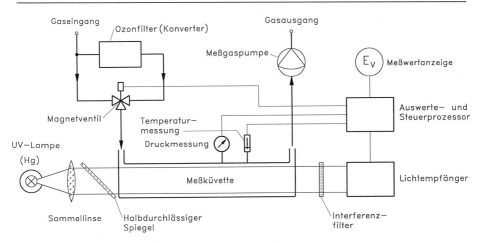

Abb. 6.11. UV-Gasanalysator für Ozon

als Empfänger. (3) Messung der Streuung von Laserlicht an Schadstoffteilchen (Aerosolen oder Molekülen). Entfernung und Teilchendichte einer Schadstoffwolke ergeben sich aus Laufzeit und Intensität der rückgestreuten Laserlichtimpulse (Laser-Lidar). Analyse gasförmiger Schadstoffe durch Auswertung des Raman- oder Fluoreszenzspektrums des rückgestreuten Lichts.

Beispiele dafür sind die Messungen von OH-Radikalen, HCHO, HNO_2, N_2O_5, C_6H_6 (Benzol), C_7H_8 (Toluol) und C_8H_{10} (p-Xylol).

Kolorimetrie

Eine Gaskomponente verändert die Farbintensität einer Absorptionslösung, die fotometriert wird. Viele Farbreaktionen sind sehr empfindlich und weitgehend selektiv. Die Proben werden diskontinuierlich entnommen.

6.2.2.2
Fluoreszenz- und Chemielumineszenz-Messungen

UV-Fluoreszenz zur SO_2-Immissionsmessung

Der Meßaufbau ist in Abb. 6.12 gezeigt. SO_2 sendet bei Bestrahlung mit UV-Licht von 190…320 nm Fluoreszenzlicht von 320…380 nm aus. Die Lichtintensität wird durch ein Interferenzfilter geschickt und von einem Photomultiplier aufgenommen. Eine geringe Querempfindlichkeit ergibt sich, wenn Störkomponenten (H_2O-Dampf und C_nH_m) durch einen vorgeschalteten Permeations-Gasaustauscher beseitigt werden.

Chemielumineszenz zur NO_x- und O_3-Messung

Moleküle werden durch chemische Reaktion zum Leuchten angeregt.

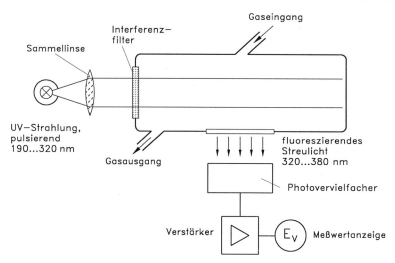

Abb. 6.12. UV-Fluoreszenz-Photometer zur SO_2-Bestimmung

NO-Messung

NO reagiert mit einem Hilfsgas O_3:

(a) $NO + O_3 \rightarrow NO_2^* + O_2$; (b) $NO + O_3 \rightarrow NO_2 + O_2$;
(c) $NO_2^* \rightarrow NO_2 + h\!f$; (d) $NO_2^* + M \rightarrow NO_2 + M$; (6.8)

M = Dreierstoßpartner (die Energieabgabe an M ist strahlungslos: Quenching; der Effekt ist gering bei niedrigem Druck). Die Lichtemission erfolgt bei 0,6 ... 3,2 µm mit einem Maximum bei 1,2 µm.

In Abb. 6.13 ist die Meßanordnung zu sehen. Ein Teil des Meßgases strömt durch ein Bypass-System und ein kleiner Teil durch eine feine Kapillare in die Reaktionskammer. Ohne Bypass ergäben sich eine zu große Anzeigeverzögerung (Totzeit) und evtl. Druckschwankungen vor der Reaktionskammer.

NO_2-Messung

An einer erhitzten Mo-Elektrode in einem Konverter wird NO_2 zu NO reduziert. Die NO- und NO_2-Konzentration werden sequentiell gemessen. Der Meßbereich beträgt 0 ... 100 ppb bei Immissionsmessungen und bis 10 ppm bei Emissionsmessungen.

O_3-Messung

Sie erfolgt durch eine Reaktion von O_3 mit C_2H_4 (Äthan):

$$O_3 + C_2H_4 \rightarrow O_2 + C_2H_4O^* \rightarrow O_2 + C_2H_4O + h\!f. \qquad (6.9)$$

Das Fluoreszenzlicht wird im Bereich 300 ... 600 nm emittiert; das Emissionsmaximum liegt bei 420 nm. Das Meßsystem ist nur wenig querempfindlich und störanfällig.

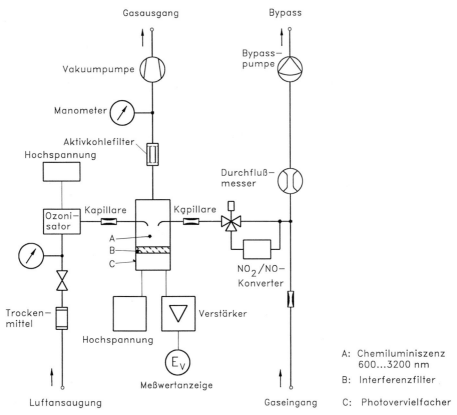

Abb. 6.13. Chemilumineszenz-System zur NO_x-Messung

Flammen-Fotometrie

Darunter versteht man die Anregung von Schadstoffatomen in einer H_2-Flamme und die Erfassung einer charakteristischen Spektrallinie. Das Verfahren findet bei der Messung des Gesamtschwefelgehalts (vorwiegend als SO_2 und H_2S) der Luft Anwendung. Bei Rekombination von Schwefelatomen in der Flamme entstehen angeregte S_2^*-Moleküle, die unter Lichtemission (320 ... 460 nm) in den Grundzustand übergehen. Einzelverbindungen werden durch Absorptionsfilter gemessen. Das Verfahren hat eine sehr hohe Empfindlichkeit (einige ppb) und eine kurze Ansprechzeit.

6.2.2.3
Flammen-Ionisation

Sie eignet sich zur Detektion von allen Kohlenwasserstoffverbindungen im Meßgasstrom.

Ein mit Meßgas gemischter H_2-Strom speist eine H_2-Flamme aus einer Metalldüse (negative Elektrode). Kohlenwasserstoff-Verbindungen werden in der Flamme oxidiert, wobei als Zwischenprodukte Ionen entstehen. Der Ionenstrom ist annähernd proportional zur Konzentration der C-Atome der verbrannten Substanz. Der erzeugte Ionenstrom fließt zu einer positiven Ringelektrode. Dieses System (Abb. 6.14) stellt einen Flammenionisationsdetektor (FID) dar. Kapillaren (beim Meßgas in Verbindung mit einem Rückdruckregler) erzeugen konstante Gasströme. Das Meßgas fließt überwiegend durch eine Bypassleitung. Die Meßgaspumpe vor der Kapillare bedeutet Überdruckbetrieb (meistens verwendet wegen stabilerer Strömung). Zum Vermeiden von Kohlenwasserstoff-Kondensation wird das Meßgassystem auf 150 ... 200 °C aufgeheizt. Das Verfahren hat eine geringe Ansprechzeit und dient als Standardmeßverfahren für Autoabgase.

6.2.2.4
Konduktometrie

Das Meßgas ändert die elektrische Leitfähigkeit einer Reaktionslösung. Reaktion zum Nachweis von SO_2:

$$H_2O_2 + SO_2 + 2\,H_2O \rightarrow H_2SO_4 + 2\,H_2O \rightarrow 2\,H_3O^+ + SO_4^{2-}. \tag{6.10}$$

Gemessen wird die Leitfähigkeit der wieder gasfrei gemachten Lösung mit zwei Elektroden, die Teil einer Wheatstone-Brücke sind (Abb. 6.15). Bei Im-

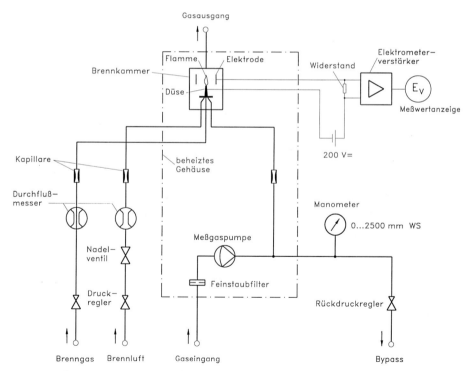

Abb. 6.14. Flammenionisations-Detektor zur Konzentrationsmessung von Kohlenwasserstoff-Verbindungen

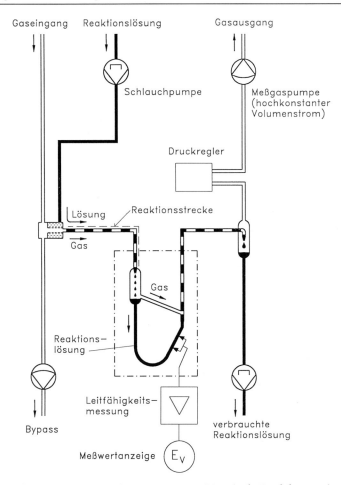

Abb. 6.15. Anordnung zur Konzentrationsmessung von SO_2 mittels Konduktometrie

missionsmessungen wird die Leitfähigkeit vor und nach der Reaktion mit SO_2 bestimmt. Wichtig sind ein konstanter Flüssigkeits- und Gasstrom sowie eine konstante Temperatur. Das Verfahren ist relativ wartungsintensiv.

6.2.2.5
Amperometrie

Die Meßzelle ist hier ein galvanisches Element, das Strom abgibt, wenn ein Schadgas in seinem Elektrolyten Ionen bildet. Störkomponenten werden durch Absorptionsfilter beseitigt. Das Verfahren wird nur bei transportablen Geräten für Stichprobenmessungen angewandt.

6.2.2.6
Coulometrie

Das Meßgas tritt durch ein Lösungsmittel und bildet darin Ionen. Der gemessene Ionenstrom ist ein Maß für die Gaskonzentration.

SO_2-Meßgerät:

Eine Elektrolytlösung (1 %ige H_2SO_4, Abb. 6.16) wird in Zelle 1 mit Jod gesättigt und in Zelle 2 an einer polarisierbaren Pt-Elektrode von Jodid (J^-) gereinigt. In Zelle 3 wird das zuströmende SO_2 mit Jod oxidiert, wobei Jod zu Jodid reduziert wird:

$$SO_2 + J_2 + 2\,H_2O \rightarrow SO_4^{2-} + 4\,H^+ + 2\,J^-. \tag{6.11}$$

Die Jodidionen wirken als Depolarisator und oxidieren an der polarisierbaren Pt-Elektrode (Indikator-Elektrode) der Zelle 3 wieder zu Jod. Der zwischen Polarisationselektrode und nicht-polarisierbarer Referenzelektrode in Zelle 4 fließende Strom ist das Meßsignal. Durch eine Spannungsquelle von 0,2 V werden die Indikator- und Referenzelektrode auf konstantes Potential eingestellt. Die Nachweisgrenze liegt unter 1 µg/m³. Dieses SO_2-Meßgerät wird im Meßnetz des Umweltbundesamts verwendet.

6.2.2.7
Potentiometrie

Dieses Verfahren beruht auf der Messung der Spannung an einer Membran, die für eine Ionensorte selektiv durchlässig ist. Beispiele sind die pH-Messung mit einer Glasmembranelektrode zur Bestimmung des Säuregehalts von Niederschlägen, die HF- und HCl-Messung mit ionenselektiven Elektroden sowie die O_2-Messung mit dem Festkörper-Ionenleiter Zirkondioxid.

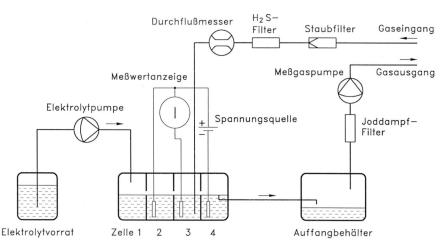

Abb. 6.16. Anordnung zur Konzentrationsmessung von SO_2 mittels Coulometrie

O_2-Messung mit der λ-Sonde:

O_2-Ionen diffundieren bei hoher Temperatur (> 400 °C) über Leerstellen im Gitter einer ZrO_2-Membran von der Luft- zur Gasseite, wodurch sich die Membranoberfläche auflädt (Abb. 6.17). Zwischen den beiden Pt-Gittern entsteht nach der Nernst-Beziehung eine elektrische Spannung, wenn auf beiden Membranseiten verschiedene O_2-Konzentrationen bestehen.

Anwendung findet dieses Prinzip bei der Regelung des Luft/Brennstoff-Verhältnisses im Kfz, so daß der O_2-Gehalt an der Sonde ungefähr null wird (vollständige Oxidation aller unverbrannten Bestandteile; λ-Sonde).

6.2.2.8
Gas-Chromatographie und Massenspektroskopie

Diese Methoden eignen sich für die Bestimmung von Kohlenwasserstoff-Verbindungen im Emissions- und Immissionsbereich. Als Trennsäulen (vgl. auch Kap. 5.4) dienen 25 bis 50 m lange Quarzglaskapillaren, bei denen die stationäre Phase ein dünner Flüssigkeitsfilm an der Innenwand ist (Dünnfilmkapillaren). Der Nachweis erfolgt mit einem Flammenionisations-Detektor. Die Stoffidentifikation geschieht durch Bestimmung der Verweilzeiten (Retentionszeiten) oder durch ein Massenspektrometer anstelle des FID. Zur Messung ist meistens eine Anreicherung der Stoffe auf Aktivkohle oder einem anderen Adsorptionsmittel und anschließendem Auswaschen mit Schwefelkohlenstoff notwendig.

Anwendungsbeispiele sind die Hochdruckflüssigkeits- und Ionen-Chromatographie zur Bestimmung organischer Schadstoffe (Aldehyde) bzw. von Anionen (Sulfat, Nitrat, Chlorid) und Kationen (NH_4^+, Na^+, K^+, Ca^{2+}, Mg^{2+}) in Niederschlagsproben.

Abb. 6.17. Lambda-Sonde zur O_2-Konzentrationsbestimmung

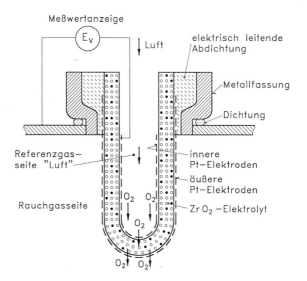

6.2.2.9
Staubmessung

a) β-Strahlen-Staubmonitor

Die staubhaltige Luft (L) wird durch ein Filterband (F) gesaugt (vgl. Abb. 6.18), das
die festen und flüssigen Teilchen auffängt. Die niedergeschlagene Staubmasse wird
aus der Schwächung eines β-Strahls mit einem Geiger-Müller-Zähler (GM) ermittelt.
Für die Staubmasse m_s je Flächeneinheit gilt

$$m_s = K \ln \frac{N_r}{N_s}.$$ (6.12)

(K Konstante, die nur von der Energie der β-Teilchen abhängt; $N_{r,s}$ Zählrate für das
reine bzw. staubbeladene Filterband). Die Nachweisgrenze liegt bei einigen µg/m^3
Staub. Fehlerquellen sind u. a. die natürliche Radioaktivität des Staubs, die Hinter-
grundstrahlung sowie Druck- und Temperaturschwankungen.

b) Schwingquarz-Staubmonitor

Die staubhaltige Luft wird in einer Meßzelle über einen piezoelektrischen Sensor
geleitet, auf dem sich die Staubpartikel niederschlagen. Dadurch verringert sich die
gemessene Resonanzfrequenz des Schwingquarzes. Ein zweiter, genau gleicher
Sensor ohne Staubbelag dient als Referenzsignalquelle.

c) Streulicht-Partikelzähler

Ein feiner Lichtstrahl S (von einer Lampe oder einem Laser; vgl. Abb. 6.19) wird
durch jedes einzelne, in einem Luftstrom (L) mitgeführte Staubpartikel gestreut.

Abb. 6.18. Prinzip eines β-Strahlen-Staub-
monitors. L staubhaltige Luft, F Filterband,
GM Geiger-Müller-Zählrohr, β = β-Strahlen

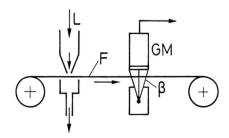

Abb. 6.19. Schema eines Streu-
licht-Partikelzählers. S Lichtstrahl,
L Luftstrom, SL Streulicht,
PM Photomultiplier, E elektronische Schaltung

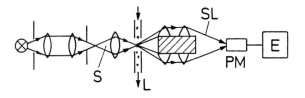

Das Streulicht (*SL*) wird von einem Photomultiplier (*PM*) aufgenommen. Die Streu-lichtimpulsrate ergibt die Partikelzahl je Volumeneinheit und die Impulshöhe den Partikeldurchmesser.

6.2.2.10
Bestimmung der chemischen Staubbestandteile

Die chemische Zusammensetzung und Kristallstruktur sowie die Form und Größe einzelner Staubpartikel können u. a. durch folgende Verfahren ermittelt werden:

Rasterelektronenmikroskopie (REM): Zeilenweises Abtasten des Objekts mit einem feinen Elektronenstrahl und Verwendung der erzeugten Sekundärelektronen oder von Beugungserscheinungen zur Bilddarstellung; (s. Abschn. 2.2.2.1).

Sekundärionen-Massenspektrometrie (SIMS): Massenspektrometrie von Sekun-därionen, die durch einen Primärionenstrahl vom Objekt ausgelöst werden;

Laser-Mikroproben-Massenanalyse (LAMMA): Spektrometrie von Sekundär-ionen, die durch einen energiereichen Laserstrahl vom Objekt ausgelöst werden;

Röntgenfluoreszenz-Spektrometrie: Spektrometrie der charakteristischen Röntgenstrahlung, die durch einen Elektronenstrahl vom Objekt ausgelöst wird;

Atomabsorptions-Spektrophotometrie (AAS): Messung der Lichtabsorption beim Durchgang durch eine H_2- oder Azetylenflamme, in der das Probenmaterial versprüht und verdampft wurde (s. Abschn. 5.1.3);

Neutronen-Aktivierungsanalyse: Bestrahlung der Staubprobe mit schnellen Neutronen aus einem Reaktor oder Neutronengenerator. Viele im Staub enthaltene Elemente (z. B. Schwermetalle) werden dadurch zu einer (n, γ)-Reaktion ange-regt: $_Z^A M + _0^1 n \rightarrow _Z^{A+1} M + \gamma$. Die γ-Strahlung wird mit einem Halbleiter-Spektrometer analysiert.

Protoneninduzierte Röntgenstrahlenemission (PIXE): Bestrahlung der Staub-probe mit 2- bis 4-MeV-Protonen und Spektrometrie der erzeugten Röntgen-strahlung.

6.2.3
Verfahren der Luftreinigung bzw. -reinhaltung

Maßnahmen zur Luftreinigung bzw. -reinhaltung können sowohl am Emissions-wie am Immissionsort getroffen werden. Staub- und andere Schwebeteilchen werden durch mechanische oder Elektrofilter entfernt, chemische Luftbestandteile lassen sich durch Luftwaschverfahren beseitigen.

Elektrofiltersysteme (vgl. Abb. 6.20) bestehen aus einer Ionisationsstufe (1), in der die Schwebstoffteilchen der Luft (L) positiv oder negativ aufgeladen werden, und einer Kollektorstufe (2), in der die geladenen Schwebstoffteilchen durch ein elektrisches Feld auf Platten niedergeschlagen werden. Damit lassen sich bei ein-maligem Luftdurchsatz 95 bis 99 % der Schwebstoffteilchen aus der Luft entfernen. Mit diesen Teilchen werden auch alle daran angelagerten Partikel wie Schwerme-talle, Bakterien, Keime und auch kanzerogene Substanzen mitabgeschieden. Bei manchen Luftreinigungsgeräten wird die Luft nach der Reinigung erneut negativ ionisiert (3), weil den negativen Luftionen eine günstige bioklimatische Wirkung zugeschrieben wird.

Abb. 6.20. Prinzip eines Elektrofiltersystems zur Luftreinigung. *L* Luftstrom, *1* erste Ionisierungsstufe, *2* Elektrofilter, *3* zweite Ionisierungsstufe

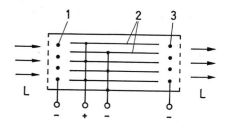

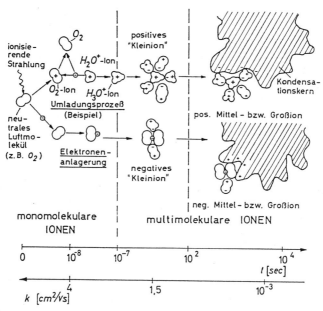

Abb. 6.21. Bildungsprozesse, Struktur, Lebensdauer und Beweglichkeit von Klein- und Großionen

Als Generatoren für positive oder negative Luftionen eignen sich Feindrahtspitzen, an die eine Gleichspannung von einigen kV angelegt wird. An die durch Stoßionisierung im elektrischen Feld der Drahtspitze erzeugten Primärionen lagern sich infolge von Polarisationskräften Wassermoleküle an und bilden so atmosphärische Kleinionen mit der chemischen Struktur H_3O^+ $(H_2O)_n$ bzw. z.B. OH^- $(H_2O)_n$ oder auch CO_4^- $(H_2O)_n$ mit $n = 3\ldots 12$ (vgl. Abb. 6.21). Die Kleinionen haben eine Lebensdauer von einigen Sekunden bis Minuten, ehe sie durch Rekombination oder Anlagerung an größere Teilchen der Atmosphäre, insbesondere Kondensationskerne, verschwinden. Die Beweglichkeit der positiven Kleinionen beträgt etwa 1,4 und die der negativen Kleinionen 1,9 cm²/Vs. Die größeren Schwebeteilchen wie Staub-, Ruß- und Rauchpartikeln sowie die Kondensationskerne werden durch Anlagerung von Kleinionen zu Großionen, die durch ein genügend hohes elektrisches Feld aus der Raumluft entfernt werden können (vgl. Abb. 6.22).

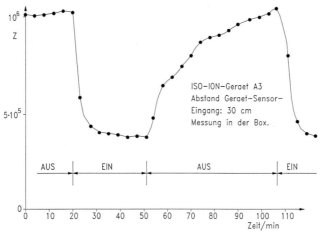

Abb. 6.22. Änderung der Partikelzahl Z (Meßvolumen 28 l) in der Raumluft bei Ein- und Ausschalten eines Luftreinigungsgeräts mit Elektrofilter

6.2.4
Wirkung der Luftverschmutzung auf das Klima

Die Zunahme der Weltbevölkerung und ihrer Aktivitäten bewirkt einen stetigen Anstieg von klimarelevanten Spurengasen wie CO_2, CH_4, N_2O und FCKW in der Atmosphäre (vgl. Tabelle 31).

Die Spurengase verringern die Abstrahlung von Sonnenenergie von der Erdoberfläche und erhöhen allmählich die mittlere Temperatur der Atmosphäre und Weltmeere (*Treibhauseffekt*). Besonders intensiv ist daran das CO_2 beteiligt. In der Bundesrepublik betrug 1989 der CO_2-Ausstoß 720 Mio. to (3,7 % der Weltemission; fünfter Platz hinter USA, Rußland, China und Japan). Davon entfielen 35 % auf Kraftwerke, 26 % auf Haushalte und Kleinverbraucher, 19 % auf den Verkehr und 17 % auf die Industrie. Dies entsprach 11,7 to pro Kopf der Bevölkerung (11. Platz; 1. Platz: USA mit 20 to vor Westeuropa, ca. 12 to). An der weltweiten CO_2-Emission tragen die Industrieländer mit 67 % (davon Westeuropa mit 15 %) und die Entwicklungsländer mit 33 % bei. Der jährliche Anstieg beträgt für CO_2 0,1 %/a und für CH_4 1 %/a. In etwa 100 Jahren wäre bei weiter ansteigender CO_2-Emission eine CO_2-Konzentration von rund 550 ppm zu erwarten (vgl. Abb. 6.23 a u. b).

Die Folge der zunehmenden Luftverschmutzung ist ein stetiger Anstieg der mittleren Temperatur der Atmosphäre in der bodennahen Schicht. Vom Jahr 1800 bis 1980 beträgt allein der dem CO_2 zugeschriebene Temperaturanstieg 0,45 °C und der auf alle anderen Spurengase zurückgehende Anstieg 0,3 °C. Bis zum Jahr 2050 ist allein wegen des CO_2 ein Anstieg der mittleren bodennahen Lufttemperatur um 1,5 bis 4,5 °C zu erwarten. Alle übrigen Spurengase tragen eine zusätzliche Temperaturerhöhung um weitere 3 bis 9 °C bei. Somit wäre z.B. für Skandinavien mit einem Mitteltemperaturanstieg um 10 bis 16 °C zu rechnen.

Eine starke Umweltbelastung geht auch von den derzeit etwa 16 000 Verkehrsflugzeugen aus, die weltweit in Betrieb sind. Ihre jährliche Emission beträgt rund

Tabelle 31. Anstieg der Konzentration einiger Spurengase in der Atmosphäre von 1860 bis 1988

Spurengas	Konzentration 1860	Konzentration 1988
CO_2	275	350 ppm
CH_4	0,7	1,8 ppm
N_2O	280	305 ppb
FCKW ($CFCl_3$)	0	250 ppt
FCKW (CF_2Cl_2)	0	400 ppt

Abb. 6.23. Anstieg des CO_2 in der Atmosphäre von 1750 bis 1958 (**a**) und von 1958 bis 1986 (**b**, mit jahreszeitlichen Schwankungen)

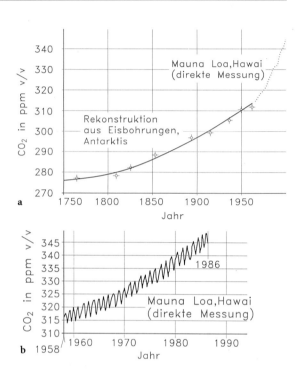

500 Mio. to CO_2, 3,8 Mio. to NO_x und 220 Mio. to Wasserdampf. Der Wasserdampf verringert die Wärmerückstrahlung. Laut NASA wird allein dieser Effekt in ca. 30 Jahren einen Temperaturanstieg von 1 °C bewirken.

Der von Flugzeugen erzeugte Anteil an der gesamten Schadstoffmenge beträgt 3 %, der Anteil an der Gesamtwirkung aller Schadstoffe aber 30 %, weil laut BUND und NASA die Schadstoffe in den sehr empfindlichen oberen Atmosphärenschichten freigesetzt werden. Der Luftverkehr wächst jährlich um 7 %. In 10 bis 20 Jahren richten die Verkehrsflugzeuge 90 % aller verkehrsbedingten Umweltschäden an.

Der Anstieg der bodennahen Lufttemperatur führt zu drastischen, die Zukunft der Menschheit bedrohenden Veränderungen auf der Erde. Einige davon sind

– die Veränderung der globalen Luftzirkulation und damit Niederschlagsverteilung mit erheblichen Auswirkungen auf die landwirtschaftliche Produktion;

– die Erhöhung des Meeresspiegels um 1,5 m durch thermische Ausdehnung und um maximal weitere 8 m bei Abschmelzung des arktischen Eises mit der Gefahr, daß 50 % der Siedlungsgebiete der Erde untergehen;
– eine Zunahme der meteorologischen Extremsituationen, z.B. der Stärke von Stürmen oder Hurrikanen.

Um diese Folgen abzuschwächen oder zu vermeiden, ist rasches politisches Handeln dringend notwendig. Als akzeptable Temperaturzunahme ohne signifikante Klimaänderung gilt ein Wert von 1 bis 2 °C und als tolerierbare CO_2-Konzentration 400 ppm. Für die anderen Spurengase ist eine Verdopplung der heutigen Konzentrationen noch tragbar. Erforderlich wäre eine Reduktion der CO_2-Emission um 20 bis 35 % bis zum Jahr 2000 und um 50 bis 70 % bis 2050.

In Wohn- und Arbeitsräumen sowie im Kfz-Innenraum kann eine Schadstoffbelastung durch winzige Spuren von Chemikalien bestehen, die von Wand- und Bodenbelägen, Möbeln sowie Autoinnenverkleidungen und Sitzbezügen emittiert werden. Die Einatmung der Schadstoffe ruft u.a. Übelkeit, Hautbrennen, Sehstörungen und Depressionen hervor. Diese weitverbreiteten Phänomene sind als „Multiple Chemical Sensitivity" (MCS) und als „Sick Building Syndrome" (SBS) bekannt. Zimmerpflanzen sind in der Lage, Umweltchemikalien abzubauen. Zum Beispiel nehmen die Birkenfeige und Efeutute Formaldehyd, Benzol, Phenol und Nikotin auf und wandeln sie in pflanzeneigene Substanzen um.

6.3
Strahlenschutz

Die Umweltstrahlung, die auf alle Lebewesen einwirkt, setzt sich aus einem Strahlungsanteil hoher (Teilchen-, Röntgen- und γ-Strahlung), mittlerer (UV-Strahlung) und geringer Quantenenergie (elektromagnetische Strahlungsimpulse der Atmosphäre = Atmospherics) zusammen.

6.3.1
Radioaktive und kosmische Strahlung

Die radioaktive Strahlenbelastung des Menschen setzt sich aus mehreren Anteilen zusammen, die aus dem Kosmos (Höhenstrahlung), von der Erde (Bodenstrahlung), von Baumaterialien und aus der Atemluft stammen. In Tabelle 32 sind Werte der durchschnittlichen jährlichen Energiedosis (in mrem/a = 10 µJ/kg a) angegeben.

Die natürliche Strahlenbelastung (in mrem/a) kann im Hochgebirge auf 200 ansteigen. In verschiedenen Gebieten Indiens und Brasiliens beträgt sie bis einige 1000. Bei den inkorporierten Radionukliden handelt es sich vorwiegend um ^{3}H, ^{14}C, ^{40}K, ^{87}Rb, ^{220}Rn, ^{228}Ra und ^{238}U. Durch Anreicherung einzelner Elemente, z.B. in der Lunge, kann die Energiedosis bis 200 ansteigen. In Gebäuden ist die Strahlenbelastung wegen der Radioaktivität des Baumaterials im allgemeinen höher als im Freien. In Kernkraftwerken beträgt die Strahlenbelastung 500 bis 1500 und für das Personal von Verkehrsflugzeugen bei 1000 Flugstunden im Jahr etwa 300. Nach der Strahlenschutzverordnung ist die zulässige jährliche Maximaldosis für das Personal

Tabelle 32. Radioaktive Strahlenbelastung in der Bundesrepublik Deutschland

Mittlere Strahlenexposition   in der BRD: 170 mrem/a.
                                in Kerala (Indien):   1500 mrem/a

Bis zum 40. Lebensjahr: 7000 mrem (BRD), 60 000 mrem (Kerala).

Strahleneinwirkung auf den Menschen:
              ab 20 rem: Strahlenkater, vorübergehende allgemeine Beschwerden;
          300 ... 500 rem: Schädigung des Knochenmarks (Leukämie);
       1000 ... 10 000 rem: Schädigung des Magen-Darmtrakts;
          über 10 000 rem: Schädigung des Zentralnervensystems

Strahlenbelastung aus dem Kosmos (Höhenstrahlung):
Höhe 0 m: 36 mrem/a, 2000 m: 63 mrem/a, 3000 m: 200 mrem/a, 12 000 m: 0,5 mrem/h.

Strahlenbelastung von der Erde (Bodenstrahlung):
Höhe: 0 m: bis 300 mrem/a
        2000 m: bis 500 mrem/a.

Schwankung der Bodenstrahlung in Bayern: 14 ... 291 mrem/a.
Höchster Wert in der BRD wegen Uranvorkommen im Fichtelgebirge.

Strahlenbelastung durch Baumaterialien in Gebäuden:
Baumaterial: Holz, Kunststoff, Naturgips   0 mrem/a,
                Schlacken- und Bimssteine   80 ... 170 mrem/a,
                Natursteine   20 ... 80 mrem/a,
                Ziegel oder Beton   10 ... 20 mrem/a,

Intrakorporale Strahlenbelastung durch Radon und Folgeprodukte in der Lunge: 200 ...
1400 mrem/a.
Die Strahlenbelastung von 30 000 Wohnungen in der BRD liegt über der Radon-Dosisleistung, die
für Strahlenlabors zugelassen ist. 7 % aller Lungenkrebsfälle werden durch zu hohen Radongehalt
in Räumen ausgelöst.

Strahlenbelastung durch die nuklearmedizinische Diagnostik:
Szintigraphie der Schilddrüse (J 131)   2 ... 85 mrem,
             des Gehirns (Te 99 m)   15 ... 260 mrem,
             der Leber (Au 199)   4 ... 280 mrem,
             der Pankreas   noch höher.

Strahlenbelastung in der Umgebung von Kraftwerken:
Steinkohle-KW (1000 MW)   0,7 ... 11 mrem/a,
Braunkohle-KW (1000 MW)   0,2 ... 11 mrem/a,
Kern-KW (1000 MW)   0,1 ... 1 mrem/a,
Erdwärme-KW (145 MW)   100 mrem/a,
Kernfusion-KW (1000 MW)   50 ... 100 mrem/a,
Forschungszentrum Karlsruhe 13 mrem/a.

Tschernobyl-Effekt:
Wassergekühlter graphitmoderierter Druckröhren-Siedewasserreaktor
Effekt von Tschernobyl für München: Kinder 70 ... 150 mrem/a,
Erwachsene 50 ... 100 mrem/a im ersten Folgejahr.
In 50 Jahren: 300 ... 600 mrem; natürliche Dosis 750 ... 10 000 mrem.

Natürliche Strahlenbelastung in München:
Kosmische Strahlung 30 mrem/a, terrestrische Strahlung 40 mrem/a
inkorporierte Strahlenquellen 130 mrem/a, Summe 200 mrem/a.

Künstliche Strahlenbelastung in München:
durch Materialien < 3, Röntgenbestrahlung 150, Kerntechnik 1,
Belastung durch Tschernobyl im ersten Folgejahr 110, Summe 260 mrem/a.
Ungünstigste Gebiete: Südlich von München, Oberbayern.

von Kernkraftwerken im Kontrollbereich (Reaktorgebäude) 5000, im betrieblichen Überwachungsbereich 500 und in der Umgebung von Kernkraftwerken 30. Beruflich strahlenexponierte Personen dürfen einer Jahresdosis von 500 bis 5000 ausgesetzt werden. Auch Kohlekraftwerke erzeugen eine Strahlenbelastung, die beträchtlich höher sein kann als bei Kernkraftwerken.

Die biologischen Wirkungen der Strahlen aus natürlichen und künstlichen Strahlenquellen beruhen auf den gleichen biophysikalischen Mechanismen. Man unterscheidet dabei zwischen stochastischen Effekten (die Wahrscheinlichkeit des Auftretens eines Effekts ist der Strahlendosis proportional; es existiert keine Schwellendosis; Beispiele: Entstehung von Leukämie, Krebs oder Erbschäden) und nichtstochastischen Effekten (die Schwere des Strahlenschadens hängt von der Dosis ab; es existiert eine Schwellendosis; Beispiel: Strahlenkrankheit). Zur Möglichkeit des Auftretens von Erbschäden läßt sich ein genetisches Strahlenrisiko angeben. Darunter versteht man die Wahrscheinlichkeit einer Schädigung des Erbguts (Erzeugung von Mutationen) durch die Stahleneinwirkung. Eine Abschätzung besagt, daß sich nach einer Strahlendosis von 100 rem (= 10^6 µJ/kg) das Erbkrankheitsrisiko um etwa 1 % erhöht. Die Häufigkeit angeborener Krankheiten und Fehlbildungen würde dadurch von ihrem Spontanwert von 6 % auf etwa 7 % ansteigen.

Für die Heilungschancen gilt bei einer Strahlenbelastung von: 1 ... 100 rem: Heilung gesichert, 100 ... 200: Erholung wahrscheinlich, 200 ... 500: Erholung bei Ausnutzen aller therapeutischen Möglichkeiten, 500 ... 3000: Tod innerhalb von 7 bis 14 Tagen, mehr als 3000: Tod innerhalb von 1 bis 3 Tagen.

Der Tschernobyl-Unfall am 26.04.1986

Der betroffene Reaktorblock IV (Durchmesser 11,8 m, Höhe 7 m, thermische Gesamtleistung 3700 MW) enthielt 1660 Brennelementebündel mit je 18 Uranstäben in Zirkoniumhüllen, eingebettet in eine Matrix von Graphit (Moderator).

Die Brennelemente wurden wassergekühlt. Der Dampf speiste zwei Turbinen von je 550 MW. Das Kühlwasser wurde durch drei Hauptkühlmittelpumpen umgewälzt.

Am 25.4.1986 wurde von auswärtigen Elektroingenieuren, die von Reaktortechnik wenig verstanden (!), ein Experiment gestartet. Es diente der Erprobung einer speziellen Generatorerregung. Im Notkühlfall sollten die noch rotierenden Turbinen Strom für die Kühlmittelpumpen liefern, bis die Notstromdieselaggregate anliefen. Das Experiment, das schließlich zur Reaktorkatastrophe führte, nahm folgenden Verlauf:

25.4.1986: 1.00: Absenken der Reaktorleistung; 3.05: Abschalten einer Turbine, Umschalten der Stromversorgung für die Betriebsaggregate auf die andere Turbine; 14.00: Abtrennen des Notkühlsystems vom Kühlkreislauf (!); 23.10: Leistungsreduktion auf 700 MW, Abschalten der lokalen automatischen Reaktorregelung (!), falsche Sollwert-Einstellung für die Gesamtleistungsregelung (!).

26.4.1986: 0.28: Thermische Leistung fällt unvorhergesehen auf 30 MW; 1.00: Stabilisierung der Reaktorleistung auf 200 MW (statt 700 MW) trotz Ausfahrens aller 211 Regelstäbe (Neutronenabsorber); 1.03 ... 1.08: Zuschalten der beiden Reservepumpen zu den laufenden Hauptkühlmittelpumpen, starke Kühlung des Reaktorkerns und Rückgang der Dampfproduktion, Auftreten thermohydraulischer Instabilitäten und Regelprobleme, Verhinderung der Selbstabschaltung des Reaktors durch Blockieren der Reaktorschutzsignale durch die Mannschaft (!),

Regelung der Leistung teils von Hand (!); 1.22: Messung der Leistungsverteilung und Regelstabpositionen; nur 6 bis 8 Stäbe sind eingefahren statt der erforderlichen 30. Der Reaktor hätte jetzt laut Vorschrift sofort abgeschaltet werden müssen. Die Mannschaft hat aber nur ihr Experiment im Sinn (!). 1.23: Beginn des Experiments, Schließen der Dampfeinlaßventile zur Turbine und Unterdrücken des entsprechenden Reaktorabschaltsignals (!), im Reaktor selbst wird fast kein Dampf mehr produziert. 17 Sekunden später gelangt mehrmals Wasser in den Reaktor, die Verdampfung steigt, aber die Leistung der Hauptkühlmittelpumpen sinkt (!). 10 Sekunden später steigt wegen des größeren Dampfgehalts die Reaktorleistung an. Die Regelung kann diesen steilen Anstieg nicht mehr kompensieren. 1.23:40: Auslösung der Schnellabschaltung durch Anfahren aller Abschalt- und Regelstäbe. Die Stäbe fahren aber nur teilweise und zu langsam ein (Anfahrgeschwindigkeit 0,4 m/s). Nach einigen Sekunden sind Druckwellen zu spüren. Die Reaktorleistung steigt in wenigen Sekunden um das Hundertfache an (Reaktorexkursion). 1.24: Es kommt zu zwei starken Explosionen, die den Reaktor und das Betriebsgebäude zerstören. Eine große Menge radioaktiver Substanzen wird in die Atmosphäre emittiert.

Messung der Strahlenbelastung

Ein Maß für die Strahlenbelastung ist die Ionendosis bzw. Ionendosisleistung sowie die Impulsrate der einfallenden Strahlung. Um diese zu ermitteln, verwendet man Strahlungsdetektoren.

a) Ionisationskammer

Sie ist ein Dosisleistungs-Meßgerät, das aus einer Kammer mit Luft oder Ar-Füllung ($p = 1 \ldots 10$ bar) und zwei ebenen oder zylinderförmigen Elektroden besteht (vgl. Abb. 6.24a). Die Ionendosisleistung $\dot{j}$ ist durch die Ladung der Ionen eines Vorzeichens gegeben, die je Sekunde durch die einfallende Strahlung in Luft erzeugt werden. Der zu den Elektroden fließende Sättigungsstrom I_s ist der Dosisleistung $\dot{j}$ proportional (vgl. Abb. 6.24 b). Für eine luftgefüllte Kammer gilt

$$I_s = \dot{j} V \varrho_L \frac{p}{1013} \frac{273}{T} , \qquad (6.13)$$

wobei V das Ionisationskammervolumen, p der Kammerdruck, T die Temperatur und ϱ_L die Luftdichte in der Kammer bei $0\,°C$ und 1013 mbar bedeuten ($\varrho_L = 1,293$ kg/m^3).

Abbildung 6.25 zeigt ein Taschendosimeter für die Radiologie und Kerntechnik. Solche Dosimeter gibt es für verschiedene Meßbereiche zwischen $5 \cdot 10^{-5}$ und $0,15$ C/kg ($0,2$ bis 600 R).

b) Geiger-Müller-Zählrohr

Es besteht aus einem Metall- oder Glasrohr, das als Elektroden eine wendel- oder zylinderförmige Kathode (K) und einen längs der Röhrenachse verlaufenden „Zähldraht" als Anode enthält (vgl. Abb. 6.26 a). Als Füllgase verwendet man Luft, Wasserstoff oder Edelgase und Zusätze von organischen oder Halogendämpfen.

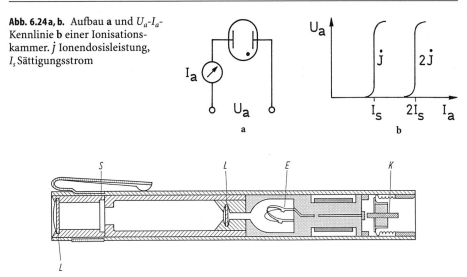

Abb. 6.24 a, b. Aufbau a und U_a-I_a-Kennlinie b einer Ionisationskammer. j Ionendosisleistung, I_s Sättigungsstrom

Abb. 6.25. Aufbau eines Taschendosimeters für die Radiologie und Kerntechnik. *E* Quarzfaden-Elektrometer, *L* Mikroskoplinsen, *S* Skala, *K* Kontaktstift zum Aufladen

Abb. 6.26 b zeigt die Impulszahlkennlinie und Abb. 6.26 c den Aufbau eines Fensterzählrohrs für α-, β- und γ-Strahlung.

Mit wachsender Anodenspannung U_a finden im Zählrohr folgende Entladungsvorgänge statt:

Niedriges U_a (bis etwa 200 V): Keine Trägerlawinenbildung (Ionisationskammerbereich);

mittleres U_a (bis etwa 400 V): Trägerlawinenbildung am Ort der primären Ionisation; der Entladungsstrom ist proportional zu U_a und zur Energie des auslösenden Teilchens (Proportionalbereich);

hohes U_a (bis etwa 1000 V): Durch starke Photonenbildung löst jedes einfallende Teilchen eine „Querzündung" längs des ganzen Zähldrahts A aus. Der Entladungsstromimpuls ist von der Teilchenenergie unabhängig (Auslösebereich; Bereich des Geiger-Müller-Zählrohrs).

Eine weitere Erhöhung von U_a führt zur Dauer-Glimmladung. Ein rasches Erlöschen einer jeden Einzelentladung erreicht man durch eine RC-Schaltung (mit großem R und kleinem C; Abb. 6.26 a) und durch Dampfzusätze zum Füllgas, die eine hohe Photonenabsorption bewirken (selbstlöschendes Zählrohr). Der langsame Abbau der Ionenraumladung verursacht nach jeder Einzelentladung eine Totzeit (0,01 bis 1 ms; kein Ansprechen) und eine nachfolgende Erholungszeit (0,1 bis 1 ms; schwaches Ansprechen).

c) Szintillationszähler

Unter Szintillation versteht man die Umwandlung der Energie radioaktiver Strahlung in Lichtimpulse mit Hilfe eines festen, flüssigen oder gasförmigen Mediums

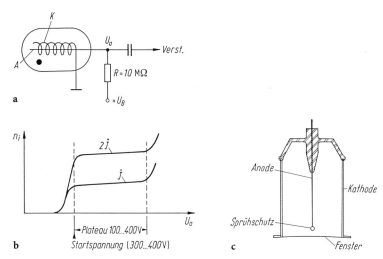

Abb. 6.26. a Aufbau und Betriebsschaltung eines Geiger-Müller-Zählrohrs; **b** Impulszahl-Kenn-
linie; **c** Aufbau eines Fenster-Zählrohrs für α-, β- und γ-Strahlung. A Anode, K Kathode, n_i Anzahl
der Impulse je Zeiteinheit bei konstanter Ionendosisleistung. U_a Anodenspannung, j Ionendosisleistung

(Beispiel: mit Thallium aktiviertes NaJ oder CsJ). Die einfallenden Teilchen oder
Quanten regen die Aktivatoratome (z. B. die Tl-Atome in NaJ) zur Abgabe von Lichtquanten an. Diese lösen an der Photokathode Elektronenstromimpulse aus, die
im nachfolgenden Sekundärelektronen-Vervielfacher verstärkt werden (vgl. Abb.
6.27). Die absorbierte Teilchen- oder Quantenenergie ist der Amplitude des entstehenden Lichtimpulses bzw. Stromimpulses proportional. Ein Szintillationszähler
kann daher in Verbindung mit einem Impulshöhenanalysator zur Energiespektro-
metrie von Röntgen- und γ-Quanten verwendet werden.

d) Einkristallzähler

Er besteht aus einem Halbleiter-Einkristall (z. B. CdS), an den zwei Elektroden
anliegen (vgl. Abb. 6.28). Einfallende Teilchen oder Quanten erzeugen im Kristall
ähnlich wie bei der Ionisationskammer durch Stoßionisierung von Gitteratomen
Elektron-Loch-Paare, die durch ein angelegtes Feld abgesaugt werden. Die
Ladungsträger erzeugen dabei im äußeren Stromkreis einen meßbaren Spannungsimpuls, dessen Amplitude von der Teilchenenergie, Kristallgeometrie und
Trägerlebensdauer abhängt. Der Energieaufwand zur Erzeugung eines Trägerpaars
beträgt nur etwa 3 bis 10 eV (gegenüber etwa 30 eV in Gasen). Das kleine Volumen
ermöglicht ein punktförmiges Ausmessen von Strahlungsfeldern.

e) Sperrschichtzähler

Dieser Halbleiter-Strahlungsdetektor (Abb. 6.29 a) besteht aus einem Germanium-
oder Siliziumkristall, der dicht unter seiner Oberfläche einen pn-Übergang enthält.

Abb. 6.27. Aufbau eines Szintillationszählers. *F* Strahleneintrittsfenster, *SZ* Szintillator, *H* Gehäuse, *G* Glasfenster, *S* Silikonölschicht, *PK* Photokathode, *D* Dynoden des Vervielfachers, *A* Anode

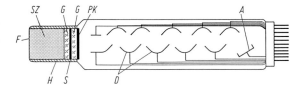

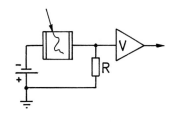

Abb. 6.28. Prinzipschaltung eines Einkristallzählers

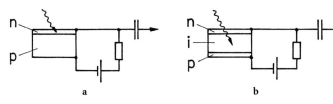

a   b

Abb. 6.29 a, b. Aufbau und Schaltung eines pn- **a** bzw. pin-Sperrschichtzählers **b**

Die von der Strahlung erzeugten Elektron-Loch-Paare werden hier durch das elektrische Feld des in Sperrichtung gepolten pn-Übergangs getrennt. Die Anzahl der abgesaugten Trägerpaare ist ein Maß für die eingestrahlte Energie. Das wirksame Zählvolumen entspricht dem Produkt aus Sperrschichtdicke (bis etwa 0,5 mm) und -fläche.

Ein etwa zehnmal größeres Zählvolumen als der pn-Zähler hat der pin-Sperrschichtzähler (Abb. 6.29b), der zwischen p- und n-Zone eine eigenleitende (intrinsic) Zone aufweist. Dies ergibt eine Zählschichtdicke von 5 bis 10 mm. Solche Zähler eignen sich für β- und γ-Spektroskopie, weil im großen Zählvolumen Teilchen über einen breiten Energiebereich absorbiert werden.

Ein weiterer Sperrschicht-Detektor ist der Kristall-Auslösezähler, der das Festkörperanalogen zum Geiger-Müller-Zähler darstellt. Er besteht aus einem Halbleiterkristall mit pn-Übergang, der im Bereich des Lawinendurchbruchs betrieben wird. Der Lawinendurchbruch der Sperrschicht wird in einzelnen Ionisierungskanälen eingeleitet. Jeder dieser Kanäle ist nach seiner Zündung mit einem Mikroplasma erfüllt, das einen Teil des Sperrstroms führt. Kurz bevor der erste Durchbruchkanal zündet, treten in ihm einzelne meßbare Durchbruchstromimpulse auf, deren statistische Folgefrequenz sich bei Einfall ionisierender Strahlung erhöht. Die Anzahl der Durchbruchimpulse je Sekunde ist ein Maß für die Strahlungsintensität.

Schutzmaßnahmen

Die Maßnahmen zum Strahlenschutz umfassen (a) die Überwachung von Einrichtungen, in denen ionisierende Strahlen erzeugt und angewendet werden (dazu gehören u.a. die Kernkraftwerke, Geräte in Isotopenlabors und medizinische Bestrahlungsgeräte); (b) die Abschirmung solcher Einrichtungen zum Schutz des Bedienungspersonals und der Bevölkerung bzw. der Patienten; (c) Gesetzesverordnungen (z.B. die Strahlenschutzverordnung); (d) Vermeiden von verantwortungslosem, aller Ingenieurlogik hohnsprechenden Umgang mit Kernkraftwerken, wie es in Tschernobyl passiert ist.

6.3.2
UV-Strahlung

Der atmosphärische Strahlenanteil mittlerer Energie (UV-Strahlung von 170 bis 370 nm) wird insbesondere durch die Ozonschicht in der Stratosphäre absorbiert. Es besteht die Gefahr einer allmählichen Zerstörung dieser Schicht durch Umweltchemikalien wie Stickoxide und Fluorchlorkohlenwasserstoffe (FCKW, s. Tabelle 29 und 31). Die *Ozonbildung* beruht auf der Aufspaltung von O_2-Molekülen durch energiereiche Quanten der Sonnenstrahlung:

$$O_2 + hf \,(< 242\ nm) \rightarrow O + O$$
$$O + O_2 + M \rightarrow O_3 + M\,. \tag{6.14}$$

M ist dabei ein neutraler Dreierstoßpartner. Abbildung 6.30 zeigt die Ozonverteilung und deren jahreszeitliche Schwankungen in der Stratosphäre.

Der *Ozonabbau* durch FCKW bzw. Stickoxide geschieht über die Reaktionen:

$$CF_2Cl_2 + hf \rightarrow Cl_2 + CF_2\,;$$
$$Cl + O_3 \rightarrow ClO + O_2 \tag{6.15}$$

bzw.

$$NO + O_3 \rightarrow NO_2 + O_2 + hf\,. \tag{6.16}$$

Eine Folge dieser Vorgänge ist das *Ozonloch,* das jährlich nach dem Ende der Polarnacht durch die beginnende Sonneneinstrahlung im Bereich des polaren Wirbels über der Antarktis entsteht. Es bedeckte mit einem Ozonschwund von über 50 % im Jahr 1987 die ganze antarktische Landmasse und weitete sich 1989 auf das Doppelte dieser Fläche aus. Bei Auflösung des polaren Wirbels werden große Teile der Luftmassen mit geringem Ozongehalt nach Norden verfrachtet. In Südaustralien wurde Ende 1989 bereits eine um durchschnittlich 14 % höhere UV-Einstrahlung registriert. Über der Arktis ist der Ozonschwund wegen des viel schwächeren polaren Wirbels geringer, dafür aber über eine größere Fläche verteilt.

Eine erhöhte UV-Strahlung (die Erhöhung beträgt 2 % je 1 % Ozonabbau) hat verheerende Folgen für das Ökosystem unserer Erde. Sie hemmt das Keimen, die Blütenbildung und das Wachstum vieler Nähr- und Nutzpflanzen, beschädigt ihr Erbgut und zerstört das Chlorophyll. Dadurch sinken die Ernteerträge bei vielen Pflanzen stark ab. Ein Beispiel wäre die weltweite Vernichtung der Reisernte, weil Cyanobakterien, die den Luftstickstoff fixieren und als Dünger für die Reispflanzen verfügbar machen, auf UV-Strahlen sehr empfindlich reagieren. Unter erhöhter

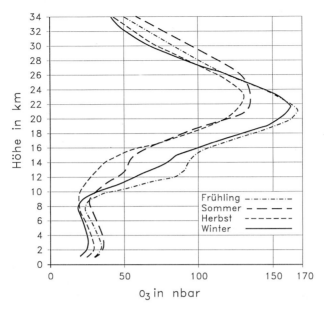

Abb. 6.30. Verteilung und jahreszeitliche Schwankungen der Ozonkonzentration in der Stratosphäre

UV-Strahlung stirbt im Meer das Phytoplankton ab, das etwa die Hälfte des globalen Kohlendioxids (CO_2) bindet. Dadurch verstärkt sich der Treibhauseffekt. Beim Menschen schwächt verstärkte UV-Strahlung das Immunsystem und kann dadurch Epidemien von Infektionskrankheiten auslösen. Infolge von Hautveränderungen bleiben viele Schutzimpfungen wirkungslos und durch vermehrte Kataraktbildung (Augentrübung) kommt es zu einem starken Anstieg von Erblindungsfällen. Auch die Luftverschmutzung steigt an, weil mehr chemisch hochreaktive Hydroxylradikale entstehen, die an der Bildung von Ozon und anderen Schadstoffen beteiligt sind.

Der derzeitige mittlere Ozonschwund liegt weltweit bei etwa 3 % (im Ozonloch wie gesagt über 50 %). Bei einem Schwund von etwa 20 % würde die Haut nach zwei Stunden Sonneneinstrahlung Brandblasen bilden.

6.3.3
Umweltstrahlung geringer Quantenenergie

6.3.3.1
Natürliche atmosphärische Impulsstrahlung (Atmospherics)

Die Atmospherics sind elektromagnetische Strahlungsimpulse im VLF-Bereich (VLF = very low frequency), die durch Wettervorgänge in der Atmosphäre entstehen. Ihr Hauptursprungsort sind Gewitter sowie Warm- und Kaltfronten, wo infolge von Ionisierung und Ladungsübertragung in Stoßprozessen eine Vielfalt von Ladungsträgern (z.B. positiv oder negativ geladene Wasser-, Eis-, Schnee-,

Graupel- und Hagelteilchen sowie Klein- und Großionen) an Elektrifizierungspro-
zessen teilhaben. Dabei werden positive und negative Ladungsträger durch inten-
sive Luftmassenströme voneinander getrennt und in Dunkelentladungen (bei
Gewittern auch durch Blitzentladungen) wieder neutralisiert. Die dadurch erzeugten elektrischen Impulsströme senden elektromagnetische Wellen aus, die wir als
Atmospherics oder kurz *Sferics* bezeichnen. Sie haben eine variable Impulsform
(vgl. Abb. 6.31), eine Impulsdauer bis zu einigen 100 µs und bestehen aus Schwingungen von etwa 3 bis 60 kHz, wobei Frequenzen zwischen 3 und 12 kHz sowie
bei 28 kHz besonders häufig auftreten (vgl. Abb. 6.32). Ihre Impulsfolgefrequenz
variiert zwischen null und mehr als 150 Hz. Sie breiten sich in alle Richtungen mit
Lichtgeschwindigkeit aus und können ohne wesentliche Schwächung in Gebäude
eindringen.

Der Empfang von Atmospherics mit einer speziellen Antenne (Reichweite etwa
500 km) und die Aufzeichnung der Sferics-Impulsraten in einzelnen schmalbandi-
gen Frequenzfestern, z.B. bei 4, 6, 8, 10, 12, 28 und 50 kHz, ergibt für jede Wetterlage
charakteristische Impulsmuster, die eine Art elektromagnetische Codeschrift der
Atmosphäre darstellen (Abb. 6.33). Ihre Entzifferung liefert detaillierte Informationen über die dynamischen Prozesse in der Atmosphäre. So kann man z.B. repro-
duzierbar beobachten, daß die 10 kHz-Atmospherics bei Vorherrschen von hori-
zontalen und die 28 kHz-Atmospherics bei ausgeprägten vertikalen Luftmassen-
bewegungen überwiegen. Die sich nähernde Warmfront eines Tiefdruckgebiets
kündigt sich schon aus einer Entfernung von mehreren 100 km (d.h. einige
Stunden im voraus) durch erhöhte Sferics-Aktivität im 10 kHz-Bereich an. Ebenfalls mehrere Stunden im voraus melden vermehrte 28 kHz-Sferics, daß bald eine
Kaltfront eintreffen wird. Das verstärkte Auftreten von 8 kHz-Sferics zeigt das Her-
annahen von Luftmassen an, die wärmer sind als die lokale Luftmasse am Ort der
Meßstation.

Besonders deutlich wird der Zusammenhang zwischen Wettervorgängen und
Atmospherics-Aktivität, wenn man die Atmosphäre fortlaufend mit einer Richtan-
tenne im Umkreis von 360° abtastet und aus den empfangenen Signalen mit einem
Signalprozessor ein Schnittbild (Tomogramm) der Atmospherics-Aktivität erzeugt

Abb. 6.31. Impulsformen von
Atmospherics

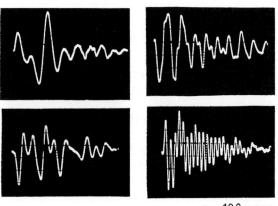

⊢⊣100 µsec

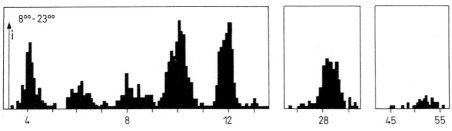

Abb. 6.32. Typisches Frequenzspektrum von Atmospherics

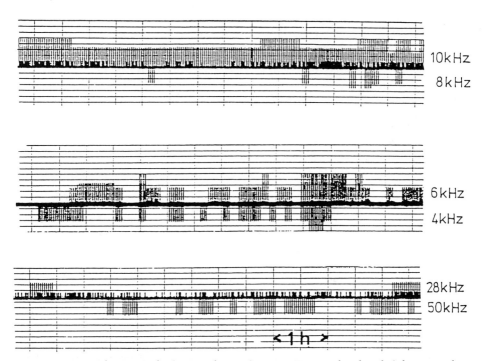

Abb. 6.33. Muster der Atmospherics-Impulsraten in engen Frequenzbändern bei den angegebenen Frequenzen. Die Darstellung ist eine elektromagnetische Codeschrift der Atmosphäre

(vgl. Abb. 6.34). Ein solches Atmospherics-Emissions-Computer-Tomogramm (AECT), das auf einem Monitor mit Farbcode angezeigt wird, ermöglicht es, die Entstehung sowie den zeitlichen und örtlichen Verlauf von Wettervorgängen allein durch Beobachtung und Darstellung ihrer elektromagnetischen Aktivität vollständig zu verfolgen.

Die geschilderten Ergebnisse sind nicht nur für die Meteorologie, sondern auch für die Medizin von erheblicher praktischer Bedeutung. Denn in einer großen Anzahl von wissenschaftlichen Arbeiten wird über Korrelationen zwischen der Sferics-Aktivität und dem Verkauf von biochemischen Vorgängen und Krankheiten sowie dem Verhalten von Organismen berichtet. Beispiele dafür sind die hochsigni-

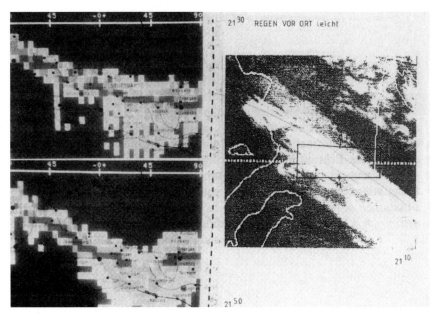

Abb. 6.34. Zwei Atmospherics-Emissions-Computertomogramme (links), aufgenommen um 21.30 und 21.50, und das zugehörige Satellitenbild der Wolkenkonfiguration während der Passage eines Tiefdruckausläufers über der Meßstation. Der Ort der Meßstation entspricht in den linken Bildern den unteren Bildrändern und im rechten Bild dem Punkt M auf dem schwarzen Rechteck

fikanten Zusammenhänge zwischen der Sferics-Aktivität in bestimmten Frequenzbereichen und dem Krankheitsverlauf bei Epilepsie- (Abb. 6.35), Herzinfarkt- und Hörsturzpatienten sowie im Tierversuch bei bakteriellen Entzündungen und dem Verhalten von Gliazellen. Es wird vermutet, daß die Sferics je nach ihrer Frequenz, Intensität und Impulsrate das Nervensystem beeinflussen und damit auch in neuronal gesteuerte physiologische Vorgänge eingreifen können. Insbesondere scheinen sie auch für das weitverbreitete Phänomen der Wetterfühligkeit in hohem Maße mitverantwortlich zu sein.

Um die „Sprache" der Sferics besser zu verstehen, wäre die Entwicklung neuer programmierbarer Signalprozessoren erforderlich. Außerdem sollten mehrere modern ausgestattete Meßstationen an geeigneten Orten aufgebaut werden, welche die Atmosphäre nach Sferics-Signalen abtasten und die Signale vorverarbeiten. Die Meßstationen müßten mit einem zentralen Computer verbunden sein, der aus den gesammelten Daten Informationen sowohl für die Medizinmeteorologie als auch für eine detaillierte Echtzeit-Wettervorhersage bereitstellt. Mit solchen Mitteln müßte es nach unseren bisherigen Erkenntnissen möglich sein, zum Beispiel die Entwicklung von schweren Stürmen oder von medizinmeteorologisch kritischen Wettersituationen schon im Frühstadium zu erkennen und die Vorwarnung zu verbessern. Die bis heute üblichen konventionellen Methoden der Meteorologie scheinen dafür offensichtlich nicht ausreichend zu sein.

Abb. 6.35. Häufigkeit epileptischer Anfälle von sechs Patienten (oben) und die täglichen mittleren Impulsraten von Atmospherics bei 10 und 28 kHz (unten)

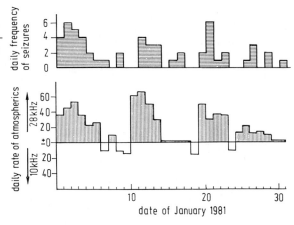

6.3.3.2
Technische elektromagnetische Strahlung (Technics)

Technische Geräte und Anlagen wie Radio- und Fernsehsender, Telekommunikationseinrichtungen, Satellitenfunksysteme, Mobiltelefone, Hochspannungs-Freileitungen und viele elektrische Geräte in Wohn- und Arbeitsräumen erzeugen ein buntes Gemisch elektromagnetischer Felder und Wellen im gesamten Frequenzbereich des elektromagnetischen Strahlungsspektrums (Abb. 6.36).

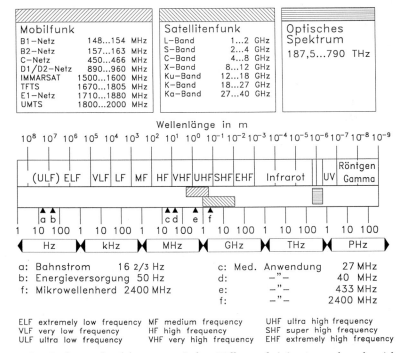

Abb. 6.36. Das Spektrum der elektromagnetischen Wellen und einige Anwendungsbereiche

Elektrische und magnetische Gleichfelder sowie niederfrequente (quasistationäre) elektrische und magnetische Wechselfelder bis etwa 10 kHz sind mit der sie erzeugenden Quelle verknüpft. Sie sind entkoppelt und getrennt meßbar. Wechselfelder ab etwa 10 kHz können sich von ihrer Quelle ablösen und als elektromagnetische Welle oder Strahlung im freien Raum ausbreiten. Der elektrische und magnetische Feldvektor stehen dabei aufeinander senkrecht.

Die Abb. 6.37 zeigt am Beispiel von Hochspannungs-Freileitungen bis 380 kV Leiterspannung, wie hoch die elektrische Feldstärke am Boden direkt unterhalb der Leitung ist. Sie beträgt maximal ca. 5 kV/m. Die magnetische Induktion erreicht Werte bis 20 µT. Die Abb. 6.38 a u. b zeigt die örtliche Verteilung der elektrischen Feldstärke und der magnetischen Induktion in der Nähe eines Leitungsmasts. In Tabelle 33 sind für verschiedene Haushaltsgeräte die Bereiche der erzeugten magnetischen Induktion und der elektrischen Feldstärke an der Geräteoberfläche in der Gebrauchsdistanz angegeben. Die nächste Tabelle 34 enthält typische Immissionswerte von verschiedenen Hochfrequenzquellen für die gesamte Bevölkerung. Ein in dieser Tabelle nicht aufgeführter Monitor- oder Fernsehbildschirm erzeugt in

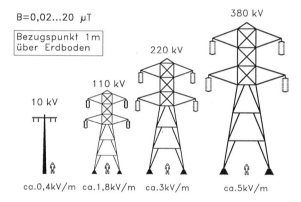

Abb. 6.37. Werte der elektrischen Feldstärke und der magnetischen Induktion am Boden direkt unterhalb von Hochspannungs-Freileitungen

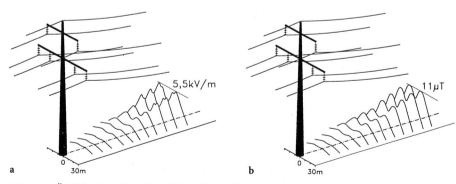

Abb. 6.38. Örtliche Verteilung der elektrischen Feldstärke (**a**) und der magnetischen Induktion (**b**) in der Nähe eines Leitungsmasts

Tabelle 33. Werte der magnetischen Induktion (Flußdichte) und der elektrischen Feldstärke von Haushaltsgeräten und Werkzeugen

magnetische Flußdichten		elektrische Feldstärke		
Elektrogeräte	Flußdichte B [µT]	Haushalts-geräte	elektr. Feldstärke Oberfläche	Gebrauchs-werte
Kühlschrank	0,1 … 1	Hausinstalla-tion 380 V		5 V/m
Bügeleisen, Küchenlampe, Platten-spieler Spülmaschine, Wasch-maschine, elektr. Fußboden-heizung, Nachtspeicherheizung	1 … 10	Elektroherd	8 V/m	3 V/m
Heizkissen, Klingeltrafo, Staub-sauger, Toaste, Wäschetrockner	10 … 100	Heizdecke	500 V/m	500 V/m
Bohrmaschine, Farbfernseher, Handmixer, Heizlüfter, Schleifgerät	100 … 500	Fernseher	50 V/m	
Büchsenöffner, Elektroherd, Lötkolben (140 W), Rasierapparat, Tischlampe	500 … 1000	Rasier-apparat	100 V/m	100 V/m
Haarfön, Lötkolben (325 W)	1000 … 2500	Haarfön	50 V/m	30 V/m

30 cm Entfernung ein statisches elektrisches Feld von 500 bis 3000 V/m, ein ELF-Feld von 1 bis 10 V/m und ein VLF-Feld von weniger als 10 V/m. Die magnetische Induktion beträgt beim ELF-Feld 10 bis 750 nT und beim VLF-Feld weniger als 200 nT.

Seit langem ist bekannt, daß elektromagnetische Felder auf Menschen, Tiere und Pflanzen thermische (s. Abschn. 2.2.1) und nichtthermische Effekte (s. Abschn. 2.2.1.1 g) auslösen können.

Nichtthermische biologische Wirkungen

In den vergangenen Jahrzehnten sind zahlreiche Untersuchungen über nichtther-mische Effekte von elektromagnetischen Feldern durchgeführt worden. Der Bereich der verwendeten elektrischen Feldstärke reichte von wenigen V/m bis einige 100 kV/m und der Bereich der magnetischen Induktion von 10 nT bis einige 100 mT. Es wurden Frequenzen von 0 bis mehrere GHz verwendet. Die Tabelle 35 gibt einen Überblick über eine kleine Auswahl der Forschungsergebnisse.

Ein Zusammenhang zwischen elektrischen bzw. magnetischen ELF-Feldern und Krebs wurde in verschiedenen Studien behauptet, aber nicht widerspruchsfrei geklärt. Beispiele sind die Denver-Studie 1979 (Leukämie bei Kindern), die Savitz-Studie 1988 (erhöhtes Krebsrisiko bei Kindern, die nahe an Starkstromleitungen wohnen) sowie die Feychting/Ahlbom-Studie 1992 (50 Hz-E- und H-Feld-Exposi-tion erhöht die Zahl von Krebserkrankungen).

Tabelle 34. Typische Imissionswerte von verschiedenen Hochfrequenzquellen für die allgemeine Bevölkerung

Quelle	Frequenz	Entfernung	Exposition	Bemerkung
Mikrowellenherd	2,45 GHz	0,3 m	$< 5\ \text{W/m}^2$	Ungünstiger Fall
		0,5 m	$< 2\ \text{W/m}^2$	$50\ \text{W/m}^2$ in 5 cm
		1,0 m	$< 1\ \text{W/m}^2$	Abstand
Verkehrsradar	9 … 35 GHz	3 m	$< 250\ \text{mW/m}^2$	Leistung
		10 m	$< 10\ \text{mW/m}^2$	0,5 … 100 mW
Sicherheitssysteme	0,9 … 10 GHz		$2\ \text{mW/m}^2$	Innerhalb des Systems
Walkie-Talkies (CB-Funk)	27 MHz	5 cm	< 1000 V/m; $< 0,2$ A/m	Leistung einige Watt
		12 cm	< 200 V/m; $< 0,1$ A/m	
C-Netz/D-Netz-Telefon	450 … 466/ 890 … 960 MHz	0,02 … 2 m	< 10 W/kg	Leistung bis 20 W
Leistungsstarke HF-Stationen				
FM	87,5 … 108 MHz	ca. 1,5 km	$< 50\ \text{mW/m}^2$	100 kW
VHF (TV)	47 … 86 MHz 174 … 230 MHz	ca. 1,5 km	$< 20\ \text{mW/m}^2$	100 … 300 kW
UHF (TV)	470 … 890 MHz	ca. 1,5 km	$< 5\ \text{mW/m}^2$	bis zu 5 MW
Kurzwelle	3,95 … 26,1 MHz	220 m 50 m	$2\ \text{W/m}^2$ $40\ \text{W/m}^2$	Leistung 750 kW
AM und Langwelle	130 … 285 kHz 415 … 1606,5 kHz	300 m 50 m	90 V/m 450 V/m	Leistung 1,8 MW
Exposition in Städten durch Radio- und Fernsehsender	1 … 1000 MHz		$> 200\ \text{mW/m}^2$ $> 10\ \text{mW/m}^2$ $> 0,05\ \text{mW/m}^2$ $> 0,02\ \text{mW/m}^2$	US-Bevölkerung 0,02 % 1 % 50 % 90 %
Radar-Stationen	1 … 10 GHz	0,1 … 1 km > 1 km	0,1 … 10 W/m^2 $< 0,5\ \text{W/m}^2$	Leistung 0,2 … 20 kW

Quelle: Bundesamt für Strahlenschutz und Funkschau 10/92.

Die Abb. 6.39 zeigt in einem Risikodiagramm, daß die allgemeine Bevölkerung elektrische und magnetische Felder (E-Feld, B-Feld) als Risikofaktoren einschätzt, während die Elektrizität als risikoarm klassifiziert wird.

Die Bundesregierung will erstmals verbindliche Grenzwerte für elektromagnetische 50 Hz-Felder festlegen. Dabei wird zwischen Schutz- und Vorsorgewerten unterschieden. Bei Einhaltung von Schutzwerten werden die menschliche Gesundheit nicht beeinträchtigt und erhebliche Belästigungen vermieden. Vorsorgewerte dienen dem vorbeugenden Umweltschutz. Als Schutzwerte werden 5 kV/m bzw. 100 µT vorgeschlagen. Die Verbände der Energiewirtschaft fordern dagegen 10 kV/m und 500 µT.

Tabelle 35. Einige Forschungsergebnisse über nichtthermische biologische Wirkungen elektrischer, magnetischer und elektromagnetischer Felder

1. Autor Jahr	Art des Felds	Objekt	Effekte
Knoll 1968	magn. Rechteck-impulse 3 ... 100 Hz	Versuchspersonen	Anregungen von Phosphenen (Strichmustern)
Frey 1973	Mikrowellen von 0,3 bis 3 GHz	Versuchspersonen	akustische Wahr-nehmung
Conti 1985	EM-Feld, 6 mT, 3 Hz-Rechteck-impulse	menschl. Lympho-zyten	Änderung der Ca-Ionenkonz. in Zellen
Blackman 1985	schwaches EM-Feld	Gehirn von Kücken	Veränderung des Ca^+-Ionenausflusses
Zecka 1985	schwaches EM-Feld	Ratten und Mäuse	Entzündungsreaktion
Savitz 1988	Feld von Stark-stromleitungen	Kinder	erhöhtes Krebsrisiko
v. Klitzing 1989	statisches Magnetfeld > 35 mT	Versuchspersonen	Veränderungen im EEG
Walleczek 1990	M-Feld, 22 mT, 60 Hz-Sinus	Lymphozyten von Ratten	Veränderung des Ca-Ionentransports
Kraus 1992	M-Feld, 4 ... 6 mT, 8 ... 10 Hz	Knochenschäden	beschleunigte Heilung
Rodemann 1993	schwaches EM-Feld	menschl. Fibro-plasten und Osteoblasten	Beschleunigung der Zelldifferenzierung
Ascherl 1993	M-Feld bis 5 mT, 12 ... 20 Hz	leicht gelockerte künstl. Hüftgelenke	Verläng. d. Lebens-dauer um etwa 5 Jahre
Ascherl 1993	M-Feld bis 5 mT, 12 ... 20 Hz	Pseudoarthrosen nach Knochen-bruch	Stabilisierung, verstärkte Ein-lagerung von Ca
Reiter 1993	magn. Wechselfeld 40 µT	Ratten und Mäuse	Unterdrückung d. nächtl. Produktion von Melatonin
v. Klitzing 1993	8 – 10 Hz-HF-Recht-eckimpulse	Versuchspersonen	Veränderungen im EEG
Löscher 1994	50 Hz-Magnetfeld 0,3 ... 100 µT	Ratten	beschleunigtes Tumorwachstum, vermehrte Metastasen
Becker 1996	50 Hz-Magnetfeld 0,5 ... 2 mT	Einzeller (Wimper-tierchen)	veränderte Schwimmgeschwind. u. Orientierungs-vermögen

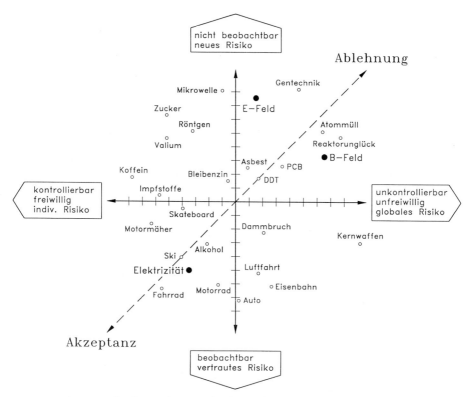

Abb. 6.39. Diagramm für die geschätzte Höhe des Risikos, das mit den angegebenen technischen Geräten, Stoffen bzw. Vorgängen verbunden ist. Die gestrichelte Linie kennzeichnet den Bereich wachsender Ablehnung bzw. Akzeptanz

6.4
Lärmschutz

6.4.1
Lärmquellen und Lärmwirkungen

Lärm (abgeleitet vom Italienischen: all'arme = zu den Waffen) ist jede Art von Schall (z. B. Töne, Klänge, Geräusche; vgl. Abb. 6.40), der Menschen stört, belästigt oder gesundheitlich schädigt. Man unterscheidet zwischen Nachbarschafts-, Arbeits-, Verkehrs-, Wohn- und Fluglärm.

Als objektives Lärmmaß dient die relative Schallstärke (oder der Schallpegel). Der Hörschwelle ordnet man die relative Schallstärke 1 (= $10^0 \triangleq 0$ Bel = 0 dB) zu (vgl. Abb. 6.41). Die Schmerzgrenze des Gehörs entspricht einer relativen Schallstärke von 10^{13} ($\triangleq$ 13 Bel = 130 dB). Eine Erhöhung der Schallstärke um den Faktor 10 bedeutet also eine Zunahme der relativen Schallstärke um 10 dB (von 0 bis 130 dB).

Abb. 6.40 a–d. Verschiedene Arten von Schallspektren:
a Ton; b Klang; c Geräusch; d Weißes Rauschen.
J Schallintensität

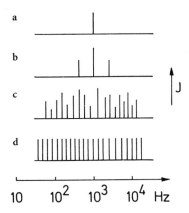

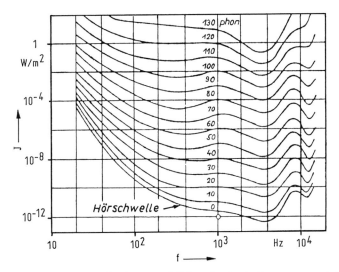

Abb. 6.41. Kurven gleicher Lautstärke des menschlichen Gehörs (aufgenommen mit Sinustönen).
J Schallintensität, f Frequenz

Die Gehörempfindung ist frequenzabhängig, und zwar hört man tieffrequenten Schall wesentlich leiser als hochfrequenten Schall gleicher Schallstärke. Schallpegelmesser enthalten daher ein Filter, dessen genormte Durchlaßkurve (A) dem Frequenzgang des Gehörs entspricht (vgl. Abb. 6.42). Der so ermittelte Meßwert heißt A-bewerteter Schallpegel und wird in dBA angegeben. Die alte Einheit „Phon" für die Schallstärke stimmt nur für die Frequenz 1000 Hz mit der Einheit dBA überein. Für die Schädlichkeit von Lärm sind neben der Schallstärke auch die Dauer, die örtliche und zeitliche Verteilung sowie die psychologische Wirkung maßgebend (vgl. Tabelle 36). Abbildung 6.43 zeigt den Schallpegel verschiedener Straßenfahrzeuge in Abhängigkeit von der Geschwindigkeit.

Abb. 6.42. Durchlaßkurven A, B und C von Filtern, deren Frequenzgang dem des Gehörs angepaßt ist. f Frequenz

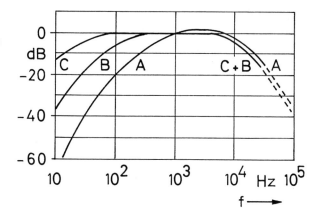

Tabelle 36. Schallstärken verschiedener Lärmquellen

Schallstärke dB	Beurteilung	Quellen
0…20	leise	Flüstern, Atemgeräusche
20…40	gering	leise Unterhaltung, tropfender Hahn, leises Uhrticken
40…60	mittel	Unterhaltung, typischer Bürolärm
60…80	belästigend	lautes Sprechen, geringer Verkehr, normales Fabrikgeräusch
80…90	Schädlichkeitsgrenze	starker Straßenverkehr, menschliches Schreien in 0,5 m Abstand
90…100	schädlich	Brüllen direkt am Ohr, dröhnender Lastwagen, entfernter Preßlufthammer
100…110	zu Taubheit führend	Motorrad ohne Schalldämpfer, laute Beatmusik
110…130	einsetzender Hörschmerz	Preßlufthammer in 1 m Abstand, nahes Großflugzeug beim Start
130…180 über 200	Organzerstörung tödlich	Durchbrechen der Schallmauer Geräuschwaffen

Abb. 6.43. Schallpegel verschiedener Straßenfahrzeuge in Abhängigkeit von der Geschwindigkeit

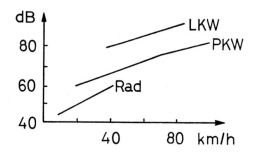

Lärm versetzt den Körper in Alarmbereitschaft; Dauerlärm erzeugt einen Zustand ständiger Anspannung. Zu den Körperreaktionen auf Lärm gehören: vorübergehend verminderte Hörfähigkeit (Vertäubung), Gehörschädigung bis zur Schwerhörigkeit (bei Dauereinwirkung über viele Jahre), erhöhte Muskeltätigkeit, Beschleunigung der Atmung, erhöhter Stoffwechsel, Störung der Verdauungsorgane, verringertes Herzschlagvolumen, schlechtere Durchblutung der peripheren Gefäße, EEG-Abweichungen, Kopfschmerzen, Aufmerksamkeitsausfälle, Zerstreutheit, verminderte Konzentrationsfähigkeit und Lernleistung, Schlafstörungen und Neurosen. Als Anhaltspunkt zum Vermeiden von Lärmschäden dienen Lärmrichtwerte, von denen einige in Tabelle 37 angegeben sind.

Überschreitet der mittlere Schallpegel jahrelang in der Mehrzahl der Arbeitstage während der Arbeitszeit den Wert von 90 dBA, so muß mit einer bleibenden Gehörschädigung gerechnet werden. Lärmschwerhörigkeit ist inzwischen zur Berufskrankheit Nummer eins geworden. Fast ein Viertel der Erwerbstätigen in der (alten) Bundesrepublik Deutschland (etwa 6 Mio.) klagt über Geräuschbelästigung am Arbeitsplatz. An rund 10 % aller Arbeitsplätze (2 Mio.) herrscht gesundheitsschädigender Lärm von 90 dBA oder mehr.

6.4.2
Messung der Lärmbelastung

Geräte zum Messen der Lärmbelastung heißen (nach DIN 45 633) Schallpegelmesser. Sie messen den Schalldruckpegel (oder Schallpegel)

$$\frac{L}{\text{dB}} = 20 \log \frac{p}{p_0}, \tag{6.17}$$

wobei $p_0 = 20 \ \mu\text{N/m}^2 \ (= 2 \cdot 10^{-5} \ \text{Pa})$ beträgt. Sie enthalten ein richtungsabhängiges Kondensator- und Elektret-Mikrophon (M), einen Vorverstärker (VV), ein einstellbares Bewertungsfilter (F) für die Filterdurchlaßkurven A, B und C, einen Hauptverstärker (HV), ein Zeitkonstantenglied (τ) und ein Anzeigeinstrument (I), das den Effektivwert des Schalldrucks angibt (vgl. Abb. 6.44a). Zur quantitativen Erfassung einzelner Schallimpulse (Dauer: 1 bis 200 ms) verwendet man Impulsschallpegelmesser (vgl. Abb. 6.44b). Ihr elektronischer Aufbau beruht auf subjektiven Untersuchungen über die Lautstärke von Schallimpulsen. Danach können die dynamischen Eigenschaften des Gehörs in Bezug auf die Lautstärke näherungsweise

Tabelle 37. Lärmrichtwerte in dBA

Kurgebiete	tags	45	nachts	35
reine Wohngebiete		50		35
allgemeine Gebiete		55		40
reine Industriegebiete		70		70
Gewerbegebiete		65		50
Arbeitsplatz mit stark geistiger Beanspruchung		50		
Büroarbeiten		70		
sonstige Arbeiten		85		

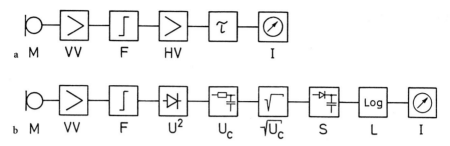

Abb. 6.44 a, b. Blockdiagramm eines Schallpegelmessers **a** und eines Impulsschallpegelmessers **b**, Erklärung s. Text

nachgebildet werden, wenn der dem Schalldruck entsprechende Spannungswert zunächst quadriert (U^2), dann einem RC-Glied zugeführt und schließlich aus dem am Kondensator des RC-Glieds entstehenden Spannungswert (U_c) die Wurzel gezogen wird. Über eine Speicher- (S) und Logarithmierstufe (L) gelangt das Signal zum Instrument (I).

6.4.3
Schutzmaßnahmen

Der Schutz vor Lärmbelästigungen erstreckt sich auf Maßnahmen am Lärmemissions- und -immissionsort. Zu den Schutzmaßnahmen gehören die Schalldämpfung (Umwandlung von akustischer Energie in Wärmeenergie durch Luftwirbelbildung), die Schalldämmung (Reflexion von Schallwellen an Grenzflächen mit sprunghafter Änderung des Schallwellenwiderstands, vgl. Abb. 6.45) sowie die Anwendung von Ohrenpfropfen oder Lärmschutzklappen. Zum Beispiel reduziert eine Wand den Außenlärm um 40 dB, ein Fenster um 25 dB, ein Doppelfenster mit 10 mm Scheibenabstand um 40 dB und eine Wandverkleidung um weniger als 10 dB.

Abb. 6.45. Reflexion und Transmission von Schallenergie an einer Wand

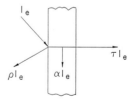

Literaturverzeichnis

Bücher

Keidel WD (Hrsg) (1985) Kurzgefaßtes Lehrbuch der Physiologie, 6. Aufl, Thieme, Stuttgart
Schmidt RF, Thews G (Hrsg) (1990) Physiologie des Menschen, 24. Aufl, Springer, Berlin Heidelberg New York
Haas R, Wittig T (1990) Physiologie, 10. Aufl, Jungjohann Verl., Neckarsulm Stuttgart
Bartels H, Bartels R (1987) Physiologie, 3. Aufl Urban & Schwarzenberg, München
Silbernagl S, Despopoulos A (1988) Taschenatlas der Physiologie, 3. Aufl, Thieme, Stuttgart
Hutten H (Hrsg) (1991) Biomedizinische Technik. Bd. 1 – 4. Springer, Berlin
Bley H (1994) Kompendium Medizin + Technik. Forum Medizin Verlagsges München
Menke (1985) Handbuch Medizintechnik. Ecomed, Landsberg
Bause U, Forke K, Matauschek J (1986) Medizintechnik. Verl. Volk und Gesundheit, Berlin
Meyer-Waarden K (1975) Einführung in die biologische und medizinische Meßtechnik. Schattauer, Stuttgart
Meyer-Waarden K (1985) Bioelektrische Signale und ihre Ableitverfahren. Schattauer, Stuttgart
Krestel E (Hrsg.) (1988) Bildgebende Systeme für die medizinische Diagnostik, 2. Aufl, Siemens AG, Berlin München
Hausser KH, Kalbitzer HR (1989) NMR für Mediziner und Biologen. Springer, Berlin Heidelberg New York
Bösiger P (1985) Kernspin-Tomographie für die medizinische Diagnostik. Teubner, Stuttgart
Wienand K, Wagner R, Heiss WD (1989) PET, Grundlagen und Anwendungen der Positronen-Emissions-Tomographie. Springer, Berlin Heidelberg New York
Perkampus HH (1986) UV-VIS-Spektroskopie und ihre Anwendungen. Springer, Berlin
Günzler H, Böck H (1983) IR-Spektroskopie. Verl. Chemie, Weinheim
Webster JG (1988) Encyclopedia of medical devices and instrumentation. Bd 1 – 4 Wiley, New York
Goerke H (1988) Medizin und Technik. 3000 Jahre ärztliche Hilfsmittel für Diagnostik und Therapie. Callwey, München
Graul EH, Pütter S, Loew D (1986) Mensch und Umwelt (Environtologie). Hausverl. Medice, Iserlohn
Baumbach G (1993) Luftreinhaltung. Springer, Berlin
Faust V (1977) Biometeorologie. Hippokrates, Stuttgart
Kiefer H, Koelzer W (1987) Strahlen und Strahlenschutz, 2. Aufl, Springer, Berlin
Langfelder E (1990) Strahlenwirkung, Strahlenrisiko, 2. Aufl, Ecomed, Landsberg
Varga A (1981) Elektro-Bioklimatologie. Verl. f Medizin, Heidelberg

Firmenanschriften

Beckman Instruments GmbH, Frankfurter Ring 115, 80807 München
Boehringer Mannheim GmbH, Bahnhofstraße 9 – 15, 82327 Tutzing
Bosch Elektronik GmbH, Forckenbeckstr. 9 – 13, 14199 Berlin
C.H.F. Müller GmbH, Alexanderstr. 1, 20099 Hamburg
Dornier Medizintechnik GmbH, Postf 1128, 82110 Germering

Drägerwerk AG, Moislinger Allee 53/55, 23558 Lübeck
Erbe Elektromedizin GmbH, Ebertstr. 35, 72072 Tübingen
Fresenius AG, Daimlerstr. 15, 61352 Bad Homburg
Hellige GmbH, Heinrich-von-Stephan-Str. 4, 79100 Freiburg
Hewlett-Packard GmbH, Berner Straße 117, 60437 Frankfurt
Hospal Medizintechnik GmbH, Brettergartenstr. 16, 90427 Nürnberg
Hoyer Medizintechnik GmbH, Parkallee 44, 28209 Bremen
Jäger GmbH, Leibnizstr. 7, 97204 Höchberg
J.F. Tönnies Erben KG, Vordermattenstr. 2, 79108 Freiburg
Kontron GmbH, Industriegebiet 1, 85386 Eching
K. Storz GmbZ, Mittelstraße 8, 78532 Tuttlingen
Schwarzer GmbH, Bärmannstr. 38, 81245 München
Mela GmbH Elektromedizin, Schatzbogen 38, 82829 München
nbn Medizin-Elektronik GmbH, Lochhamer Straße 31, 82152 Planegg
Osypka GmbH, Basler Str. 109, 79639 Grenzach
Otto Bock GmbH, Industriestr., 37115 Duderstadt
Philips Medizin GmbH, Vogelsanger Weg 111, 40470 Düsseldorf
Picker International GmbH, Robert-Koch-Straße 4, 50538 München
Sandoz AG, Deutschherrnstr. 15, 90429 Nürnberg
Siemens AG, Henkestr. 127, 91052 Erlangen

Sachverzeichnis

Druck: Saladruck, Berlin
Verarbeitung: Buchbinderei Lüderitz & Bauer, Berlin